循证公共卫生与案例分析

谭晓东 主编

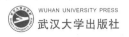

WUHAN UNIVERSITY PRESS
武汉大学出版社

图书在版编目(CIP)数据

循证公共卫生与案例分析/谭晓东主编 . —武汉:武汉大学出版社,2015.11
ISBN 978-7-307-16957-9

Ⅰ.循… Ⅱ.谭… Ⅲ.公共卫生—突发事件—卫生管理—中国
Ⅳ.R199.2

中国版本图书馆 CIP 数据核字(2015)第 238063 号

封面图片为上海富昱特授权使用(ⓒ IMAGEMORE Co. , Ltd.)

责任编辑:黄汉平　　　责任校对:李孟潇　　　整体设计:马　佳

出版发行:**武汉大学出版社**　　(430072　武昌　珞珈山)
　　　　　(电子邮件:cbs22@whu.edu.cn　网址:www.wdp.com.cn)
印刷:湖北金海印务有限公司
开本:787×1092　　1/16　　印张:12.75　字数:298 千字　插页:1
版次:2015 年 11 月第 1 版　　　2015 年 11 月第 1 次印刷
ISBN 978-7-307-16957-9　　　定价:25.00 元

序　言

　　循证公共卫生，作为一个新的概念，日益凸显于公共卫生领域。美国阿拉巴马州公共卫生学院教授曾指出，循证公共卫生是现代公共卫生实践的前缘（Evidence-based Public Health is the leading edge of modern public health practice）。目前，我国有关循证公共卫生的专著及文献日渐增多，但都尚未与实际公共卫生案例相结合。笔者认为，将循证原理运用到公共卫生学科中，深入剖析各种案例，才能更全面地了解循证公共卫生这一学科。因此，本书特以典型案例为基础强化循证公共卫生的理念，加固公共卫生的科学基础，以更好地提升公共卫生的科学性和艺术性，更合理地利用现有的公共卫生资源。

　　在此需要指出的是，循证公共卫生与循证医学并不是一个概念，两者在研究方法及对象等方面有许多区别。例如，证据的质量不同。循证医学多以试验研究为证据，而循证公共卫生多以观察和准试验研究为证据。因此现场流行病学与循证公共卫生并不可分。再如，循证公共卫生的决策是由小组集体做出的，而循证医学的决策往往是由单个医生做出的。另外，循证医学的对象是个人的治疗及其效果，而循证公共卫生的对象是公共卫生干预项目或措施的制定、执行以及改善人群健康状况的效果。

　　循证公共卫生在现代公共卫生领域的发展中具有重要的意义。其重要性主要体现在：能保证公共卫生决策基于科学证据并有效实施；保证得到最新的、可靠的信息，及时了解哪些决策能解决所针对的公共卫生问题以及哪些干预措施无效；针对专门的公共卫生问题，在单一时间内评估证据时，能有效地提供最好的信息。

　　循证公共卫生研究的主要内容为突发公共卫生事件。按其内容可以分为：重大传染病疫情，包括甲类传染病和肺炭疽在某地首次出现，其他乙、丙类传染病爆发流行；群体性创伤，包括重大交通事故及生产事故所致的创伤、群体性械斗伤等；地震、洪水、旱灾、火灾等自然灾害所致的医疗卫生问题；急性群体性中毒，包括食物中毒、职业中毒及意外中毒；群体性不明原因疾病，其他如预防接种引起的群体性反应、核辐射、放射性污染等。按事件严重程度可以分为：一级即一般突发公共卫生事件，是指发生在局部地区（未跨越县、区界），尚未发生大范围扩散或传播，原因清楚且未发生死亡事例年的突发公共卫生事件；二级即较大的突发公共卫生事件，是指发生在较大的区域内，已经发生较大范围（已跨越县、区界）的扩散和传播，原因不清或原因虽然清楚但影响人数较多，甚至发生少数死亡事件的突发公共卫生事件；三级即重大突发公共卫生事件，是指发生在较大区域内，已经发生大范围（已跨越地、州、市界）的扩散和传播，原因不清或原因虽然清楚但影响人数很多，甚至发生较多死亡事件的突发公共卫生事件；四级即特大突发公共卫生事件，是指发生在很大的区域内，已经发生很大范围（跨越省界）的扩散和传播，原因不清或原因虽然清楚但影响人数巨大且已经影响社会稳定，甚至发生大量死亡事件的突发公

1

共卫生事件。

　　本书内容主要有突发公共卫生事件的处理原则和技术、不明原因性疾病的控制、重大传染病的预防和控制、群体性疾病的分析和控制、环境污染性事件的控制和处理、食源性疾病的判断原则与食物中毒的处理、职业中毒的应急处理、社会因素性疾病的突发事件的现场控制等，较全面地涵盖了当前常见的公共卫生事件。

　　循证公共卫生是现代公共卫生的前缘，但其在公共卫生决策、项目评估等方面的应用存在诸多阻碍。这些阻碍可归纳为：公共卫生管理机关、研究机构、服务机构尚未把循证公共卫生的应用列入重要议事日程；政治或政策的外环境时常不支持或不适宜循证公共卫生的应用；缺乏适当的公共卫生学科的培训或训练；由于应付眼前的工作，常常缺乏足够的时间去收集文献，分析资料，评估证据；缺乏最新的综合性的有关公共卫生政策或项目执行效果的信息资料。但其应用前景非常明朗，循证公共卫生将会越来越受重视，这是因为公共卫生决策或公共卫生项目的制订、执行、评估都需要证据，同时公共卫生研究也为公共卫生决策或公共卫生项目提供了证据的支持，循证公共卫生为公共卫生决策和公共卫生研究之间架起了一座桥梁，使公共卫生研究提供的证据能得到较好的利用，保障公共卫生决策更科学。

　　本书在编写过程中得到了国内诸多公共卫生领域专家提出的宝贵意见及武汉大学公共卫生学院硕士研究生的鼎力帮助，在此深表感谢。鉴于作者的视野和学术能力，书中仍可能有不当之处，恳请读者和使用者批评指正。

谭晓东

2013 年 2 月于武汉大学

目　　录

第一章　循证医学与循证公共卫生

第一节　循证医学导论及简史

一、循证医学的发展历史

循证医学(Evidence-Based Medicine，EBM，港台地区也译为证据医学)的概念，最先出现于 20 世纪 90 年代初的美国，此后，循证医学的浪潮席卷了全世界医学界。英国著名医学杂志《柳叶刀》把循证医学比作临床科学的人类基因组计划。美国《纽约时报》则将循证医学称为震荡与影响世界的伟大思想之一。

循证医学有三位创始人，科克伦、费恩斯坦和萨克特。

第一位循证医学的创始人科克伦(Archiebald L. Cochrane，1909—1988)，是英国的内科医生和流行病学家。他在 1972 年发表的世界医学名著《疗效与效率》(*Effectiveness & Efficiency*)中记载了数则意味深长的亲历趣事。第二次世界大战期间，他曾作为军医在英国军队中服务，但不久便被德军俘虏，后来在战俘营中从事医疗工作。当时战俘营里正流行白喉，而药品又极其缺乏。起初，他估计战俘营将会因白喉流行造成数百人的死亡，但结果却仅有 4 人因此丧命，而且其中 3 人还有枪伤。这件事促使他注意到人所具有的自然康复能力是十分强大的，并由此对医疗的有效性产生了怀疑。正是为了消除这种怀疑，他开始倡导并实施临床随机对照试验(randomized controlled trial，RCT)。临床随机对照试验现已成为循证医学的重要方法之一。

另一则趣事也发生在当时的战俘营。一位哭泣叫喊不停的苏联战俘，经他检查后被诊断为胸膜炎。一开始他认为是胸膜炎的疼痛引起了士兵的哭叫，但是，战俘营中连一粒止痛片也没有，在绝望中，科克伦本能地坐到了患者的床上，把士兵抱在自己的怀里。于是，奇迹发生了：士兵立刻停止了喊叫，数小时后平静地死去。最后，他认为这个患者不是因为身体上的痛苦，而是因为孤独造成的精神上的痛苦而哭叫。由此，他又开始思考：正确与适合的医疗服务，其内容将包括什么？药物治疗难道能够解决具有思想与情感的人的所有疾病？

1993 年，在英国成立了一个国际性的非营利性循证医学学术团体，这就是科克伦协作网(The Cochrane Collaboration)。为了纪念循证医学思想的先驱、已故的科克伦，协作网决定以他的名字命名该团体。科克伦协作网的实体包括科克伦中心、协作评价组、方法学组、领域和网络组。目前已在全世界建立了包括中国在内的 14 个科克伦中心。

科克伦协作网遵循科克伦说过的三句名言。

第一句话是"有效的治疗全部免费"。现行的英国国民健康保险制度（National Health Service，NHS），始于 1948 年，也是世界上发达国家的国民健康保险制度的样板。"治疗全部免费"（All treatment must be free），是一句政治口号。针对"治疗全部免费"，科克伦却说"有效的治疗全部免费"，也就是——只限于有效的治疗，才是免费的。这句话反映了他关于如何更有效地使用有限的医疗资源的思想。科克伦认为，资金如被用于无效的医疗活动，就等于浪费；而且，这种浪费在客观上还降低了国民健康保险事业的效率，最后损害国民的身体健康。那么，怎样才能证明治疗是"有效"的呢？

第二句话是"随机化临床试验是重要的"。要证明哪种治疗是有效的，就要进行临床试验。在临床试验中只有运用随机化分组，才能避免分组时产生的选择性偏倚（selection bias），才能使对照组与试验组之间的背景因素保持平衡，最后才能进行正确的比较，得出确切的评价。随机不等于随便，随机化是一种数学的概念与方法。如为了区分治疗组与对照组，可用抛硬币的方法，以硬币落下来的两个面决定分组，这是一种最简单的随机化方法。当然，医生绝对不会当着病人的面来抛硬币，他们会用其他方法，如查随机数目表等，在暗地里"抛硬币"。1948 年，英国在世界上第一个实施了临床随机对照试验，那次试验肯定了链霉素治疗肺结核的疗效，从此谱写了人类治疗肺结核的新篇章。在某种意义上也可以说，随机化比较试验正是英国具有悠久历史传统的哲学思想——经验主义与怀疑论的反映。

第三句话是"所有随机对照试验要定期及时地予以整理与归纳，并接受专家们的评估"。循证医学的实施过程有三个环节，即科学证据（evidence）的制作、传播与使用。进行随机对照试验是为了制作证据。但各种随机对照试验，由于有多种因素的影响，既会有质量较高的，也会有质量较差的，有时甚至还会有结论互相矛盾的。对于这些，一般的证据使用者（如临床医生、药师、医药卫生管理者、患者等）是没有能力评判的。循证医学要求将确切的证据及时地传播给使用者，因此，这第三句话的实质是证据的传播，其内容包括：涉及所有的随机对照试验，所以是全面的证据；经过专业人员的整理与归纳，所以是简单明了、容易接受的证据；按规则定期进行整理与归纳，所以是及时的证据；接受专家们的评估并对可信度进行适当的分级，所以是确切的证据。

第二位循证医学的创始人费恩斯坦（Alvan R. Feinstein，1925—　），是美国耶鲁大学的内科学与流行病学教授，也是现代临床流行病学（Clinical Epidemiology）的开山鼻祖之一。循证医学当然不是无本之木，就实质而言，其方法与内容来源于临床流行病学。费恩斯坦在美国的《临床药理学与治疗学》杂志（Clinical Pharmacology and Therapeutics）上，以《临床生物统计学》（Clinical Biostatistics）为题，从 1970 年到 1981 年的 11 年间，共发表 57 篇连载论文。他的论文将数理统计学与逻辑学导入临床流行病学，系统地构建了临床流行病学的体系，被认为富含极其敏锐的洞察能力，因此为医学界所推崇。

费恩斯坦的主要著作有 1967 年出版的《临床评价》（Clinical Judgment）、1985 年出版的《临床流行病学》（Clinical Epidemiology）等，均是在发达国家备受好评的名著。接触过费恩斯坦和读过他的论文或著作的人，都承认他非常聪明，思想锐利深刻，以至于一般人难以跟上他的思想步伐。但许多人又觉得他的思想缺乏广度。费恩斯坦是一位严谨的学者，他对自己导入了深奥的数理统计学与逻辑学的、挚爱的临床流行病学，总是抱着一种"懂的人自然会懂"的态度,他从不作出哪怕是片言只语的说明与解释。换言之,他不擅长或不愿意用通俗的语言来推销他的临床流行病学。这就使得普通的人认为他孤傲与冷淡,对他敬而远之。

第三位循证医学的创始人萨克特(David L. Sackett,1934—),也是美国人,他曾经以肾脏病和高血压为研究课题,先在实验室中进行研究,后来又进行临床研究,最后转向临床流行病学研究。20世纪80年代初,他任教于加拿大的麦克玛斯特大学(McMaster University),在该大学的医学中心,他组织了一批临床流行病学专家率先对住院医师举办了临床流行病学原理与方法的培训,取得了良好效果。1995年,萨克特转到英国的牛津大学任教授,这让他获得了更大的活动空间。1997年,他主编的《循证医学》一书更是被译为多种文字,在世界范围内被广泛地阅读。

萨克特与费恩斯坦不同,他性格温和,待人亲切,因此不管到哪里都很得人缘。他还富有组织能力,又颇务实,所以是一位天生的组织者与领导人。可以这样说:正是由于萨克特,内容艰深、一般人难以理解的临床流行病学才成功地穿上了循证医学这件漂亮的外衣,在全世界得到了推广。

1991年,在萨克特的推动下,由美国内科医师学会(American College of Physicians,ACP)编辑出版的《美国内科学年鉴》(*Annals of Internal Medicine*)杂志,又增加出版了一本名为《美国内科医师学会杂志俱乐部》(*ACP Journal Club*)的杂志。该杂志刊载的是一种二次性文献的摘录(所以冠名为杂志俱乐部),对国际上著名的30余家医学杂志上发表的内科临床研究论文,由专业人员按照一定的条件进行筛选,以结构性摘要的形式加以归纳,再予以专家评论。这本杂志的性质,十分符合诊务繁忙、没有时间系统阅读医学杂志的临床内科医生的胃口。既重视证据的制作,也重视证据的传播,这是循证医学区别于以往医学思想的特点。"循证医学"一词,正是在该杂志上于1991年发表的一篇短文中,由加拿大的尼特(Gordon H. Guyatt)首先提出的。

《美国内科医师学会杂志俱乐部》创刊后,影响力不断增强。1995年,其文献摘录的范围已从原先的内科发展到临床各科。也就是在1995年,杂志发展至由美国内科医师学会与英国医学杂志出版集团(BMJ Publishing Group)共同组织与发行的《循证医学》杂志。循证医学正是凭借《美国内科医师学会杂志俱乐部》与《循证医学》杂志,才得以被提出,并以此作为学术交流与传播的平台,走向世界。

二、循证医学与传统医学的区别

循证医学意为"遵循证据的医学"。最好的研究证据主要指来自临床基础的研究,尤其是以病人为中心的临床研究,包括三个方面:准确的诊断性临床试验研究(包括临床检查),预后指标的强度研究,治疗、康复、预防措施的有效性和安全性研究。临床研究新证据不仅可以否定曾经被接受的临床诊断性试验和治疗方案,也将随时可被更强、更准确、更有效和更安全的新证据取代。临床专业技能是医生长期积累的对个体病人的诊治和治疗反应的经验。病人的选择指病人对诊断和治疗方案的特殊选择和需求,每个病人都可能有不同的选择。

优秀的临床医生制订治疗方案时应能有机地结合上述三类要素,缺一不可。如果忽视医生个人的临床专业技能和经验，临床实践将有被外在证据左右的危险，因为再好的证据也不一定适用于某一具体病人，应该对研究对象、研究方案、研究结果进行辩证的分析和评价，结合具体病例采用有效、合理、实用和经济可承受的证据。如果没有适时使用当前最好的研究证据，临床实践就将有陈旧过时、弊大于利乃至危及病人的风险。合格的临床医生必须真心诚意地服务于病人，临床决策时理应考虑病人的要求和价值，制订出最佳的治疗方案。

循证医学与传统医学有着重要的区别。传统医学以个人经验为主，医生根据自己的实践经验、高年资医师的指导、教科书和医学期刊上零散的研究报告来处理患者。结果是，一些真正有效的治疗方法不为公众所了解而长期未被临床采用，一些实际无效甚至有害的疗法因从理论上推断可能有效而被长期、广泛使用。循证医学的实践既重视个人临床经验，又强调采用现有的、最好的研究依据。一位优秀的临床医生应该既具备丰富的临床经验，又能依据现有的最好科学依据来指导临床实践，两者缺一不可。这种现有的最好科研依据主要是指临床研究依据，基础理论或动物试验等依据只能在没有临床研究依据的情况下作为参考。因为人体较动物来说复杂得多，影响因素也多。一种治疗方法在动物身上或理论上的效果，并不等于在患者身上的实际效果。这种实际效果需要临床试验予以证明。

循证医学对临床医学工作者提出了更高的标准：临床医生应通过多年的临床实践熟悉、掌握临床业务技能，提高对疾病的判断能力并积累治疗经验；现代临床医生应具备文献检索能力，从更广范围的临床研究结论中获取最新的、可靠的信息以指导自己的治疗决策，因为个人的经验有限且不全面；临床医生应从患者的实际需求出发，考虑患者的利益，采取利大于弊的治疗措施，而不是仅从理论上或医生自己的角度出发来处理患者。

循证医学在 20 世纪 90 年代得到迅速的发展。归功于下列临床医学的客观现状和研究进展。客观现状包括：我们平时的日常医疗活动，需要大量疾病诊断治疗、预后判断和预防方面的可靠信息；旧的医学理论知识的不断更新；飞跃发展的、依赖经验较少的现代医学技术，大大不同于依赖经验较多的传统诊疗技术；由于临床工作繁忙，医师没有更多的时间漫无边际地去搜寻和归纳所需的信息。近年来，以下五个方面的研究进展，使循证医学的普及推广变为可能：提出了有效查寻和评价科学依据的策略；建立了系统评审和简明扼要总结卫生保健效果的种种机构组织，如科克伦协作网就包括中国在内的 13 个国家、15 个中心；出版了一些循证医学期刊，发表了大量有效且具有临床使用价值的研究报告；逐步完善了可供快速检索的信息网络系统；找到和运用行之有效的方法来提高我们的临床技能，并不断进行知识更新。

循证医学和以往的经验医学相比有了很大的进步，但是由于其自身的缺陷，即所有的结论都建立在统计学的差异上，$P<0.01$ 或 0.05，其正方的结论是建立在反方的结论之上，因此它表面上是科学，但实际上给临床的帮助仅仅是使医生和病人在选择治疗方法时有一种心理安慰：我站在好的一面，希望带来好的结果。可是结果如何，不得而知。如随机扔硬币，你只知道概率，而不知道任何一次的具体结果。21 世纪的医学状况就是如此，然而这一步必须得走，我们期待着真正的个体化治疗，相信在不久的将来会有重大的突破。

第二节　循证医学与循证公共卫生的概念及特点

一、概念

（一）循证医学的概念

循证医学意为"遵循证据的医学"（Evidence-Based Medicine，EBM）。循证医学创始人之一萨克特教授在 2000 年新版《怎样实践和讲授循证医学》中，定义循证医学为"慎重、准确和明智地应用当前所能获得的最好的研究依据，同时结合医生的个人专业技能和多年临床经验，考虑病人的价值和愿望，将三者完美地结合，制订出病人的治疗措施"。其核心思想是：医疗决策应尽量以客观研究结果为依据。医生开具处方、制订治疗方案或医疗指南，政府机构制定医疗卫生政策等，都应根据现有的、最好的研究结果来进行。

循证医学的观念源于 20 世纪 80 年代。当时临床研究特别是临床试验非常活跃，发表结果越来越多地使循证医学有证可循。随机对照试验（RCT）被国际公认为防治性研究中最为可靠的依据（但在没有 RCT 时，其他研究结果也可作为依据）。英国流行病学家科克伦1979 年在其专著《疗效与效益：医疗保健中的随机对照试验》中首次讨论了医疗保健如何才能做到既有疗效又有效益的问题，提出各临床专业应对所有的随机对照试验结果进行整理而作出评价，并不断收集新的结果以更新这些评价，从而为临床治疗实践提供可靠依据。这一建议得到了医学界的积极响应，对临床医学产生了广泛和深远的影响。由于科克伦这一先驱性贡献，现在循证医学中心、协作网、资料库多以他的姓氏命名，科克伦已成了循证医学的同义词。

循证医学的目的是解决临床问题，其内容包括：发病与危险因素——认识与预防疾病；疾病的早期诊断——提高诊断的准确性；疾病的正确合理治疗——应用有疗效的措施；疾病预后的判断——改善预后，提高生存质量；合理用药，促进卫生管理及决策科学化。

循证医学对临床医学的影响主要有：促进临床医疗决策科学化与临床医学发展；促进临床医生提高业务素质，紧跟科学发展水平；发现临床难题，促进临床与临床流行病学科学研究；促进临床教学培训水平的提高，培训素质良好的人才；提供可靠的科学信息，有利于卫生政策决策科学化；有利于患者本身进行信息检索，监督医疗，保障自身权益。

牛津大学 Muir Gray 教授在 1996 年给出的循证医学定义是："循证医学是有意识地、明确地、审慎地利用现有最好的证据制订关于个体患者的诊治方案，实施循证医学意味着医生要参酌最好的研究证据、临床经验和患者的意见。"由此我们引申出循证公共卫生决策（Evidence-Based Public Health Policy）的概念：慎重、准确和明智地应用现有最佳的研究证据，同时根据当地情况和民众服务需求，将三者有机结合，制定出切实可行的卫生政策。

（二）循证公共卫生概念

循证公共卫生的定义首次公开发表于 1997 年，由 Jenicek 提出，定义为：尽责地、明白地、明智地运用当前的最佳证据，对有关社区及人群的健康保护、疾病预防、健康促进作出决策。1999 年，Brownson 进一步扩展了循证公共卫生的概念，将其归纳为：通过应用科学论证的原则，包括系统地应用资料和信息系统，以及适当运用项目计划模型，制定、执行公共卫生的政策和项目，并评价其有效性。2004 年，Kohatsu 又提出了新的循证公共卫生定义，即：把以科学为基础的干预项目同社区的优先选择结合起来，以提高人群健康的过程。这个新定义有两个显著特点：强调了社区优先选择(community preferences)的作用；将"以科学为基础"引入了循证公共卫生的定义。以科学为基础包含两层意思：学科的范围，包括流行病学(循证公共卫生的基础学科)、社会学、心理学、毒理学、分子生物学、人类学、营养学、工程学、经济学、政治学等；获得科学资料的途径或方法，包括运用定性和定量方法获得可能影响公共卫生实践的信息。

循证公共卫生具有三方面的重要性：能保证公共卫生决策基于科学证据并有效实施；可保证得到最新的、可靠的信息，及时了解哪些决策能解决所针对的公共卫生问题以及哪些干预措施无效；针对专门的公共卫生问题，在单一时间内评估证据时，能有效地提供最好(best of the best)的信息。

循证公共卫生决策虽然得益于循证医学的启迪，但并不是循证医学应用领域的简单扩展。因为公共卫生政策会影响更广泛的人群，应用的背景和环境也就更加复杂。制定政策本身就应该参考现有的最好的科学证据。循证公共卫生决策与循证医学的主要区别是应用研究证据决策者的不同，后者主要是临床医生，前者主要是卫生政策的制定者。

二、特点

循证医学是指遵循科学依据的医学。其核心思想是医疗决策，即病人的处理，治疗指南和医疗政策的制定等。医疗决策应在现有最好的临床研究依据的基础上作出，同时也重视结合个人的临床经验。循证医学中的证据主要指临床人体研究的证据。在治疗方面，国际公认大样本随机对照试验(RCT)和 RCT 的系统评价(systematic review，SR)或 Meta 分析结果是证明某种疗法的有效性和安全性的最可靠依据(金标准)。但在没有这些金标准的情况下，其他非随机对照试验的临床研究及其系统评价也可作为参考依据，但可靠性降低。

循证医学的特点主要表现在：以证据为核心；立题遵循四项原则；实践过程遵循五个步骤；集成多学科交叉优势；基于问题，立足于用，以人为本。其中"以人为本"即以患者的满意度为本(有效、安全、实用、价有所值)，需要通过提高医生、护士的素质、技能、服务意识去实现。

面对海量的证据(文献)，首先要根据使用者和使用目的的不同，对证据进行分类，最经典的证据分类主要从研究问题、研究方法、用户需要、获得渠道四个方面来进行。按研究方法，分原始临床研究证据和二次临床研究证据；按研究问题，分病因临床研究证据、诊断临床研究证据、预防临床研究证据、治疗临床研究证据、预后临床研究证据；按用户需要，分系统评价、临床实践指南、临床决策分析、临床证据手册、卫生技术评估、健康教育材料；按获得渠道，分公开发表的临床研究证据、灰色文献(会议、学位论文库等)、研究进行中的临床研究证据(WHO 临床试验注册)、网上信息(官方、权威学术网站)。

立题必须遵循以下四项原则：基于问题的研究，遵循证据的决策，关注实践的结果，加强后效评价、止于至善。实践按照以下五个步骤进行：确定拟弄清的问题；全面查找证据；严格评价证据；得出结论；后效评价，与时俱进（表 1-1）。结论描述分为肯定、否定、不确定，三种结果均必须有证据，不能将不确定的误判为肯定或否定。循证医学是在推行一种新的科研规范，过程必须科学、规范、透明，结果必须能共享且转化到实践中去，立足于用，持续改进。

表 1-1　　　　　　　　　　　　　　　循证医学实践的五步骤

序号	步骤	内容要点
1	确定拟弄清的问题	患者或临床问题、干预、比较、结局、试验设计
2	全面查找证据	检索词、检索策略、检索来源
3	严格评价证据	真实性、可靠性、适用性
4	得出结论	肯定的最佳证据：推荐应用 无效或有害：建议停止应用 尚无证据：建议进一步研究
5	后效评价，与时俱进	证据永远不够、不断更新、终身教育

三、区别

循证公共卫生与循证医学的主要不同点（表 1-2）有：①证据的质量不同。药物的医学研究及程序常常依赖随机对照的个体证验，以及最严格的科学的流行病学研究。而公共卫生干预措施很可能依赖于横截面研究（cross-sectional studies）、准实验设计（quasi-experiment designs）、时间序列分析（time-series analysis）；这些研究有时缺乏对照组，因而局限了某些干预措施或项目的证据质量。②证据的量不同。据报道，在过去 50 年里，有大量的随机对照医学治理效果试验研究，相反，有关公共卫生干预项目或措施效果的研究较少。③医学干预至产生效果的时间较短，而公共卫生干预至产生效果的时间较长。例如对吸烟的干预，可能几十年后才能看到降低肺癌的效果。④职业培训的不同。医疗专业培训较为正规，执业需要较为严格的资质证书，而公共卫生专业培训的学科较多，公共卫生专业人员的执业资质认证没有医疗执业人员那么严格。⑤决策的主体不同。循证公共卫生的决策是由小组集体做出的，而循证医学的决策往往是由单个医生做出的。另外，循证医学的对象是个人的治疗及其效果，而循证公共卫生的对象是公共卫生干预项目或措施的制定、执行以及改善人群健康状况的效果。

循证医学与经验医学的区别，可认为至少有以下六点：①证据来源。经验医学的证据来源于教科书和零散的临床研究，而循证医学的证据则完全来源于临床研究，且多为前瞻性研究。②检索方法。经验医学很难做到系统与全面，而循证医学则一定要求系统与全面，并有一套方法和一系列的伺服系统来保证其系统与全面。③拿到证据后的评价。经验医学并没有要求评价证据，而循证医学则要求对证据进行评价，而且有一套严格的评价方

表 1-2　　　　　　　　　　　　循证医学与循证公共卫生的区别

特性	循证医学	循证公共卫生
证据的质量	试验研究	观察和准实验研究
证据的数量	较多	较少
干预措施至产生效果的时间	较短	较长
专业培养	较正规，有证书或执照	不太正规，缺乏标准证书
决策	个人	小组

法。④判效指标。循证医学强调终点指标，即病人的生存能力、生活质量和工作能力，而非中间指标，因而更接近病人的需求。⑤治疗依据。经验医学可以是动物实验或间接依据，而循证医学完全是临床依据。⑥医疗模式。经验医学以疾病和医师为中心，而循证医学以病人为中心。

但是，循证医学不一定在各个方面都优于经验医学。循证医学还要接受时间和实践的检验。正是在这一点上，循证医学做得非常客观。综观循证医学的工作过程：检索了哪些数据库，检索了多长时间，用了哪些手段，得到了什么结果……对这过程中的每一步都可以监督，而经验医学则不具备这些。循证医学所有的方法和证据都是透明、公开、可让人检验的。只有经得起时间和实践检验的东西才可以上升为真理，才会成为新的证据。

第三节　循证医学与循证公共卫生的应用

一、循证医学的应用

（一）循证医学理念在临床教学中的尝试

医学是一门实践性很强的应用科学，医护生的培养目标是培养应用能力强的医学专业人才。临床教学应注重对基本原理的理解、基本方法的运用、创新思维的启迪和实际操作能力的培养。教学方式应由过去以传授具体知识为主的灌输式，转变为以培养学生自我发展为主的启发式，学习过程应由过去的阶段式学习转变为终身学习。临床教学中发现，学生喜欢背复习题的应试学习，不习惯用基础知识分析临床现象，考试分数高但不能解决临床问题。针对这一问题，在临床教学探索中引入循证医学理念，可培养学生解决临床问题和自学的能力。

循证医学有别于传统的经验医学，要求应用科学研究的证据来指导临床实践，以改善医疗的质量和患者的预后。在临床教学中形成循证医学教育模式，是循证医学发展的必然趋势，是 21 世纪医学教育发展的方向。循证医学教学是将"循证"理念引入教学环节中，以问题为中心的自我教育式的学习方式，也称为病例学习方式。

1. 以问题为中心的循证医学教学提高学生学习的主动性

学生常常有较强的依赖心理，习惯于"教师讲自己听"的被动学习状态，缺乏学习主动性。以提出临床问题为起点的学习，能激发学生的学习兴趣和好奇心，尤其是对学习目的不明确、缺乏学习动力和兴趣或学习不求甚解的学生，可指定其负责解答具体的、较简单的、涉及范围较窄的问题，使其经过努力后能完成任务，意识到自己在团体中的作用和进步，激发其学习的兴趣和热情。学习成绩差的学生并非都智商低，常常是在非智力因素，如动机、兴趣、意志、情绪、自我意识上略逊一筹。以问题或临床病例为中心的循证医学教学，则能从一开始就激发学生的好奇心和学习主动性。

2. 以问题为先导的循证医学教学提高学生应用理论知识解决临床问题的能力

传统医学教学的课程安排多采用按学科授课的方式，学生学一科背一科、考一科丢一科，知识点零散。课堂上老师讲解，学生死记硬背地应试，甚至仅通过背复习题应付考试，不深究知识点所蕴涵的临床意义，没有对所学的知识纵横联系、融会贯通、提出问题的习惯，不能应用理论知识解释和解决临床问题。循证医学教学理念是以学生为主体、以老师为主导、以问题为先导，学生从相关基础或桥梁学科的教科书中寻求问题的答案，引起对相关知识的回忆和提取，促进对所学知识的巩固和融会贯通，有助于对知识点的全面掌握。通过临床专业课与基础课知识相互扩展、沟通、衔接，实现知识点的横向扩展，构建临床问题所涉及的知识框架，培养学生的临床思维，提高其解决临床问题的能力。循证医学以问题为先导，其"循证—评价—决策"的思维方式与近年推崇的以问题为中心、启发式理论教学等现代医学教育思想相吻合。如新生儿败血症的黄疸与肝胆的解剖，生理性胆红素代谢，病理性胆红素的产生、代谢、危害、诊治方法、预后等紧密相关，涉及基础和桥梁学科，甚至医学伦理道德。通过解答问题，学生能有效利用基础知识掌握败血症患儿黄疸的产生机制、诊疗方法和鉴别诊断等临床知识，学以致用。

3. 循证医学理念能培养学生的自学能力

循证医学在临床实践中起到越来越重要的作用，已成为临床医护工作者应掌握的最基本知识之一，循证医学教育模式是医学教育与临床实践相结合，实现高效终身学习的良好临床医学模式，是当今医学教育的重要发展方向。教科书出版周期一般为3~4年甚至更长的时间，只有正确检索文献才能找到医学的最新进展，学会文献检索才能运用目前最好的证据来解决临床问题。很多学生没有主动阅读相关专业书籍的习惯，甚至教科书也不愿看。循证医学教学中，向学生介绍文献检索和医学知识搜索的基本技能，使其学会有效的检索方法，提高检索、查阅文献资料的能力，培养其自学能力和采各家之长的能力，对学生今后解决临床疑难问题、更新知识和自我提高帮助很大；教学中运用循证医学的批判性思维和科学的方法论，培养学生收集、处理、分析和利用信息的能力，使其学会科学地筛选信息，去伪存真，避免盲目轻信，培养其严谨的科学态度。整个循证实施阶段既是解决医学问题的过程，也是学生学习的过程，医学能力培训的过程。掌握以问题为基础的循证医学教育方法和技巧，就能成为一名终身自我教育者。

(二)循证医学在传染病学临床教学中的应用

将循证医学理念的教学方法用于传染病学临床教学，可改变传统的"灌输式"教学方法，实现"教材与参考资料并重，教师与学生并重，课堂讲授与课外学习并重"的启发引导式教育模式。培养学生主动学习的意识和能力，教会学生主动学习的方法与途径，使学生从现成知识的被动接受者转变为学习的设计者和主动参与者。

典型的循证医学模式通常包括4个步骤：①根据临床处理病人时遇到的情况提出明确

的临床问题；②检索含有相关临床资料的文献；③评价（准确地估计）证据的合理性和实用性；④将有用的成果应用于临床实践。

根据循证医学的原则，我们在传染病临床教学过程中可制定一整套实施步骤：①根据某一病例的病史、体征、检查结果等提出需要解决的问题，如有关疾病病因、诊断、治疗、预后和预防等方面的问题，这是实践循证医学的第一步。②根据所提出的问题，通过系统检索相关文献，查询出可以回答上述问题的最好的临床研究证据，这是实践循证医学的第二步。寻找证据的信息资源主要包括教科书、专著、专业杂志、电子出版物或数据库。③在收集到的大量证据中，对文献资料进行对比分析，从证据的真实性、可靠性、临床价值及适用性等方面进行严格评价，找出最佳证据，这是实践循证医学的第三步。④结合病人的具体情况和临床专业知识，将经过严格评价的、有临床应用价值的最佳证据，用于指导该患者的诊断、治疗决策，这是实践循证医学的第四步，也是理论与实践的具体结合过程。⑤评价实施上述程序的效力与效果，即评价应用当前最佳证据指导解决临床具体问题的效果，以便在以后的临床实施中加以改进利用，这是实践循证医学的第五步。应用循证医学理念指导传染病学临床教学，能够培养学生提出问题、寻求证据、评价分析证据、归纳总结和实践创新的能力。这样的教学模式有利于学生掌握自我更新知识和临床技能的方法，培养学生自觉建立以循证医学为基础的医疗行为习惯。

综上所述，循证医学作为一种新兴的方法学，为我们提供的是一种重证据的科学思维方法。传染病学临床教学中循证医学方法的应用，必将对传染病教学的发展起到积极的促进作用。学生只有经过循证医学思维模式的学习，才能在今后的临床实践、医学科研中不断地发现新问题，运用最有效的方法解决问题，才能更好地为社会服务。

（三）循证医学在预防医学教学中的应用

在流行病学理论课的教学过程中加入4学时的循证医学课程；对进入毕业实习阶段的预防医学生，通过提出需要解决的实际问题、系统检索相关证据或文献、评估现有证据或文献的质量、分析文献、提取数据、综合整理分析等一系列的过程，进行更进一步的详细指导。这样，学生们将能够更快地掌握循证医学实践的关键方法和技术。

循证医学在预防医学本科生的教学过程中同样发挥着非常重要的实践指导作用。循证医学有助于预防医学生建立良好的辩证思维方式，提高实际动手工作的能力，提高医学综合素质；能促使他们在未来从事疾病预防控制工作的生涯中形成不断加强自我学习、充分利用最佳证据的良好职业习惯。

目前，国内外循证医学主要在临床医学专业开展，而且也仅限于理论教学方面。

流行病学与循证医学息息相关，流行病学是一种研究方法论，循证医学则是关于如何利用流行病学研究结果进行医学实践和决策的学问。循证医学给我们带来了巨大的挑战和机遇，由于现代科技的迅猛发展，医学知识的不断更新，现有医学知识在迅速的积累中，这就要求当代医学生必须时刻紧盯科学前沿，不断地从中学习新的知识，掌握新的技能，充分利用现有科技资源，正确地评价现有证据，从而作出正确的判断和决策。

循证医学是一种提倡"授人以渔"新型医学实践模式，而不是"授人以鱼"的传统医学实践教育模式。预防医学本科生在今后的学习和工作中将会遇到许多非常复杂的问题，如果正确利用循证医学这个工具，将会给他们带来无穷的益处。

循证医学在未来医学的发展中将发挥巨大的作用,将使医学研究与实践的概念产生巨大的转变。纵观国内外医学教育,循证医学正在逐步成为医学院校的一门必修课程,因此,循证医学在本科生毕业实习阶段的实施,能够从医学实践的角度提供循证医学在医学教育中进一步推广普及的依据,为培养新型高素质医学人才做出一定贡献。

二、循证公共卫生的应用

(一)循证公共卫生的证据要求

广义而言,证据是指支持结论和主张的事实或证词。然而,在循证公共卫生中的证据,主要指的是研究证据(research evidence),包括描述性、分类性、分析性、说明或解释性,以及评估性的研究证据等。在公共卫生中,这些科学证据可分成两类,即Ⅰ类证据和Ⅱ类证据。Ⅰ类证据是指能证明可预防风险与疾病之间存在较强联系的证据。Ⅱ类证据是指能反映公共卫生干预措施或项目相对成效(relative effectiveness)的证据。在循证公共卫生中,十分强调两点:①运用特定的证据形式,通知或知会公共卫生决策(public health decision);②重视评价和解释特定证据的清晰推理。

证据金字塔建立在证据的数量及其相关性的基础上。在证据金字塔顶部的证据较少,但其意义最大;在其底部的证据最多,但其意义最小。这说明不是所有的证据都具有同等的或相同的价值。证据金字塔应用于循证医学,代表着不同类型的研究。这些研究也可用于循证公共卫生实践,然而,证据金字塔顶端研究并不能代表公共卫生最相关的研究。对公共卫生而言,观察/观测性研究或准实验研究常常较随机对照试验(randomized control trials, RCT)更适合于复杂项目公共卫生干预措施的成效研究。

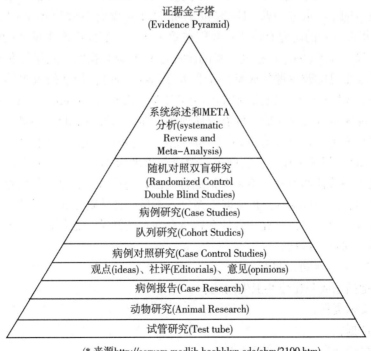

证据金字塔
(Evidence Pyramid)

（* 来源http://servers medlih hacbklyn eda/ebm/2100.htm）

　　循证公共卫生所循的证据是研究证据，因而，研究的设计与证据的水平之间有着密切关系。

　　在表 1-3 中，证据水平的数字越小，说明证据的水平越高；证据水平的数字越大，表明潜在偏倚越大。重要的是，要知道可供选择的流行病学设计的相关强度，"好得足以"使你作出一个干预措施的结论。同样重要的是，应注意到在某些公共卫生活动中，不论是从可行性上，还是政治上或伦理上都有可能接受和实施观察性研究。

表 1-3　　　　　　　　　　　　　研究设计与证据水平的关系

研究设计	证据水平
相关的全部随机对照试验（RCT）的系统综述	I
适当设计的随机对照试验（RCT）	II
设计完好的虚拟随机对照试验（pseudo-RCT）	III-1
与同时发生的但非随机性的对照的比较研究、队列研究或对照阻断时间序列设计	III-2
既往对照的比较研究，2 个或多个不（single aim studies）或无平行对照阻断时间序列研究	III-3
病例系统观察，前后测试/测定，无对照组研究	IV

　　证据质量（quality of evidence）与研究设计（study design）、研究质量（study quality）、一致性（consistency）以及直接值（directness）相关。据此，GRAPE workingGroup 将证据质量分成 4 级：①高（high）：指进一步的研究极不可能改变我们在效果评估中的信心；②中（moderate）：指进一步的研究有可能对我们在效果评估中的信心产生重要的影响，以及可能改变评估结果；③低（low）：指进一步的研究极有可能对我们在效果评估中的信心产生重要影响，以及很可能改变评估成果；④非常低（very low）：指任何效果的评估都具有极高的不确定性。相比之下，美国预防服务工作队（U. S. Preventive Services Task Force, USPSTF）制订证据质量三级标准，可能较易理解，即：①好（good）：指证据具有一致性结果，且来自设计完美、执行完好的研究，能直接对代表性人群的健康效果的影响做出评估；②尚可（fair）：指证据充分，能确定对健康效果的影响，但证据的强度受到了研究的数量、质量或者一致性的限制，不是概括成常规的行为规范，或者证据仅能具有反映健康效果的间接特性；③差（poor）：指证据不充分，不足以评估对健康效果的影响。因而，研究的数量有限或效力不够，研究的设计和执行存在重要缺陷，证据链之间有裂缝，或者缺乏有关健康效果的重要信息。

　　（二）循证公共卫生的应用步骤

　　（1）清晰地描述或陈述公共卫生问题；

　　（2）搜索文献资料；

　　（3）评价证据；

　　（4）选择最佳证据，作为决策依据；

（5）进行证据与公共卫生经验、知识、实践以及社区价值观及其优先选择的链接；

（6）制定公共卫生项目或政策实施公共卫生措施；

（7）评估公共卫生项目或政策的成效。

（三）循证公共卫生的应用阻碍及前景

循证公共卫生是现代公共卫生的前沿，但在实际中存在诸多阻碍，影响了其在公共卫生决策、项目评估等方面的有效应用。这些阻碍可归纳为：①公共卫生管理机关、研究机构、服务机构尚未把循证公共卫生的应用列入重要议事日程；②政治或政策的外环境时常不支持或不适宜循证公共卫生的应用；③缺乏适当的公共卫生学科的培训或训练；④由于应付眼前的工作，常常缺乏足够的时间去收集文献，分析资料，评估证据；⑤缺乏最新的综合性的有关公共卫生政策或项目执行效果的信息资料。

循证公共卫生将会越来越受重视，这是因为公共卫生决策或公共卫生项目的制定、执行、评估都需要证据，同时公共卫生研究也为公共卫生决策或公共卫生项目提供了证据的支持，循证公共卫生为公共卫生决策和公共卫生研究之间架起一座桥梁，使公共卫生研究提供的证据能得到较好的利用，保障公共卫生决策更科学。Robitscher 等指出，"如果我们没有尊重证据，我们将缺乏寻求真理事实的杠杆之力"、"公共卫生工作者不仅要有不屈不挠的敬业精神，而且更值得通过科学的设计取得一些成就"。

第四节　循证医学与循证公共卫生研究基本方法

一、循证医学的研究方法

（一）证据的进展

循证医学的证据已经历了最初针对有效性的老五级分级（表 1-4）、2001 年英国循证医学中心修订的过渡阶段的混合新五级分级（表 1-5），到 2004 年美国学者提出的新九级分级（表 1-6）等阶段。新九级证据遵从了循证医学对临床指导价值的原则，前 6 级涉及人体病例研究，对于创意、论述、观点等典型的专家意见归为第 7 级的专家证据。从上到下体现了有效性评价对临床的指导价值由大到小。

表 1-4　　　　　　　　　　　　　　老五级证据分级

级别	内　　容
Ⅰ级	收集所有质量可靠的随机对照试验后作出的系统评价或 meta 分析结果 大样本多中心随机对照试验
Ⅱ级	单个大样本的随机对照试验结果
Ⅲ级	设有对照但未用随机方法分组的研究，如病例对照研究和队列研究
Ⅳ级	无对照的系列病例观察
Ⅴ级	专家意见、描述性研究、病例报告表

表 1-5 新五级证据分级（2001 年）

级别	内 容
1a	同质随机对照试验的系统综述
1b	单个随机对照试验(可信区间窄)
1c	全或无病案系列
2a	同质队列研究的系统综述
2b	单个队列研究(包括低质量随机对照试验，如随访<80%)
2c	结果研究、生态学研究
3a	同质病例对照研究的系统综述
3b	单个病例对照
4	病例系列研究(包括低质量队列和病例对照研究)
5	基于经验未经严格论证的专家意见

表 1-6 新九级证据分级（2004 年）

级别	内 容
一级	系统评价和 meta 分析
二级	随机对照双盲研究
三级	队列病例研究
四级	病例对照研究
五级	系列病例研究
六级	病例报告
七级	论述、观点
八级	动物研究
九级	体外研究

以上都是从研究者的角度和设计质量方面来评价证据的好坏，而忽略了执行过程的质量评价，终端用户不友好。2000 年 WHO 组织全球 17 个国家 67 位证据分析专家用 4 年的时间推出一个简单的推荐分级的评价、制定与评估(grading of recommendation assessment development and evaluation, GRADE)标准，这是一个从使用者角度制定的综合性证据质量和推荐强度标准，易于理解，使用方便，已为 WHO、Cochrane 协作网等众多国际组织和协会采纳，成为证据发展史上的一个标志。2008 年 GRADE 工作组对 GRADE 系统作出补充说明。表 1-7~1-9 是 GRADE 标准的简要介绍。

从证据质量的评价到不同推荐强度的表述实现了从证据研究到证据使用的跨越。

表 1-7   **GRADE 标准：证据质量分级**

证据质量	具体描述
高	未来研究几乎不可能改变现有疗效评价结果的可信度
中	未来研究可能对现有疗效评估有重要影响，可能改变评价结果的可信度
低	未来研究很有可能对现有疗效评估有重要影响，改变评估结果可信度的可能性较大
极低	任何疗效的评估都很不确定

注：GRADE，推荐分级的评价、制定与评估表。

表 1-8   **GRADE 标准：推荐强度分级**

推荐级别	具体描述	含 义
强	明确显示干预措施利大于弊或弊大于利	对患者：多数患者会采纳推荐方案，只有少数不会；此时若未予推荐应说明 对医生：多数患者应该接受该推荐方案 对政策制定者：该推荐方案在大多数情况下会被采纳作为政策
弱	利弊不确定或无论质量高低的证据均显示利弊相当	对患者：多数患者会采纳推荐方案，但仍有不少患者不采用 对医生：应该认识到不同患者有各自适合的方案，帮助每个患者作出体现他们价值观和意愿的决定 对政策制定者：制定政策需要实质性讨论，并需要众多利益相关者参与

注：GRADE，推荐分级的评价、制定与评估。

表 1-9   **GRADE 标准：证据质量和推荐强度的表示方式**

证据质量	表示方法	推荐强度	表示方法
高	!!!! 或 A	支持使用某项干预措施的强推荐	↑↑
中	!!! * 或 B	支持使用某项干预措施的弱推荐	↑? 或 2
低	!! ** 或 C	反对使用某项干预措施的弱推荐	↓? 或 2
极低	! *** 或 D	反对使用某项干预措施的强推荐	↓↓ 或 1

注：GRADE，推荐分级的评价、制定与评估。

(二)理念的发展

循证医学理念的发展共分三阶段，第一阶段为循证医学，针对内科、外科、补充医学等学科的临床诊治，主要研究对象是医生和患者。1992 年后循证理念进入预防医学、公共卫生领域，发展为循证保健，研究对象扩大到公众和一般人群。1998 年英国、美国、加拿大、中国的学者一致认为这实际上是一种科学快速处理海量信息的方法，因此发展为循证科学，在管理学、社会学、自然科学、经济学、出版业等社会学科中得到运用。

（三）方法学的发展

从随机对照试验、非随机对照试验、单个病例汇总分类到诊断学试验、特殊领域的间接比较、系统综述的系统评价、临床指南的系统评价等，卫生技术的评估等方法学研究也得到了广泛发展。

（四）应用领域发展

经典循证医学在临床运用中取得快速进展的同时，非经典的循证医学也在逐步开展，研究延伸到法律、伦理、社会、经济、患者安全、健康促进、基础研究、管理研究等各个领域，在决策和管理、教育改革、实践指南、临床试验注册系统和报告规范等领域广泛应用。在各个领域得以运用的关键是建立符合循证医学的原理且适合解决特定问题的方法学。

循证医学整个研究过程要遵循以下原则：注册与规范化发表（凡是涉及人体的研究必须注册）；基于问题（按问题的重要程度筛选）；立足于用（以解决临床问题为起点和终点）；基础+临床+管理（以临床为核心，运用基础和管理的方法帮助转化）。

二、循证公共卫生的研究方法

公共卫生实质是公共政策，它是以保护和增进人民群众健康为最终目的，以全体社会成员为服务对象。而公共卫生政策的制定是一个复杂的过程，受到政治因素、经济因素、社会因素、环境因素等影响。在以往的公共卫生决策中，决策者主要考虑价值和资源，即主要考虑所欲实施的卫生服务或卫生干预的价值，以及是否具有与之相应的资源作为保障。自20世纪90年代，随着循证医学的诞生与循证医学实践的发展，循证理念也随之被引入公共卫生决策领域，即循证公共卫生。循证公共卫生则是遵循现有最好证据制定公共卫生项目和宏观卫生政策的决策模式，减少甚至消除无效的、不恰当的、昂贵的和可能有害的卫生实践，保证公共卫生决策基于科学证据并有效实施。

（一）关于循证公共卫生决策的证据说明

首先，我们从循证公共卫生决策的三要素：证据、资源和资源的分配中的价值取向，可以看出，在政策的制定过程中最重要的就是证据。就证据的类型来说，证据可以分为：原始证据和第二次证据。原始研究的证据是现有关于预防、治疗得出的结论。第二次证据是指对原始数据再加工后获得证据，例如：系统综述、临床指南、卫生技术评估等。其次，根据证据的来源、科学性与可靠性分为5个等级。A级：收集现有的质量可靠的随机对照试验做出的系统综述或者大样本多中心随机对照实验。B级：单个质量可靠的随机对照试验。C级：有对照未用随机方法分组的研究。D级：无对照的系列病例观察。E级：专家意见、病例报告。在实际操作过程中，应该根据等级的顺序查找。

（二）循证公共卫生政策的实施步骤

循证公共卫生政策的实施可分为5个步骤，首先要提出需要解决的问题。第二，针对问题，全面查阅文献、资料，搜集证据。第三，根据科学文献，找到最佳证据。第四，结合时间情况，应用最佳证据。第五，总结上述循证决策的效果，指导今后的循证实践。

循证公共卫生政策的实施步骤基本上是根据循证医学演变而来的，就具体的实施步骤有以下几点说明。第一，提出问题是公共卫生政策领域涉及的最复杂、最广泛的问题。①

需要解决的是什么问题，②需要优先考虑的是什么，③什么策略比较有效，④策略跟哪些人有关，牵涉哪些部门。总结就是在什么背景下，对哪些人实施方案，为什么? 第二，在证据的收集上，需要认定哪些是证据，可以是专家的知识、发表的研究、现有的统计资料、相关人员的咨询意见、以前的相关政策、网络资源等，以及多种方案的成本估计、经济学的模型计算结果。需要注意的是，循证公共卫生政策的制定不仅仅是医学领域的科学技术就能解决的，因此非医学领域例如：社会学、经济学、教育、伦理、司法等方面的证据同样对循证公共卫生政策起着关键的作用。在不同证据面前，有时还要考虑到它们的互斥性，或者互补性。总结循证公共卫生政策的决策过程就是在对当前所有相关的证据做了充分、合理的权衡后，制定出的在当前社会、经济、政治背景下最优的、成本最低、效率最高的政策。在做综合证据分析时，有一种方法叫做系统综述(systematic review)。具体就是对定性系统分析(synthesis analysis)即：根据证据研究的类型和质量将有关证据分为不同等级，再以同一结果或结论的证据等级确定该理论的效力。对定量系统分析(meta 分析)即：指导思想是将同类文献报道的各个研究看做是一个虚拟"多中心试验"的组成部分，进而采用统计学方法对各个文献的数据、资料进行统计学分析、定量的综合，得出定量的结论。

(三)发展中国家在循证公共卫生政策实际操作中面临的问题

首先是无论是循证公共卫生政策的研究者还是政策的制定者，他们的循证意识不足。第二，证据来源不足，可以说这是循证公共卫生政策在发展中国家面临的最主要的问题。因为证据本身并不是决策，但却是循证公共卫生政策的决策因素。第三，卫生资源匮乏，导致有效公共卫生领域的资源更加困乏。第四，经济发展不平衡导致循证公共卫生政策的制定难度加大。

第五节　循证医学在公共卫生领域应用实例

循证医学的基本思想和循证实践，虽然起源于临床医学领域，但与公共卫生的许多活动所遵循的原则和诸多专业领域的实践有天然的很高的一致性。Sackett 教授本身就是临床流行病学的创建人之一。20 世纪 70 年代后期，加拿大 Sackett 教授和美国 Fletcher 教授等创造性地将流行病学和医学统计的原理和方法有机与临床医学结合起来，创建了现代临床流行病学。所以也有人把 EBM 称为临床流行病学在临床的成功应用。循证实践是寻找、评价和应用科学证据进行决策和系统管理的整个过程，很多成功的公共卫生实践活动都遵循循证的基本原则。

一、各种卫生标准的制定

国际劳工组织(ILO) 161 次大会指出，需要向消费者提供循质服务(quality-oriented services)和循证服务(evidence-based services)。国际癌症研究机构(IARC)对环境(职业)致癌物进行判定时，依据循证的原则对致癌资料来源、可信度的证据进行评价，根据评价的结果进行分类。例如对化合物或暴露环境的致癌性进行评价时，首先将有关人类和动物致癌的证据分别进行评估，依据统一的标准分别给出证据充分、证据有限、证据不足三个级别，然后综合两方面的证据评价致癌性。综合证据的类型和强度将致癌物分为四大类：第Ⅰ类为确认的人类致癌物（carcinogenic to human），指有充分人类研究证据证实有致癌性。第Ⅱ类分为Ⅱa和Ⅱb两组，Ⅱa组为可能人类致癌物（probably carcinogenic），仅存在有限研究资料支持人类致癌证据，Ⅱb组为可疑人类致癌物（possibly carcinogenic），动物实验致癌性证据充分，而人类致癌证据不足。第Ⅲ类为尚无法判断的可疑致癌物，人类和动物致癌性证据都不充分。第Ⅳ类为非致癌物，无人类和动物致癌的证据。

二、卫生决策

循证卫生决策是遵循现有最好证据制定关于医疗卫生管理、公共卫生措施和宏观卫生政策的决策模式。如果说以最低的成本、最高的工作效率和最优的质量，提供有效有用的优质服务，是21世纪卫生管理的最高原则，实施循证决策则是实现这个目标必不可缺的手段。通过寻找和评估证据，不断淘汰现行无效的干预措施，防止新的无效措施进入医学实践，从而节省资源，提高医疗卫生服务的质量和效率。非典期间，国家根据及时准确的SARS疫情报告、流行病学调查研究和流行趋势分析，制订并发布了一系列相关的控制疫情的决策和法规，才使抗击非典的战役取得第一阶段的胜利，SARS爆发初期，医务人员尚未认识到其传播、扩散的危害程度。随着医务人员患病的剧增，医院内感染才得到充分的重视。制订这一系列决策的科学依据则是来自流行病学和广大医疗卫生工作者的大量实践和循证活动的总结，以及根据所获取的资料作出的正确分析。

三、职业病临床活动

职业病临床活动中也需要遵守循证医学的基本原则。例如，在做出职业病诊断和提出相应治疗决策过程中，应在循证医学的基础上，更加关注职业史和职业危害因素的接触证据和患者的临床表现，并对这些证据进行系统评价。

四、循证步骤与方法

1. 循证医学的实践的5个步骤：
①提出必须解决的临床问题；②检索和收集最好的相关证据；③评估文献的方法学质量、效果大小和结论的外推性；④综合证据和相关因素，制订病人的处理方案；⑤评估1~4项步骤的效果和效率，不断改进。

2. 最好的相关证据

以评估干预措施效果为例，不同研究方法所提供的证据的质量由高至低排列如下：①随机对照试验的系统综述，或对所有设计良好的RCT的META分析；②随机对照试验，研究结论至少来自1个设计良好的RCT；③非随机的对照研究，如单组对照的、前后队列、时间序列或配对病例对照；④无对照病例系列，如比较和相关描述及病例研究；⑤个人经验和观点，包括病例报告和临床总结及专家意见。

3. RCT和META分析

RCT是一种前瞻性研究，按事先规定的入选标准，排除标准选择合格的研究对象，将研究对象按随机化的方法分为试验组和对照组，然后两组分别接受处理措施，在一致的条件和环境里同步观察实验效应，并用客观一致的评价标准对实验结果进行科学的衡量和评价。META 分析于 20 世纪 70 年代出现于公共卫生领域，是用统计合并的方法对具有相同研究目的的多个独立的研究结果进行比较和综合分析的一种研究方法。在英文文献中，META 分析还有一些其他表达方式，Overview，Polling，Data polling，Quantitative review，Quantitativesynthesis，literature synthesis literature extraction 等，这些表达方式都表达了一个概念，即对以往的研究结果进行系统的定量分析。META 通过整合大量的研究报告，增加了样本量，增加了结论的统计功效，解决分歧意见，比综述的结论更客观全面，并可引出新见解。

META 分析的步骤和统计学分析：①确定分析研究的目的，确定单个研究报告的入选标准、文献检索方法、所要求的统计方法等；②查找文献，包括期刊公开发表的文章和计算机检索以及该领域的专家咨询资料；③按事先确定的统计学方法对各单个研究结果进行综合分析；④对分析得出的结论必须经灵敏度分析，以分析因果关系的强度；⑤总结成文。

4. 应用举例

某 30 岁的城市污水处理厂工人，同事感染了甲型肝炎，他听说这是职业病并询问是否有相应的措施。由此提出一个"城市污水处理工人患甲型肝炎的危险度是否增高"的问题，如果答案是肯定的，则应当考虑制定相应的预防接种政策。在 Medline 使用"sewage and hepatitis A and Occupation"检索到 19 篇文章。仅 9 篇横断面流行病学研究论文。其中 4 篇报告职业性接触污水与甲型肝炎没有关联，另 5 篇报告有关联。依据各自的研究结果，一些学者建议进行免疫接种，而另一些则持反对意见。对证据进行的综合分析发现，这些研究获得的证据质量不高，并且结果相互矛盾。基于对这些证据的分析和评价，认为没有充分证据建议雇主对所有工人进行免疫接种，并且决定对此问题进行深入研究。然而，如果本人特别担心职业性甲型肝炎感染的危险，也可以为其提供免疫接种。

五、需要讨论的几个问题

循证医学的提出虽被认为引发了一场医学实践模式的革命，但如同其他许多理论或观点一样，一提出来立即被所有人都接受几乎是不可能的。EBM 尚在发展阶段，也存在不少问题。

(1)收集、总结、传播和正确利用最佳证据常常是非常困难的。

(2)大量的研究包括诊断治疗、干预措施、效果评价等还未纳入 META 分析。

(3)EBM 强调人群研究，容易造成对临床医疗个体化原则和个案调查的忽视。

(4)从认识论观点来看，EBM 评价结论的权威性和科学性应该是相对的。

(5)高质量的研究证据并不等于最恰当的决策，一项有效的干预措施由于经济的、法律的、价值取向等许多原因，可能根本无法推行。

现代循证医学倡导寻找目前最佳证据，以科学的态度，分析运用证据，充分发挥个人的专业技能和经验，认真考虑相关条件和价值取向等因素，慎重地进行医疗卫生决策，充分体现了现代医学科学性、先进性、系统性要求。无论是临床还是公共卫生医师，都要努力做到：①掌握流行病学和生物统计学方法，善于验证各种研究的有效性，提炼科学证据用于指导实践；②善于观察和发现问题，重视良好的课题设计和正确地进行课题研究，积极参与求证；③学会利用信息技术与文献检索方法查询、选择、评估，运用最新原始文献，不断获取和更新医学知识，开阔眼界，拓宽思路；④在实践中，如果说 21 世纪医疗卫生管理或公共卫生措施的最高原则是以最低的成本，最高的工作效率和最优的质量提供有效有用的服务，实施循证决策则是实现这个目标必不可缺的手段。

◎ 思考题

1. 下列哪一项是 21 世纪临床医学的一场深刻变革？（　　　）
   A. 经验医学向传统医学转变　　　　B. 传统医学向经验医学转变
   C. 经验医学向 EBM 的转变　　　　D. EBM 向经验医学的转变

2. 下列关于 EBM 的由来正确的是（　　　）。
   A. 法国 Sackett 教授首先开始了随机对照临床试验，首次把严格的数理统计理论应用于临床研究中，从此为医学研究开创了新的里程
   B. 英国 Sackett 教授首先开始了随机对照临床试验，首次把严格的数理统计理论应用于临床研究中，从此为医学研究开创了新的里程
   C. 英国 Angel 教授首先开始了随机对照临床试验，首次把严格的数理统计理论应用于临床研究中，从此为医学研究开创了新的里程
   D. 法国 Angel 教授首先开始了随机对照临床试验，首次把严格的数理统计理论应用于临床研究中，从此为医学研究开创了新的里程

3. 下列关于循证医学存在的问题和局限性哪一项不正确？（　　　）
   A. 不可测量的结果　　　　　　　　B. 与公共道德的分歧
   C. 在有争论的观点中作出选择　　　D. 不能澄清某些临床问题认识上的困惑

4. 下列关于 EBM 临床药物疗效的评价的研究方法正确的是（　　　）。
   A. 大多是由多中心、大规模、前瞻性、随机双盲的研究
   B. 大多是由单一中心、大规模、前瞻性、随机双盲的研究
   C. 大多是由多中心、大规模、回顾性、随机双盲的研究
   D. 大多是由多中心、小范围、前瞻性、随机双盲的研究

5. EBM 在下列哪种疾病防治方面的应用堪称典范？（　　　）
   A. 心血管疾病　　　　　　　　　　B. 呼吸系统疾病
   C. 泌尿系统疾病　　　　　　　　　D. 免疫系统疾病

6. 下列关于 EBM 需解决所面临问题哪一项不正确？（　　　）
   A. 传统研究方法来决策解决临床问题有着较大的局限性
   B. 如何正确评价和选择质量良劣不一的大量文献
   C. 卫生经济学对合理价格/效益的依据提出更高要求
   D. 能测定很多重要的治疗后果

7. EBM 在临床方面的主要来源是（　　　）。
   A. 临床个案报告　　　　　　　　　B. 大样本随机对照临床试验

　　C. 小样本随机对照临床试验　　　　D. 大样本自身对照临床试验

8. 下列关于 EBM 的重要性哪一项不正确？（　　）

　　A. 为制订治疗方案或指南提供论据

　　B. 澄清某些临床问题认识上的困惑

　　C. 循证医学可为错综复杂问题提供答案

　　D. 能测定很多重要的治疗后果

9. ERCT 及荟萃分析的许多研究结果按其质量和可靠程度可分为几级？（　　）

　　A. 一级　　　　　B. 三级　　　　　C. 五级　　　　　D. 七级

10. 评判一个临床研究的金标准是（　　）。

　　A. 随机对照临床试验　　　　　　　B. 自身对照临床试验

　　C. 临床经验　　　　　　　　　　　D. 专家意见

（朱志华）

第二章 现场调查思路

第一节 现场流行病学调查目的

现场流行病学是针对疾病(多见为传染病)的爆发或流行等突发性公共卫生事件展开的调查。其调查的根本目的是及时控制疫情蔓延或疾病发展，确定病因(包括传染源、传播途径、高危人群以及危险因素)，以便及时采取针对性措施减轻危害、控制发展。

现场流行病学调查的目的是：

(1)通过调查，及时找到并采取有效的措施，防止事件发展；

(2)控制和预防疾病的蔓延；

(3)提供协议或法定的委托服务；

(4)获取更多的有关宿主、病因和环境之间相互关系的信息；

(5)通过质量评估与人员直接交往，加强区域监测或建立新的监测系统；

(6)提供现场流行病学培训机会。

在任何情况下，流行病学工作者必须正确面对各种复杂问题，协调各种利益冲突，科学地提出合理的研究设计，严格、科学、正确的评估会使现场调查符合公众需要，也可提供最严谨的科学数据。良好的流行病学现场调查应该做到：①根据公共卫生评价指标如罹患率、发病率、死亡率和公众关注点，提出社区人群中重大的公共卫生问题；②现场调查必须及时进行；③尽早发现传染源或其他危害因素并对其危害作出评价；④使用合理的描述性或分析性流行病学方法；⑤有因果关系上的充分证据确定传染源或病因；⑥建立疾病的适时控制和长期干预系统。

第二节 现场流行病学调查步骤

一、概述

如前所述，现场流行病学的目的是预防疾病和卫生事件的发生和发展，维护和促进人群健康。为了达到这个目的，首先必须找出引起疾病或卫生事件的发生和发展的原因，或危险因素，针对这种因素采取有效措施才能发挥预防和控制的作用。那么探讨原因的方法有哪些呢？根据流行病学的方法和原理，现场流行病学的研究方法主要以观察法为主，其次是实验法，此处指的是人群的干预试验，后者研究的内容仍然是前者急需控制和消灭的问题。

现场调查的启动，前提条件是获得公共卫生事件的相关信息。这些信息的来源主要有公共卫生监测系统、政府相关部门(如民政、公安、教育等)、企事业单位(学校、工厂等)、公民和媒体(报纸、广播、电视及网络)。所以说现场流行病学的基础是监测，包括被动监测、主动监测和两者结合监测。当接到信息后，进行信息初步分析后，联系信息来源地，进一步核实，及时报告有关领导，得到有关部门的授权或者事发相关部门的邀请后开展现场流行病调查。

二、现场调查步骤

现场调查步骤有不同的表达方法，总体来说，调查控制过程可分为三个阶段：首先为描述流行和分布的现象，即通过对时间趋势、地理分布和人群分布的研究，形成流行规律和病因假说；其次，从现象分析入手，用病例对照研究和队列研究等方法进一步分析，以验证假说；最后，运用实验流行病学，查明病因和危险因素，提出预防或处置的策略和措施。现场流行病学调查的步骤归结起来如图2.1所示。

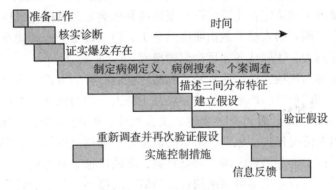

图 2.1 现场流行病学调查的步骤

(一)组织准备

现场调查是一件专业性和社会实践性很强的复杂系统工程，首先，现场调查是一项专业工作，是针对卫生相关事件所做的一项卫生专业调查；其次，现场调查又是一项具体的社会实践，是一项面对公众和社会的公共管理行为。流行病学现场调查需要付出艰巨的努力，除了必要的资料收集、整理和分析外，还有许多必须完成的组织工作。根据调查进程，现场调查分为三个阶段：准备阶段、现场调查阶段和总结阶段。准备阶段是现场调查的起始阶段，对整个现场调查起着至关重要的作用。现场调查的准备越充分，组织管理工作越细致，调查计划越完善，现场调查就能更顺利地开展。反之，现场调查将遇到极大的困难，甚至失败。

虽然爆发发展迅速、涉及人数多、时间紧迫，但周密的准备和组织将使现场工作事半功倍，组织现场调查，可以从以下几个方面入手：

(1)区域的确定和划分：首先是明确调查的范围，将调查范围划分成多个区域，并确定重点调查区，每区安排一个合适的调查队。

（2）人员的选择：现场调查需要哪些专家和人员取决于资深防疫工作者对爆发做出的最为可靠的初步假设。调查队成员一般包括：临床医护人员、防疫工作者等。

（3）统一领导指令：虽然各调查队工作分开，但整个调查队的工作是一盘棋。调查时必须成立强有力的领导集体，明确上下级关系，各调查队应在统一的领导下开展工作。

（4）物质筹备与后勤供应：调查队必须在最短的时间获得一切必需物资和持续稳定的后勤供应。所需物资主要有交通工具、冷链系统、救护装备、生活用品、防护设备（如防护服、手套、口罩和呼吸器等）、消毒器械、标本采集装置、各种药物和充足的现金等。

（5）实验室准备：事先应通知专业实验室，准备必需的实验物品，做好标本的采集和检测工作。

（6）现场调查的信息交流：在现场流行病学调查的过程中，适时通报调查信息对于确定调查目标、修正调查方案十分必要。至少应组织三次信息交流或情况通报会。

第一次会议或称为预备会议，通常是在接到突发公共卫生事件报告后召集的准备会，主持人一般为专业机构领导，参加者包括流行病学、消毒杀虫、公共卫生、检验及综合管理部门的专业人员和后勤保障人员，由接听报告的人员报告基本情况，与会专家共同讨论，会议至少要做出下列决定：①确定爆发疫情或其他突发公共卫生事件存在；②决定参与调查；③确定参与调查的人员并做出明确的分工，包括谁负责行政调查报告和专业调查报告的撰写，责任到人；④确认各项后勤保障事宜。

第二次会议或称为现场会议，通常是在到达现场后召开的事件分析会。会议分为两个阶段，第一阶段是到达现场后即刻召集的会议，主持人一般为调查组组长、事件当事地区或单位负责人，参加人员包括调查组全体成员、当地（单位）领导、当地卫生专业人员，会议进一步听取当地情况报告，包括已采取的措施等。会议至少做出下列决策：①明确调查目的和调查项目；②确定调查范围和调查对象；③确定拟采取的措施。第二阶段会议是在现场调查结束后，调查小组即将结束调查前的情况反馈会，参会者同第一阶段，由调查组组长或组内资深专家作调查通报，并安排后续工作。

第三次会议或称为小结会，通常是在实验室结果出来后，在疫情或其他卫生事件平息后调查组成员召开的回顾小结会。会议由调查负责人通报事件的过程，明确事件的性质及今后应注意的问题。

由于现场调查的急迫性，现场调查会议的形式不拘，时间也不长，有时是边会议、边调查、边实施。必须明确的是召开会议不是目的，解决问题才是根本。

此外，调查前还需要了解本次事件的概况、首例病例或首诊医生、当地已经开展调查的情况，包括采用的方法和结果、已撰写的调查报告以及已经采取的初步措施和效果。

制订切合实际的计划和安排，应遵循时效性、优先性、科学性的原则。在现场流行病学调查中，及时到达现场十分重要。一方面及时到达现场可以争取时间，救治病人，隔离密切接触者，另一方面可以及时采集到血清标本或可疑污染物标本，尤其是一些非常紧急的突发卫生事件更应注重其时效性。现场调查的一项重要内容就是提出现场干预措施并实施现场干预，有时进行现场干预较单纯现场调查更加重要，如在对不明原因疾病流行进行调查时，救治病人，切断传播途径是首要任务，切不能为了取得流行病学的某些资料而延误救治病人的时间。除救治病人外，保护易感人群也十分重要，必须优先考虑，有时需要及时杀灭蚊虫，有时必须立即中止可能污染的水体供水。总之，流行病学现场调查要从实际出发，解决那些需要优先解决的问题。现场调查不是简单的收集资料、实施干预的活动，为了在时间和经费有限的情况下，在政策允许的范围内，提出更加切合实际的调查报告，就必须对调查过程进行科学安排。采用什么样的调查方式，选择谁作为调查对象，问卷如何拟订才能达到既明确调查意图又能使被调查者易于答复，现场采样如何进行，优先实施何种干预手段，如何向领导汇报和向新闻媒体通报，这些都要进行认真研究；在整理调查资料的过程中，应用现有统计分析软件，使用计算机操作运算。总之，现场调查的设计、现场调查的过程及现场调查报告都必须是严谨科学的。

(二)核实诊断

核实诊断的目的在于排除误诊以及实验室检测错误。核实诊断的方法主要有访视病例、查阅医疗记录以及核实实验室检测结果，通过收集病人基本情况，简单描述流行情况；收集病人症状、体征和实验室资料，结合临床表现、实验室检查以及流行病学资料，综合分析做出判断。不要试图应用新引进的、实验性的或没有被广泛认可的检验技术作为核实诊断的方法，至少在调查阶段不要使用。如果可能，要到实验室去，亲自证实实验结果，例如与实验技师交谈、检查记录本、查看染色结果等。并不是每个病例都要经过实验室确诊，如果大多数病人的体征、症状与诊断符合，或许只是 15%~20% 由实验室确诊，就无须更多的实验室核实了，因为这些证据对于确诊已经足够了。

(三)确定爆发或流行的存在

疾病流行强度是指某种疾病在某地区一定时期内某人群中，发病数量的变化以及各病例之间的联系程度，常用散发、爆发和流行等表示。

◆ 散发(sporadic)：是指发病率呈历年的一般水平，各病例间在发病时间和地点方面无明显联系，散在发生。确定散发时多与此前 3 年该病的发病率进行比较。散发适用于范围较大的地区。

散发的原因：

(1)该病在当地常年流行或因预防接种的结果使人群维持一定的免疫水平，因而出现散发。

(2)有些以隐性感染为主的疾病，可出现散发。

(3)有些传播机制不容易实现的传染病也可出现散发。

(4)某些长潜伏期传染病也易出现散发。

◆ 爆发(outbreak)是指一个局部地区或集体单位中，短时间内突然有很多相同的病人出现，这些人多有相同的传染源或传播途径。大多数病人常同时出现在该病的最长潜伏期内，如食物中毒、托幼机构的麻疹、流行性脑脊髓膜炎等爆发。

◆ 流行(epidemic)是指某病在某地区显著超过该病历年发病率水平。

◆ 大流行(pandemic)是指某病的发病率远远超过流行的水平。它的一个特点是传播迅速。

确定爆发或流行主要从以下几点着手：

首先，要证实爆发是否为同一种疾病；其次，依靠敏感的疾病监测系统建立的基线资料，将观察到的数量与基线做比较，看实际发病数是否超过预期或平常水平；最后确定发病数是真实的增高还是人为的增高。病例增加的人为原因有报告方式的改变、病例定义的改变、诊断水平的提高以及误诊和重复报告。

（四）建立病例定义

建立一个可操作的病例定义，确定如何发现病例并对病例进行统计。建立病例定义的四项要素有临床和/或实验室信息、患病者的特征、地点/位置的信息和具体时间。应用病例定义应注意以下几点：第一，简单、易用、客观，例如发热、肺炎的 X 线检查结果、脑脊液中的白细胞计数、每天肠蠕动次数、血便或皮疹等。第二，分层次，应分别定义疑似病例、可能病例和实验室确诊病例。第三，在调查的不同阶段，病例定义的要求不同。在现场调查中期，应进行"宽松"即敏感性高的病例定义，以期发现更多的病例。当处于现场调查的中期时，应采用严格、特异性高的病例定义，进行病因研究。在现场调查后期，采用监测病例定义，起到监测的目的。

影响疾病定义的敏感度和特异度的因素包括以下几点：

①临床上症状明显和不明显的比例是多少；

②重要且明显的特异性疾病症状和体征，或临床上能够提示某疾病存在的症状和体征有哪些；

③哪种微生物学或化学分离、鉴定和血清学方法最简单、实用且可靠；

④是否接触病人或高危人群，初次调查后到以后的随访、检查或血清学检查是否能再次找到病人；

⑤如果某病需要长时间的随访，除目前调查组人员外，病例定义对于其他人员是否简便易行；

⑥在开始调查时是否所有的病人必须被确定，或者只针对住院或就诊的病人进行调查。

无论使用哪种标准，对所有被调查对象，必须运用相同的病例定义并保证调查中的所有人均无偏移。

（五）核实病例并计算病例数

进行该步骤的目的是努力找到所有可能的病例并排除非病例。可以利用多种信息源，列出病例清单，进行系统的搜索。计算罹患率或者续发率等。

$$罹患率 = \frac{某特定期间内某人群中某病新病例数}{同时期暴露人口数} \times 100\%$$

续发率（secondary attack rate，SAR）指在某些传染病最短潜伏期至最长潜伏期之间易感接触者中发病的人数占所有易感接触者总数的百分率。

$$续发率 = \frac{一个潜伏期内易感接触者中发病人数}{易感接触者总人数} \times 100\%$$

（六）描述性分析

描述性研究方法又称描述性流行病学研究（descriptive epidemiological study），属观察性研究，是流行病学调查研究中最常用的一种方法，是流行病学研究方法体系中的基础。开展现场流行病学研究，必须熟练掌握描述性研究方法的基本理论和具体方法。在进行调查的过程中，应及时整理和分析最新收到的临床、现场和实验室检测资料。综合分析调查结果，结合既有的知识和经验，查明爆发的病原体、传染源和传播途径。

进行资料整理时首先应进行描述性分析，其目的在于：第一，为探索卫生事件提供系统的方法，并确保阐明卫生事件及其基本因素；第二，用易懂易交流的基本术语提供有关卫生事件的详细特征；第三，明确卫生事件所危害的人群，提出有关病因、传播方式及对卫生事件其他方面可供检验的假设。

描述性研究主要描述分布的三大特征（三间分布）：①人群分布，根据人群属性描述疾病、健康状况、伤害或公共卫生事件的分布差异。人群属性包括年龄、性别、民族、社会经济状况、受教育程度、职业、婚姻状况及其他个人特征等。②时间分布，是根据疾病、健康、伤害或公共卫生事件的性质，设置以年、季、月、周、日或时等时间单位，描述其病例或事件发生频率及变化趋势。描述时间分布一般可分为短期波动（爆发）、季节分布、周期分布和长期趋势等层次。③地区分布，是按不同行政区划（如国内不同的省、市、区、县等以及国际间）或自然地理地貌（如山区、丘陵、平原、不同流域等）观察疾病、健康、伤害或公共卫生事件发生的差异。描述分布是进行流行病学测量（epidemiological measurement），因此要运用适当的统计指标揭示疾病、健康状况、伤害或公共事件"三间分布"数量上的变化。常用的测量指标有死亡率、发病率、罹患率、患病率、感染率、二代发病率、病死率以及其他专用指标。

1. 时间分布

对关键事件排序，例如病例及接触者中出现临床表现的时间、危险因素或致病因子暴露的时间、何时给予治疗、何时采取控制措施或干预措施、潜在可能相关事件或异常情况的出现。

用适当的间隔时间（X轴）表示疾病发生的时间，将所发生的病例数（Y轴）绘制成直方图，用以表示病例的特征，即按发病时间的病例频率分布图，绘制"流行曲线（epidemic curves）"。流行曲线对爆发的规律、可能的传播方式、爆发的持续时间组了非常深刻的描述，比简单的"病例线图"表达的内容要丰富得多。从曲线形状可以做出多种推断，可以利用潜伏期后推可能的暴露时间、区分暴露的类型、预测病例数量。绘制流行病学曲线时，时间间隔应相等，一般为 1/3 至 1/8 平均潜伏期，病例数多时间隔可以短一些。

几种典型的流行病曲线有同源（点源、持续源）、增殖型（人传人、人—媒介—人）。

点源暴露的特点是病例发病时间高度集中，疫情不超过 1.5 倍平均潜伏期，曲线形状呈陡然上升和拖尾状缓慢下降。其流行病学曲线如下：

已知病原的点源暴露可推算可能的暴露期，从早期病人的发病时间前推一个最短潜伏期的时点，从后期病人的发病时间前推一个最长潜伏期的时点，两个时点之间的时间段则为可能的暴露时间。也可用发病的高峰前推一个平均潜伏期，以此时点周围作为暴露的时间段。

其他几种典型流行病直方图如图 2.2、图 2.3、图 2.4、图 2.5 所示。

爆发可以由持续多时的同源暴露而引起。正像点源暴露一样，流行曲线也将会陡然上升，但流行曲线不会出现一个高峰，而是呈现一个高峰平台期。如果共同来源被消除，则

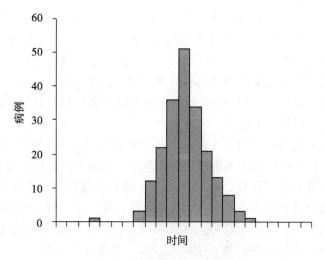

图 2.2　点源暴露流行直方图

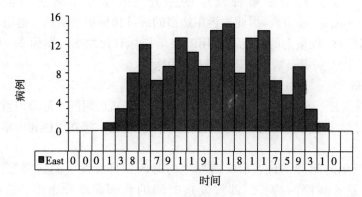

图 2.3　同源持续传播

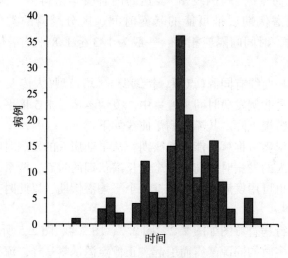

图 2.4　人—人增殖模式

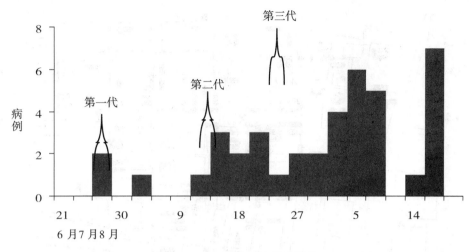

图 2.5 人—媒介—人增殖模式

曲线陡然下降；如果共同来源自然耗损，则曲线会缓慢下降。

增殖传播，传染病病原直接或通过中间媒介在人与人之间传播，就会引发增殖传播。增殖传播模式有四个主要特点：①增殖传播包含了病原体的几个代周期；②开始只有单个或少量病例，然后病例数逐渐增加；③爆发开始阶段周期性明显，波峰之间的间隔等于病原体的一个代周期；④爆发周期之后，易感宿主的减少通常引发流行的快速下降。

2. 地区分布

地图是最好的描述和解释疾病地点分布特征的方法，常用的有点图和面积图。

点图能标明病例的准确位置，能清晰地反映与其他病例的关系，以及与可能的暴露的关系，受影响的家庭、学校、工厂、村等，更能标记出无人居住区。它可以显示丰富的背景信息，例如河流、公路以及高山等。图 2.6 是 1854 年 8—9 月伦敦金广场霍乱病例分布情况。图中 X 标记为供水厂的所在地。

片图(面积图)可以用来计算率，其分子来自于同一个地区，分母来自分子所在的地区。但是它不能标注病例的准确位置，不能表达详细的地理信息(图 2.7)。

3. 人群分布

描述病例的人群分布，主要从人口学特征、社会经济状况等方面进行，包括年龄、性别、种族或民族，教育程度、经济收入和职业等(图 2.8、图 2.9)。

通常利用率进行比较，可用图或表进行表示。

在人群分布资料的描述中，有两个重要的问题：第一，按照人群特征计算不同的率，比按时间和空间计算率的意义更加重要；第二，在疾病发病和死亡诸多的原因中，年龄是最终的独立决定因素之一。

(七)建立并检验假设

在调查中怎样形成假设呢？假设是从事实、数据和信息中产生的可检验的推断，假设的质量取决于数据的多少和准确程度，调查是否成功取决于假设的质量。三间分布描述和

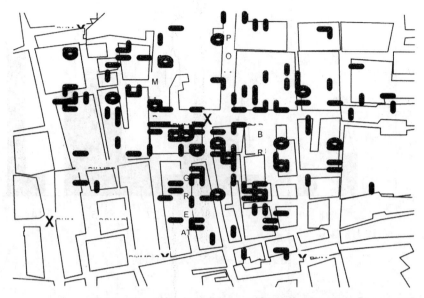

图 2.6　1854 年 8~9 月伦敦金广场霍乱病例分布

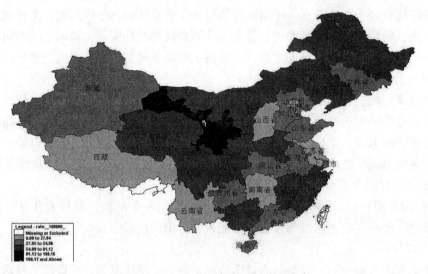

图 2.7　2006 年我国各省百日咳发病率

病例访谈是形成假设的基础，所以假设包括人、时间、地点、原因和预期结果等几个方面的内容。

　　现场调查的目的之一便是确定病因。所谓病因，又称致病因素，是指发生疾病的原因。病因分流行病学病因、病原学病因。流行病学调查的目的是发现能够预防和控制疾病的因素，其因果关系可以定义为时间或特征类别之间的一种关联，改变某一类别的频率或特性，就会引起另一类别的频率或特性的改变，所以前者就是后者的原因。病原学病因是

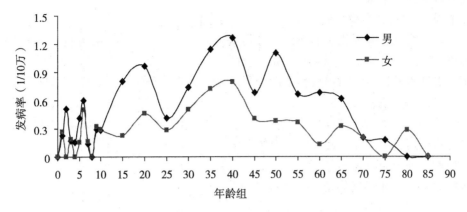

图2.8 2004年四川省流行性出血热年龄别性别发病率

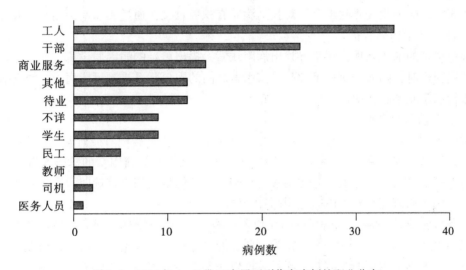

图2.9 2006年1—7月X市甲型副伤寒病例的职业分布

指直接导致机体疾病的致病因子,从宿主的角度可以分为先天的和后天的;从致病因素角度可以分为生物性的、化学性的、物理性的和社会性的。要判定某种因素是否能成为某病的病因,目前公认的判定标准是:①关联的强度:相对危险度RR(队列研究)、优势比OR(病例对照研究)和预防分数PF(实验研究)等,是反映分类资料关联的指标。②关联的时间顺序:从时间的顺序来说,暴露在前,发病在后。在确定先因后果的时间顺序上,实验研究和队列研究最佳。③关联的可重复性:与其他研究的一致性。④关联的合理性:生物学上言之有理。合理性评价包括客观评价(对于关联的解释与现有理论不矛盾,符合疾病的自然规律和生物学原理)和主观评价(评价者从自身的知识背景出发,支持因果假设的把握度)。⑤终止效应:因子去除后发病率下降。⑥因子与疾病的分布相一致:研究资料中的疾病病因分布若与疾病的地区、时间分布相符合或基本符合,则为因果关系的可能性更大。⑦剂量-反应关系。⑧关联的特异性:仅适用于有特异性致病因子的疾病,如感染性疾病和急性中毒。

1. 特异性检测或实验研究

根据病因线索，开展相关的特异性检测或实验研究。不明原因疾病的传染病致病因子检测思路：

①首先针对烈性的、后果可怕的以及公众非常关心的致病因子假设，尽早采取可靠的检测手段予以排除或证实；

②采集相关标本(血、咽拭子、痰、大便、尿、脑脊液、尸解组织等)直接查找病原，如涂片镜检或通过电子显微镜观察，提供形态学线索；

③病毒、细菌分离培养鉴定；

④抗原检测，如免疫荧光、基因扩增；

⑤血清学抗体检测；

⑥动物试验等。

不同方法的串联或并联组合，对找到病原有积极意义，通过实验室检测验证假设。

2. 流行病学病因分析

根据患者的临床表现，初步寻找出病因线索，提出可疑的病因假设后，在实验室不能确定致病因素时，则通过疾病事件与暴露因素之间的因果联系推测可能病因，根据病例之间的流行病学联系验证假设。

3. 分析流行病学研究

常用的对病因假设与事件的联系强度进行测量的方法有病例对照研究和队列研究(大多数是回顾性队列研究)。具体选择哪一种方法则需要依据暴露因素的暴露人群是否容易被确定和是否能全部或绝大部分被调查到而确定，若较易实现应首选回顾性队列研究，否则选择病例对照研究。也可同时选用两种方法。

病例对照研究(case control study)是以现在确诊的患有某种特定疾病的病人作为病例，以不患有该病但具有可比性的个体作为对照，通过询问、实验室检查或复查病史，搜集既往各种可能的危险因素的暴露史，测量并比较病例组与对照组中各因素的暴露比例，经统计学检验，若两组差别有意义，则可认为因素与疾病之间存在着统计学上的关联。这是一种回顾性的，由结果探索病因的研究方法，是在疾病发生之后去追溯假定的病因因素的方法。病例对照研究具有以下特点：①属于观察法；②需要设立对照组；③观察方向由"果"及"因"；④不能确实证明暴露与疾病的因果关系(图 2.10)。

(1) $a/a+c = b/b+d$　暴露因素与疾病无关

(2) $a/a+c > b/b+d$　暴露因素为疾病危险因素

(3) $a/a+c < b/b+d$　暴露因素为疾病保护因素

队列研究(cohort study)是将人群按是否暴露于某种可疑因素及其暴露程度分为不同的亚组，追踪其各自的结局，比较不同亚组之间结局频率的差异，从而判定暴露因子与结局之间有无因果关联及关联大小的一种观察性研究方法。根据作为观察终点的事件在研究开始时是否已经发生，可把队列研究分为前瞻性与回顾性两类。作为现场流行病调查，经常使用的是回顾性队列研究。队列研究所观察的结局是可疑病因引起的效应(发病或死亡)，除了所研究的一种疾病，还可能与其他多种疾病也有联系，这样就可观察一个因素的多种

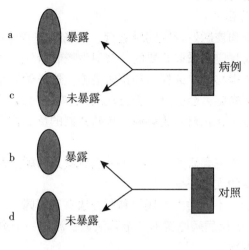

图 2.10　病例对照研究

效应，而这正是队列法不可取代的用途（图 2.11）。

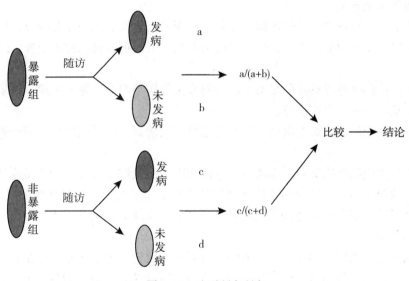

图 2.11　队列研究研究

　　队列研究的特点：①属于观察法；②设立对照组；③观察方向由"因"及"果"；④能确证暴露与疾病的因果联系。

　　4. 干预效果评价

　　针对病原学病因假设进行临床试验性治疗。根据流行病学病因假设，提出初步的控制措施。主要措施包括：消除传染源或污染源、减少与暴露因素的接触、防止进一步暴露和保护易感/高危人群。通过评价初步控制措施的效果来验证前期的病因假设，同时也为进一步改进和完善控制措施提供依据。

（八）迅速采取控制措施

现场调查过程中调查和控制处理应同时进行，现场调查开始不仅要收集和分析资料，寻求科学的调查结果，而且应当采取必要的公共卫生控制措施，尤其是在现场调查初期可以根据经验或常规知识先提出简单的控制和预防措施。这样做的原因在于如果只顾调查寻找致病原因而不采取控制措施，会引起社会公众的误解甚至引起法律诉讼。现场调查中采取措施并观察其效果，也是认识疾病传染源、传播机制的重要内容。

（九）完善现场调查

进行补充调查，进一步完善研究方案，提高病例鉴别的敏感性和特异性，结合病原学和血清学资料，寻找更多的支持证据。

如何确定爆发的终止，不同类型疾病的判断方法有所不同：

（1）人与人直接传播的疾病病原携带者全部治愈，渡过一个最长潜伏期后，没有新病例发生，就可以宣告爆发终止。

（2）同源性疾病污染源得到有效控制，病例不再增多，则认为爆发终止。

（3）节肢动物传播的疾病经过昆虫媒介的最长潜伏期和人类最长潜伏期总后，没有新病例发生，表明爆发终止。

（十）报告交流反馈

调查结束后，调查者应尽快将调查过程整理成书面材料，记录爆发经过、调查步骤和采取的控制措施及其效果，并分析此次调查的得失。书面报告包括初步报告、进程报告和总结报告。

初步报告应包括进行调查所用的方法，初步流行病学调查结果和实验室结果、初步的病因假设以及下一步工作建议等。

进程报告应及时向上级汇报疫情发展的趋势、疫情调查处理的进展、调查处理中存在的问题等。

总结报告主要描述疾病爆发或流行的总体情况，引发爆发或流行的主要原因，采取的控制措施及效果评价、应吸取的经验教训和对今后工作的建议。总结报告要认真、全面、准确、实事求是，对于成功的经验及值得借鉴之处，应及时上报并力争发表，使得所有公共卫生人员都受益。

现场情况千变万化，即使在同一个地方对同一人群进行现场工作，可能每次都会遇到不同的问题，从来就没有两个同样的现场。然而，现场调查的思维却有章可循，它就是由表及里，从错综复杂的现场中总结出事物的内部规律，掌握基本本质。

该过程一般需经过一个仔细搜寻，大胆假设，小心求证的过程。

1. 总结现象

事物的本质和客观规律都是通过各种现象表现出来的，我们遇到的问题也是这样。在我们分析归纳的过程中，要认真应用流行病学的基本理论和方法，仔细收集全面、准确、具代表性的疾病分布现象，将资料进行分析、对比、归纳和概括，从而为寻找事件发生的根本原因提供可靠的线索。这一步是进行以后工作的基础，也是保证整个调查工作成功的关键，因此应该确保资料收集和现象总结的客观、合理。

2. 形成假设

在对收集到的现象资料归纳分析的基础上，我们应提出自己的病因观点，这就是假设。它应该能够基本合理地解释已发生的大部分现象，同时它还能够对未来(未发生的事物或事件)做出某种预测，并能指导人们有意识地去验证(证实或证伪)。

假设的提出，可以有许多方法，不过主要可分为两种：一种是直觉思维，即凭直觉；另一种是采用逻辑的方法，主要有归纳法、排除法和类比法。工作中应根据现场工作的实际情况来决定采用合适的方法提出假设。

3. 验证假设

判断一个假设是否正确需要进行验证，它可以从两方面着手：一是对假设及其推论进行分析，判断其内容是否科学，逻辑是否严谨，结构是否完整，这是理论检验；另一个是在实际工作中进行验证，即实践检验。其中实践检查更为重要和可靠。

形成假设和验证假设的过程往往是一个螺旋上升的过程。在这个过程中，我们应该本着实事求是的原则，不断地去证实和修正我们的假设，甚至推翻我们原来的假设，建立并继续验证新的假设，直至其符合客观事实。

实践是检验真理的唯一标准，现场流行病学工作要勇于否定或肯定自己。

第三节　现场流行病学调查面临的挑战

在对应急问题作现场调查时，流行病学工作者面临的特殊挑战迫使他们必须科学、灵活地运用调查方法。与事先经仔细推敲并制定了调查方案的研究不同，现场调查必须根据资料来源做出选择，而这些资料来源又不易控制，并且可能每天每时在不断变化。除资料来源可能受限制外，流行病学工作者在现场调查期间面临的挑战包括：抽样方法的选择、标本的可用性、大众传媒的影响、被调查对象不合作及调查结果和控制措施的矛盾等。

一、资料来源问题

现场调查的资料常有不同来源，例如，来源于医院、门诊病历或学校保健卡等。由于这些资料的目的并不是为了进行流行病学研究，所以，其完整性和准确性在病人之间、卫生保健人员和机构之间有很大的差异。因此，这些资料作为流行病学调查的资料来源，其质量明显低于某些采用标准的经过预试验的问卷调查所获得的信息。

案例 2-1

伦敦宽街的霍乱流行

1854 年秋季，伦敦宽街爆发霍乱，10 天内死亡 500 多人，在霍乱爆发后的 6 天内发病严重的街道有 3/4 以上的居民死亡。据 1853 年统计，在过去几次霍乱流行中，该地区虽流行，但远比其他各区轻微。

英国医师 John Snow 运用了流行病学调查，分析了霍乱的流行情况。他集中精力调查发生疫情的地点和死亡病例，分析伦敦不同地区霍乱死亡人数，发现有两个不同的供水公司供水区霍乱死亡率相差悬殊，见表 2-1。

表 2-1　　**1854 年 7 月 8 日至 26 日伦敦两个供水公司供水区的霍乱死亡人数**

供水公司	人口数	霍乱死亡人数	霍乱死亡率(‰)
Southwark	167654	644	5
Lambeth	19133	16	0.9

John Snow 对 8 月 31 日至 9 月 2 日三天内所发生的 89 例死亡病例作了详细调查，并将死亡病例标点在地图上，首创了标点地图分析方法。从标点地图看出死亡病例集中分布在宽街水井周围。根据这种分布特点，John Snow 认为这次霍乱爆发与宽街供水站的水井有密切关系。

伦敦宽街霍乱死亡病例标点地图表明死亡病人均为宽街水井供水居民，进一步调查发现该水井被附近一下水道所污染。根据这些发现，Snow 提出霍乱病原存在于肠道，随粪便排出污染饮水，人喝被污染的水而感染发病。

经封闭水井，爆发即告终止。该结果比霍乱弧菌的分离早 30 年。

二、样本大小问题

在有计划的前瞻性研究中，流行病学工作者通常根据统计学要求的把握度(power)确定适当的样本大小。但是，现场调查工作中常发现疾病爆发可能只累及相当少的人，因而给研究设计、统计学把握度和其他分析带来了很多限制，这些限制势必又反过来影响现场调查中得出的结论。

三、大众媒体的影响

急性病爆发时，常引发当地传媒极大的关注。一方面，新闻报道有助于传播信息，发现病例并促进控制措施的落实；另一方面，大众传媒可能导致病人或社区人群对有关爆发疾病原因形成偏见，又可能导致进一步调查时产生偏倚，甚至使可能的致病假设的探索难以进行。另外，新闻媒体在采访调查最新信息时占用调查者大量时间，妨碍了现场调查的进行。

四、被调查对象不合作

现场调查者往往是在"事件"发生后抵达现场的，因此，通常不可能收集到必要的环境或生物学标本。例如，可疑食品也许全部食用或丢弃，可疑水样也许被冲洗或者病人已康复，这些都妨碍了标本的及时收集。在这种情况下，流行病学工作者必须得到首诊医师和卫生保健人员的大力协助，依靠患者、家属和有影响力的社区其他成员的回忆提供信息。

在卫生机构被授实施调查和查阅有关登记资料时，有关部门的密切配合和积极参与更有助于调查工作的成功。但是，如果调查工作对一些人的生活产生影响或使其利益受到侵害，他们也不会自愿合作。常见的例子如对餐馆或其他公共场所引起的同源爆发疾病的调查，对环境和职业危害的调查，对卫生保健人员被怀疑为传染病的传染源时的调查等。在当事方不愿协助时，拖延时间将不利于资料的收集，也不能保证资料的质量，可能产生偏倚，降低统计效率等。

进行现场调查时，流行病学工作者必须权衡是需要进一步调查还是立即采取控制措施，而且，当地负责人和社区其他人员不同的意见会干扰调查方法的选择。

当对调查结果进行分析时，可能会出现以下两种情况：第一，有时流行范围看起来不大，但其实并不小。例如，沙门菌肠炎流行开始似乎很局限，但在媒体报道后，发现呈地区性，甚至呈全国性流行；第二，现场调查偶尔也会得出当地无疾病流行的结论，尽管开始当地官员和大众称本地有疾病流行，但现场调查却根本找不到疾病流行的证据。

本章小结

现场流行病学调查是主要针对疾病(多为传染病)的爆发或流行等突发公共卫生事件展开的调查。研究对象是突然发生的，必须到现场才能解决突发公共卫生事件以及与公众健康相关的其他问题。现场流行病学调查的根本目的是及时控制疫情蔓延或疾病发展，确定病因(包括传染源、传播途径、高危人群以及危险因素)，以便及时采取针对性措施减轻危害、控制疾病发展。

现场调查的原则是控制优先、实事求是、现场调查与实验室结合的原则。进行现场调查的步骤有：①现场调查的准备，为接下来要进行的调查准备所需的人力、物力和财力。②核实诊断，排除误诊以及实验室检测错误。③确定爆发或流行的存在，是否超过预期值，值得高度关注，是否需要采取紧急措施。④建立病例定义，根据不同的目的，确定适当的病例定义——调整或平衡定义的灵敏度和特异度。要求简单、易用、客观、实用(目的)。⑤核实病例并计算病例数，根据病例定义，搜索符合定义的病例，尽可能发现所有可能的病例，排除非病例。⑥描述性分析，根据病例定义确定病例后，计算病例数，统计分析病例"三间分布"是爆发调查中最基本、最重要的任务之一。⑦建立并验证假设，通过分析现场调查资料，综合分析临床、实验室及流行病学特征，建立关于该疾病的假设。应用分析流行病学研究或专题调查，验证假设。⑧迅速采取控制措施，现场调查过程中调查和控制处理应同时进行，包括消除传染源、减少与暴露因素的接触、防止进一步暴露和保护易感/高危人群。⑨完善现场调查，进行补充调查，进一步完善研究方案，寻找更多的支持证据。⑩报告交流反馈，包括上报、反馈，媒体通报、发表专业论文与同行分享及资料归档。

在对应急性问题做现场调查时，流行病学工作者面临诸多的特殊挑战，制约了他们对科学方法的完美应用。这些挑战包括资料来源问题、小样本问题、样本采集问题、公众和传媒问题、不合作问题以及调查和控制的矛盾问题。

◎ **思考题**

1. 2005 年 7 月 11 日，某省某市某区 CDC 接到该市第三人民医院报告，该院收治 1 例疑似流行性出血热病人，区 CDC 当日至医院调查采集血样，7 月 12 日送血样至该省 CDC 检测。7 月 12 日下午，区 CDC 再次接到报告，该医院再次收治 1 例疑似流行性出血热病人，病人病危并在调查过程中该例病人死亡。医院回顾调查显示：近半月来，市三院共收治 4 例类似病例，其中 2 例死亡，1 例不详（自动离院），1 例有进食或接触不明原因死亡病死猪、羊肉史。首发症状为高热、乏力等流感样症状，伴恶心、呕吐进而出现低血压、晕厥、休克症状，伴面部、上臂、胸部淤斑；临床检验结果为白细胞进行性增加、血小板进行性减少、尿蛋白增高。

请问这是否一起传染病爆发？是否需要作进一步调查？如何调查？如何进一步验证病因假设？

2. 流行病学研究方法一般可以分为_____；_____和_____。

3. 疾病的三间分布是指_____，_____和_____。

4. 队列研究主要适用于_____；_____；_____等方面的研究。

5. 在病例对照研究中，控制混杂因素的常用方法有_____、_____、_____。

6. 现况调查的目的和用途有（　　　）。

　　A. 描述疾病的分布特点　　　B. 早期发现病人　　　C. 直接验证病因假设

　　D. 评价疾病的防治效果　　　E. 治疗病人

7. 抽样方法不包括（　　　）。

　　A. 单纯随机抽样　　　B. 系统抽样　　　C. 分层抽样

　　D. 整群抽样　　　E. 随意调查

8. 描述性研究不包括（　　　）。

　　A. 生态学研究　　　B. 横断面调查　　　C. 队列研究

　　D. 疾病监测　　　E. 病例报告

9. 连续传播造成的流行或爆发的特点是（　　　）。

　　A. 病例分批出现，可以划分成代　　　B. 发病曲线突然升高，很快下降

　　C. 有一个流行高峰　　　D. 全部病例在一个最长潜伏期内

　　E. 流行曲线一般不留拖尾现象

10. 下列哪项指标可对患某病的危险进行测量？（　　　）

　　A. 发病率乘以该病的平均病程　　　B. 发病率

　　C. 患病率　　　D. 发病率除以患病率

　　E. 患病率乘以该病的平均病程

11. 队列研究属于（　　　）。

　　A. 实验性研究　　　B. 相关性研究　　　C. 描述性研究

　　D. 分析性研究　　　E. 理论性研究

12. 病例对照研究按其目的分为两类，即( )。

  A. 描述性和检验性   B. 观察性和实验性   C. 前瞻性和回顾性

  D. 探索性和检验性   E. 现实性和理论性

13. 病例对照研究主要检验表示暴露于疾病关联强度，即( )。

  A. 相对危险度   B. 比值比   C. 超额危险度

  D. 归因危险度   E. 归因危险度百分比

14. 现场流行病学调查的目的是什么？

15. 现场流行病学调查的主要步骤有哪些？

16. 队列研究的优缺点？

17. 病因推断的常用标准有哪些？

18. 试述疾病的流行强度分级及定义。

（狄娟）

第三章　传染病调查思路

第一节　传染病概述

在全球化的今天，人口流动日益频繁，疾病已经没有国界。近些年，传染病的传播范围越来越广，传播渠道越来越多，对人们生命和健康威胁是长期而严峻的。通过反复的流行病学调查和分析，人们逐步总结出有规律性的调查思路以便对传染病的传染机制、流行过程、控制策略加深认识，可以更及时、更高效地将潜在危害控制到最小限度。因此，如果在传染病发生之前，对其如何预防、发生、发展和控制的整体调查思路进行系统的学习，对传染病的防治、控制具有十分重要的意义。本章将详细讲解传染病调查的主要内容、实施方法、具体步骤等，并辅以案例分析，使同学们更好地掌握传染病调查的整体思路和应对策略。

一、传染病定义

传染病(infectious diseases)是由各种病原体引起的能在人与人、动物与动物或人与动物之间相互传播的一类疾病。病原体中大部分是微生物，小部分为寄生虫，寄生虫引起者又称寄生虫病。有些传染病，防疫部门必须及时掌握其发病情况，及时采取对策，因此发现后应按规定时间及时向当地防疫部门报告，称为法定传染病。中国目前的法定传染病有甲、乙、丙3类，共39种。传染病是引起人类死亡的主要原因。据 WHO 报告，对人类危害最大的 48 种疾病中有 40 种属于传染病和寄生虫病。为了人民健康，必须根据实际情况和科学的调查思路制订出调查传染病流行的方案。

传染病的传染过程发生在个体之中，传染病的发生受到病原体的种类、致病性、病原体入侵宿主的门户及定位，以及病原体变异等方面的影响。传染病在人群中的流行必须有传染源、传播途径和易感者三个基本环节，且受到自然因素和社会因素的影响。

（一）传染病的种类

古老的传染病未能有效控制，新的传染病则不断出现。据文献分析，20 世纪 70 年代以来，全球新发现的传染病有 30 余种。其中包括 SARS、艾滋病、军团病、莱姆病、各种病毒性出血热、隐孢子虫病、霍乱和疯牛病等。其中 20 多种在我国可能存在或已经存在。

按照新传染病在人间存在的历史，可将其分三类：

第一类：疾病本身早已为人所知，但未被认为是传染病，30 年来因发现了其病原体才被认为是传染病，如 T 淋巴细胞瘤白血病、消化性溃疡病、突发性玫瑰疹等。

第二类：疾病在人间早已或者可能早已存在，近 30 年才被发现了致病原因的疾病，如莱姆病、戊型肝炎和丙型肝炎。

第三类：疾病以往在人间可能不存在，确实是人类新出现的传染病，如 SARS、艾滋病等。

另外，微生物感染除了能引起传染病流行外，还能与动脉硬化症、风湿性关节炎、2型糖尿病及某些癌症等慢性病的发生密切相关，这些问题又为传染病的调查提出了新的任务。

(二)传染病的传播特点

1. 流行范围广、流行无疆界

艾滋病已遍布全球 190 多个国家。莱姆病、肾综合征出血热等 20 多种疾病全球分布，传染性非典型性肺炎在 30 个国家和地区出现，疯牛病在欧洲 22 个国家流行。随着国际贸易和旅游的发展，人口流动容易将传染病带到很少出现或从未出现的地方，导致传染迅速扩散。传染性非典型性肺炎短短几个月迅速蔓延到我国 24 个省、市、自治区，全球 32 个国家和地区。疾病的流行区域与病原体宿主的地理分布一致，但也可以随着宿主或病人转移而在其他地方发生疫情，如德国实验室工作人员因处理进口的猴子而感染在非洲流行的马尔堡出血热。

2. 传染性强、传播速度快

马尔堡出血热、传染性非典型性肺炎等 6 种疾病通过飞沫传染，拉萨热、肾综合征出血热、汉坦病毒肺综合征可通过吸入含病毒的气溶胶感染，艾滋病、传染性非典型性肺炎等疾病能通过密切接触传播，O139 霍乱通过水传播引起爆发流行。

3. 与动物密切相关

马尔堡出血热、拉萨热、莱姆病、疯牛病、禽流感等疾病与动物有关，野生动物是马尔堡出血热、拉萨热、艾博拉出血热、西尼罗河病毒脑炎等疾病病原体的宿主，拉萨热、莱姆病、肾综合征出血热等疾病病原体的宿主是鼠类，阴孢子虫病、猫抓热、疯牛病、禽流感等疾病与家禽有关。另外，20 世纪以来新近出现的传染性疾病，还有病死率高的特点，艾滋病已导致 1390 多万人死亡，是撒哈拉南部非洲的头号杀手和全球的第 4 位死因，禽流感的死亡率也很高，各种性传染病带来的沉重的医疗费用负担，也造成了人类社会巨大的经济损失。随着经济的发展，人类自然环境的人为破坏，许多危害人类健康的致病微生物还会不断出现，应在加强监测的同时，提高人群的免疫力，建立强大的社会免疫屏障。

(三)新(再)发传染病

1. 定义

1992 年，美国医学协会提出新发传染病的概念："新的、刚出现或呈现抗药性的传染病，其在人群中的发生在过去 20 年中不断增加或者有迹象表明在将来其发病有增加的可能性"。该定义实际包括了两类疾病：

其一为新发的传染病(emerging infectious diseases，EID)，是指由新种或新型病原微生物引发的传染病。

其二为重新发生的古老传染病(reemerging infectious diseases，RID)，是指一些原已得到基本控制、已不构成公共卫生问题，但近年来因某些原因又重新流行的古老传染病。

有人将二者合起来简称为新发和再发传染病（emerging and remerging infectious diseases，ERI）。

2. 特点：

（1）新发传染病流行病学特点：

①新发传染病病原体种类多，以病毒性新发传染病所占比例最大。

②病原体的宿主种类多样，动物更多地成为新发病原体的宿主或传播途径。

③传播途径多样、感染方式多样，许多新发传染病不仅限于一两种传播途径。

④人类普遍缺乏对新发传染病的免疫力。

⑤传播机制易实现的疾病极易发生流行。

（2）新发传染病发生、出现的不确定性：

①新发传染病的蔓延范围、发展速度、趋势和结局很难预测。

②早期发现及诊断较为困难。

（3）新发传染病的发生、流行受较多的社会因素及个人行为因素的影响：血液传播、性传播等 AIDS 的传播方式与人类的行为及社会的环境变化密切相关。

（4）新发传染病出现的高频次：

①随人口增长和拥挤、人口流动、全球生产及贸易的增加等呈现不断发展的趋势。

②新发传染病发生或被发现的机会增加。

（5）社会影响广：

①新发传染病感染的全球性

②相当多的新发传染病可能会引起较为严重的社会问题。

3. 分类

新发传染病可分为三类：

第一类，疾病或综合征早已在人间存在并被人所认知，只是近 20 年来才发现实为传染病。如 T 细胞淋巴瘤白血病、毛细胞白血病、消化性溃疡、突然性玫瑰疹等。

第二类，某些疾病或综合征在人间也可能早已存在，但并未被人们所认识，近 20 年来才被发现和鉴定，如军团病、莱姆病、丙型病毒性肝炎及戊型病毒性肝炎等。

第三类，某些传染病过去可能不存在，确实是人类新出现的传染病，如艾滋病、O139 霍乱等。

人们也经常根据习惯依据病原体特点而命名，如新发病毒性传染病、新发细菌性传染病等。

4. 趋势

新发传染病的发生及趋势如图 3.1 所示。

二、传染病调查的目的

疾病爆发（disease outbreak）是指在局限的区域范围和短时间内突然发生许多同类病例的现象，可以看成是疾病流行的特殊形式。疾病爆发通常起初原因不明且发展迅速，欲对其进行有效的控制需要获得及时、真实和足够的资料。全面、深入的爆发调查是整个工作的关键，爆发调查就是对疾病爆发时间、地点、人群和发病因素进行全面调查了解，并制

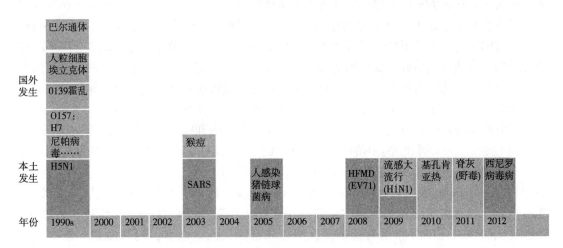

图 3.1 新发传染病的发生及趋势

定有效防治措施，以控制爆发、消除疫情。因此爆发调查的目的主要是：

(一) 确定疫情性质

确定疫情性质，即确定本次爆发的性质。传染病种类繁多、性质不同，传染病调查首要目的就是根据疫情发生情况确定传染病性质以及爆发性质。

甲类传染病也称为强制管理传染病，包括：鼠疫、霍乱。对此类传染病发生后报告疫情的时限，对病人、病原携带者的隔离、治疗方式以及对疫点、疫区的处理等，均强制执行。

乙类传染病也称为严格管理传染病，包括：传染性非典型肺炎、艾滋病、病毒性肝炎、脊髓灰质炎、人感染高致病性禽流感、麻疹、流行性出血热、狂犬病、流行性乙型脑炎、登革热、炭疽、细菌性和阿米巴性痢疾、肺结核、伤寒和副伤寒、流行性脑脊髓膜炎、百日咳、白喉、新生儿破伤风、猩红热、布鲁氏菌病、淋病、梅毒、钩端螺旋体病、血吸虫病、疟疾、甲型 H1N1 流感 (原称人感染猪流感)。对此类传染病要严格按照有关规定和防治方案进行预防和控制。其中，传染性非典型肺炎、炭疽中的肺炭疽、人感染高致病性禽流感和甲型 H1N1 流感这四种传染病虽被纳入乙类，但可直接采取甲类传染病的预防、控制措施。

丙类传染病也称为监测管理传染病，包括：流行性感冒、流行性腮腺炎、风疹、急性出血性结膜炎、麻风病、流行性和地方性斑疹伤寒、黑热病、包虫病、丝虫病，除霍乱、细菌性和阿米巴性痢疾、伤寒和副伤寒以外的感染性腹泻病。对此类传染病要按国务院卫生行政部门规定的监测管理方法进行管理。2008 年 5 月 2 日，卫生部已将手足口病列入传染病防治法规定的丙类传染病进行管理。

(二) 确定危害程度

危害程度，即确定疾病的三间分布。

1. 地区分布

疾病的发生经常受一个地区的自然环境和社会生活条件的影响。所以研究疾病地区分布常可对研究疾病的病因、流行因素等提供重要线索。

形成疾病地区分布差异的原因是很复杂的。地理、气候条件、物理、化学、生态环境、人群的风俗习惯和卫生水平等因素，均可影响疾病的地区分布。地区的划分因不同的研究目的与疾病特点而异。在世界范围内，可按国家、洲划分；在一个国家内可按该国的行政区划分，如我国可按省、地区、县、乡等划分；也可按自然环境划分，如按山区、平原、湖泊、气候、土壤中某些化学元素含量等自然环境特征划分。

研究疾病分布时，可应用标点地图、疾病地区分布图和疾病传播蔓延图等。

（1）疾病在国家间和国家内的分布：疾病在世界各国的分布不同，其发病率、死亡率等常有很大差别。例如黄热病的分布与埃及伊蚊的分布一致，主要流行于南美洲和非洲。胃癌死亡率以日本、智利等国家较高，澳大利亚、美国较低。乳腺癌在北美、北欧最多，东欧次之，亚洲和非洲较少。有些肿瘤高、低发区之间的发病率（或死亡率）相差悬殊。疾病在同一国家内的分布也有差别。我国疆域辽阔，人口众多，地处温热气候带，多种民族，许多疾病的分布差别很大。例如鼻咽癌主要分布于华南，广东省为高发区，也是世界鼻咽癌的高发区。食管癌以河南、河北、山西三省交界的太行山地区发病率最高。大骨节病主要分布在东北、华北、西北等省、市、自治区。碘缺乏病以内陆地区多见，这些地区的土壤、水和食物中含碘量较低。至目前为止，许多疾病的地区分布尚缺乏满意的解释。

（2）疾病的城乡分布：城市人口多，居住密度大，交通拥挤，流动人口量大，人们的交往频繁，因此，呼吸道传染病容易传播。如水痘、流行性腮腺炎、流感等病经常在大、中城市流行。国内外的研究表明，城市肺癌的发病率或死亡率均高于农村。城市工业发达，空气污染严重，因此，除吸烟因素外，空气污染很可能是导致城市肺癌高发的因素之一。

农村人口密度低，卫生条件相对较差，肠道传染病、肠道寄生虫病的发病率、感染率比城市居民高。

2. 疾病的时间分布

无论传染病或慢性病，其流行过程均随时间的推移而不断变化。时间是研究疾病分布的重要指标之一。时间单位依病种而异。例如细菌性或化学性食物中毒，可用小时为时间单位；肺结核或肿瘤则常以 5 年或 10 年作为时间单位，以显示其长期变异。观察疾病动态时，应注意诊断标准和诊断技术改进的因素。

（1）短期波动：疾病在集体或固定人群中，短时间内发病数突然增多，称为短期波动，有时也称时点流行。常见因食物或水源被污染而发生的食物中毒、伤寒等。多因许多人在短期接触同一致病因子而引起。发病高峰与该病的常见潜伏期基本一致，故可从发病高峰推算出暴露时间，从而找出某病短期波动的原因。短期波动与爆发的区别在于爆发常用于少量人群，而短期波动常用于较大数量的人群。

（2）季节性：有些疾病尤其是传染病的发病率呈现每年在一定季节内升高的现象，称为季节性。疾病呈现季节性变化的原因很复杂，受各种气候条件、媒介昆虫、人群的风俗习惯、生产条件等因素影响。但许多现象尚未得到确切解释。

传染病的季节性表现得较明显。例如在我国北方，流行性乙型脑炎有严格的季节性，仅发病于5—11月，高峰在7—9月。肠道传染病一年四季均有发病，季节性高峰为夏秋季。呼吸道传染病季节性高峰一般多在冬春季。例如在我国北方，流行性脑脊髓膜炎发病高峰在1—4月。有些慢性传染病，如肺结核、丝虫病等，因潜伏期长，多无明显的季节性。

有些非传染病也呈现季节性。如克山病在东北、西北地区多发生于冬季；而在西南一些地区多发生于夏季，其原因尚不完全清楚。

（3）周期性：某些传染病相隔若干年发生一次流行，并且有规律性的现象，称为疾病的周期性。呈现周期性流行的疾病主要是呼吸道传染病。例如流行性感冒，从历史上看，一般每隔10~15年流行一次。流行性脑脊髓膜炎约7~9年流行一次。周期性是可以改变和消灭的。例如，麻疹疫苗推广前，在大、中城市几乎隔一年发生一次流行。自1965年推广麻疹疫苗接种后，我国的麻疹发病率显著降低，周期性已不存在。

（4）长期变动：长期变动是指在一个相当长的时间内，通常为几年或几十年，或更长的时间内，疾病的感染类型、病原体种类及宿主随着人类生活条件的改变、医疗技术进步和自然条件的变化而发生显著变化。例如，猩红热在1750—1800年间，是严重的传染病，以后转为缓和，至1840年又变为凶恶之病，其死亡率是近年的数百倍。近百余年来，世界各地猩红热的发病率和死亡率均明显下降，临床上轻型和不典型病例所占的比重增多。20世纪60年代初以来，特别是实行计划免疫后，麻疹、白喉、脊髓灰质炎的流行情况发生了很大变化。

3. 疾病的人群分布

人群可按不同的特征（年龄、性别、职业、民族等）来分组，分析具有不同特征的人群某病的发病率、死亡率等。研究疾病在不同人群中的分布有助于确定危险人群和探索致病因素。

（1）年龄：在研究疾病的人群分布中，年龄是最重要的因素，几乎各种疾病的发病率或死亡率均与此变量有关。大多数疾病在不同年龄组的发病不同。婴幼儿易患急性呼吸道传染病。一些具有大量隐性感染的传染病，如流行性乙型脑炎、流行性脑脊髓膜炎等，在儿童中发病率高，成人中少见。有些疾病的发病率则随年龄增高而升高。如老年人中各种恶性肿瘤、心血管疾病的发病率、患病率及死亡率均最高。病原体种类较多且又易发生变异的传染病，各年龄组的发病率多无差异，如流行性感冒、细菌性痢疾等。

比较两个人群的发病率和死亡率时，首先应注意两个人群的年龄构成是否相同。若两个人群年龄构成不同时，可用年龄专率进行比较，或用标准化率进行比较，以免导致错误结论。

（2）性别：许多疾病存在着性别分布差异。描述性别分布，一般是比较男性、女性的发病率、患病率或死亡率等，有时用性别比来表示。

（3）职业：人们暴露于不同的职业环境中，许多传染病及非传染病的发生与职业有关。

（4）民族：疾病在不同种族和民族中发生的种类和频率不同，其影响因素较多，如遗传因素、自然地理、气候条件、风俗和生活习惯等。

（5）家庭：疾病与家庭有密切关系。家庭人口的年龄结构、文化水平、经济及卫生状况、风俗习惯、嗜好及每个成员的免疫状态等均与疾病的发生有关。家庭成员间接触最密切。因此，某些传染病如病毒性肝炎、细菌性痢疾等在家庭中易于传播。某些恶性肿瘤及有些遗传病常呈现家庭聚集性。

（6）行为：不良行为生活方式是影响人们健康的重要因素。目前已公认，不良行为生活方式可导致许多疾病，尤其是与慢性非传染性疾病的发病率有直接关系。例如，长期吸烟与慢性支气管炎及肺癌的发病有密切关系，也是心血管疾病的主要危险因素。其他不良行为生活方式，如饮食不当、缺乏体育锻炼、不良性行为和吸毒等均对人类健康有重要影响。

（三）确定病因和爆发影响因素

传染病的病因和爆发影响因素有许多方面，如传染源和传播途径等。流行过程是传染病在人群中发生、蔓延的过程，即病原体从感染者体内排出，经过一定的传播途径，又侵入易感者机体而形成新的感染，并不断发生、发展的过程。其过程必须具备三个条件，传染源、传播途径和易感人群，即传染病流行的三个环节。只有三个环节同时存在并相互联系才能形成传染病的流行过程。流行过程受自然因素和社会因素的影响。如采取有效措施，切断其中任一环节，其流行过程即告终止。对传染病的流行过程进行调查是传染病调查的主要内容。

1. 传染源

传染源是指体内有病原体生长、繁殖，并能排出病原体的人和动物。包括病人、病原携带者和受感染动物。

（1）病人作为传染源：传染病病人是重要的传染源，因为病人体内存在大量的病原体，而且某些症状有利于病原体向外扩散，如流感、麻疹、白喉等一些呼吸道传染病患者的咳嗽，霍乱、痢疾等一些常见传染病患者的腹泻等均可大量排出病原体，增加易感者感染机会。有些传染病如麻疹、水痘等无病原携带者，病人是唯一的传染源。

传染病的病程经过，一般分为潜伏期、临床症状期和恢复期。各期作为传染源意义不同，主要取决于是否排出病原体及其数量和频度。潜伏期：指病原体侵入机体至临床症状出现的这段时间。不同传染病潜伏期长短不一，短至数小时，长达数月，甚至数年。即使是同一种传染病，其潜伏期也不尽相同，但大多数局限于一定范围。潜伏期长短受很多因素影响，如病原体侵入的数量、毒力、侵入途径及机体状态，以及病原体在机体内繁殖所需要的时间等。临床症状期：是指出现该病的特异症状和体征的时期。此期机体的组织已遭损害。有些临床症状有利于病原体排出，是传染性最强的时期，虽然不少病人住院隔离，但也难以根绝向外传播的可能，如隔离条件不好或亲友到医院探视均可导致传播。因此，临床症状期病人作为传染源的意义最大。恢复期：是机体遭受的各种损害逐渐恢复到正常状态的时期，主要临床症状消失，免疫力开始恢复，体内病原体被清除，一般不再起传染源的作用。但有些传染病的病人只是临床上痊愈，在恢复期仍可排出病原体，如乙型肝炎、痢疾、伤寒、白喉等。有些传染病排出病原体的时间很长，甚至终生，如部分伤寒病人可称为慢性带菌者。

病人排出病原体的整个时期，称为传染期。传染期是决定传染病病人隔离期限的重要依据。其长短在一定程度上影响疾病流行特征。如传染期短的疾病，所引起的续发病例成簇发生；传染期长的疾病，续发病例则陆续出现，继发拖延很长时间。传染期的长短可通过病原学检查和传染病调查结果进行判定。

根据临床表现常将病人分为典型和不典型两类。典型病人是重要的传染源。不典型或轻型病人由于症状、体征不典型不易被发现，又因病情一般较轻，往往不需要卧床休息，活动范围较大，可以自由出入公共场所，不易引起人们的警惕和防范。因此，这些人作为传染源的意义不可忽视。

（2）病原携带者作为传染源：病原携带者是指没有任何临床症状而能排出病原体的人，根据携带病原体种类的不同又可称为带菌者、带病毒者和带虫者。一般将病原携带者分为三类：潜伏期病原携带者、恢复期病原携带者、健康期病原携带者。

病原携带者作为传染源的意义，不仅取决于携带者类型、排出病原体数量和持续时间，更重要的是取决于病原携带者的职业、个人卫生习惯及社会活动范围等。

（3）受感染的动物作为传染源：人类罹患以动物为传染源的疾病，统称动物性传染病，又称人畜共患病，这类传染病绝大多数均能在家畜、家禽或野生动物中自然传播。动物感染病原体后有的发病，甚至大批死亡，如鼠疫；有的不发病而呈隐性感染状态。

近年来新发现的传染病，其病原体大多数来自家畜和野生动物。在一些欧美国家，许多生活在大城市的人愿意到野外或森林中度假，这增加了与野生动物接触的机会，致使传染病发病率有逐年增高的趋势。

2. 传播途径

传播途径是指病原体从传染源排出后，侵入宿主之前，在外环境中停留和转移所经历的全过程。病原体停留和转移必须依附于各种生物媒介和非生物媒介物。这种参与传播病原体的媒介物，称为传播媒介或传播因素的组合。

病原体不仅能在宿主体内寄生，而且在长期进化过程中适应了从一个宿主转移到另一个宿主的过程，这种病原体更换宿主的过程，一般称为传播过程，包括排出途径、传播途径和侵入途径。病原体的排出和侵入与其在宿主机体的定位有关，往往在瞬间即可完成，而传播途径则比较复杂，一般概括为经空气传播、经水传播、经食物传播、经接触传播、虫媒传播、经土壤传播、医源性传播、垂直传播。

3. 人群易感性

人群作为一个整体对传染病的易感程度称为人群易感性，人群易感性与群体免疫力是一个事物的两个方面。群体免疫水平高，则人群易感性低。人群易感性的高低取决于总人口中易感人口所占的比例，也与人群的一般健康状况有关。导致人群易感性升高的主要因素有：新生儿增加、易感人口迁入、免疫人口免疫力自然消退、免疫人口死亡。

人群易感性高低与传染病的流行有密切关系。当免疫人口增加时，可大大降低传染病的发病率。这是因为具有免疫力的人除了免于发病外，由于大量免疫者分布在传染源周围，对易感者起到屏障和保护作用。当人群中免疫人口达到一定比例时，不需要整个人群均获得免疫，即可终止传染病流行。

4. 疫源地及流行过程

（1）疫源地：传染源及其排出的病原体周围所能波及的范围称为疫源地，每个传染源可以单独形成一个疫源地，但在一个疫源地内也可以有一个以上传染源。一般把范围较小的疫源地或单个疫源地称为疫点。经常以有病人的住户或其附近几户作为疫点。较大范围的疫源地或若干个疫源地连成片时称为疫区，如一个村或几个村，一个居委会或一条街道。

形成疫源地的第一个条件就是有传染源存在，第二个条件是病原体能够继续传播，如果一个传染病患者不能继续传播病原体，则不能形成疫源地，疫源地范围大小可因病而异，主要取决于传染源的活动范围、传播途径的特点和疫源地条件。如麻疹只能经飞沫传播，疫源地范围就小，仅限于病人的居室。疟疾病人或疟原虫携带者的疫源地范围较大，多以按蚊吸血后的飞行活动的范围来划定。一般以病人家庭为中心，半径为 50m 范围内为疫源地。

（2）流行过程：任何一个疫源地都是前一个疫源地的发展，同时又是发生新疫源地的基础，相继发生的疫源地构成了传染病的流行过程。疫源地是流行过程的基本单位，只有传染源、传播途径和易感人群三个环节相互连接，协同作用，才能发生新疫源地，流行过程才得以延续。疫源地一旦被消灭，流行过程即告中断。

流行过程的强度，经常用发病率进行测量，用散发、爆发、流行、大流行等进行描述。在地区上的表现形式为地方性、外来性和带入性。

（四）确定高危人群

确定高危人群，并且要对高危人群予以有效的保护。高危人群是指社会上的一些具有某种危险性高的特征（多指疾病）的人群组合，而这种疾病不仅包括生理上的，也包括心理上的。

（五）制订切实措施

根据情况制订切实措施，控制疾病爆发和流行，并总结经验教训，避免此类事件再次发生。在多数情况下，首先要根据经验采取常规初步措施，然后在爆发调查过程中不断修正。爆发调查中的干预主要是实用性的，因为情况紧急，以及由于伦理的原因也不太可能设对照，所以研究性往往不强。

第二节 传染病调查的内容与方法

疾病爆发通常起初原因不明且发展迅速，欲对其进行有效的控制需要获得及时、真实和足够的信息。全面、深入的爆发调查是整个工作的关键。爆发调查是突发公共卫生事件调查研究的基本形式之一，其一般程序如下：

一、确定爆发的真实性

疾病爆发的信息最初可能来自基层医疗单位、流行病学监测点、防疫机构常规和紧急报告；或来源于实验室、药房、兽医站；还有可能首先被教师、居委会主任等人员发现。防疫工作者接到爆发信息后，必须仔细核查信息的真实性，排除疫情被人为夸大或缩小。此时可从 3 个方面入手：

（一）信息收集与确认

尽量尽快从多个渠道收集信息，将不同来源的信息进行比较。

（二）现场访问

派遣经验丰富的公共卫生医师进行快速的现场访问，根据临床特征，结合实验室检查判断爆发信息的确凿性。

（三）媒体沟通

及时向发病单位的领导、医生和卫生员等详细了解有关情况。

如果经确认爆发信息不真实，应立即向公众澄清事实，以免引起不必要的恐慌。一旦认定爆发属实，接下来就要初步分析爆发的总体形势，分析疾病的性质和严重程度，分析爆发影响的范围、发病人数、受爆发威胁的人数。根据对形势的初步推断，紧急做好爆发控制准备和组织工作。

二、准备和组织

虽然爆发发展迅速、涉及人数多、时间紧迫，但周密的准备和组织将使现场工作事半功倍，组织现场调查，可以从以下几个方面入手：

（一）区域确定和划分

首先是明确调查的范围，将调查范围划分成多个区域，并确定重点调查区，每区安排一个合适的调查队。

（二）人员的选择

现场调查需要哪些专家和人员取决于资深防疫工作者对爆发做出的最为可靠的初步假设。调查队成员一般包括：临床医护人员、防疫工作者等。

（三）统一管理

虽然各调查队工作分开，但整个调查队工作是一盘棋。调查时必须成立强有力的领导集体，明确上下级关系，各调查队应在统一的领导下开展工作。

（四）物资筹备与后勤供应

调查队必须在最短的时间获得一切必需物资和持续稳定的后勤供应。所需物资主要有交通工具、冷链系统、救护装备、生活用品、防护设备（如防护服、手套、口罩和呼吸器等）、消毒器械、标本采集装置、各种药物和充足的现金等。

（五）实验室准备

事先应通知专业实验室，准备必需的实验物品，做好标本的采集和检测工作。

三、现场调查与初步预防措施

现场调查是爆发调查的核心，其主要内容步骤如下：

（一）安全预防

调查者在检查传染性强的病例、尸体解剖和个案调查时，首先应做好充分的安全防护工作，采取适宜的防护措施，但是不必要的防护措施将减慢调查进程，而且使花费大大增加。

（二）发现病例

在发现病例的过程中，诊断标准十分重要，必须准确，只有诊断标准确立之后才能决定什么样的个体可纳入病例范畴。病例的发现可以从医疗单位报告、各监测点报告、电话调查、逐户问卷、学校和工厂缺勤调查、访问医院等途径查出。病例和疑似病例发现后，应积极进行救治和隔离，并追踪、保护和密切观察与患者有密切接触者。

（三）采集标本

血清学检测和病原体的分离、鉴定对于探明爆发的原因有重要意义，病原体的查明有助于找到针对性的防治和控制措施，因此现场调查常常需要采集标本。视疾病性质，可选择患者的各种分泌物、血液、体液和组织为标本。标本的抽样应具有代表性，以便于进行有意义的统计学比较。若怀疑为同源感染，除从人群中抽取样本外，还应从节肢动物、脊椎动物、水、食物和环境等可疑来源中采样。标本获得后必须储存在低温、密闭、吸水性能好的特定工具盒内，装有传染性物质的包裹应用特殊标签表明，标本运输应严格执行法定程序。

（四）个案（例）调查

即对单个疫源地或单个病例的调查，目的是调查爆发的"来龙去脉"，了解病例是怎样被传染的，是否为输入性病例。调查患者的活动、饮水、饮食、动物接触和各种危险因素暴露史，有利于发现可疑线索，提出最初的病因假设。

（五）探索传染源和传播途径

通过法定程序的卫生学调查，可以逐步探明此次爆发的传染源和传播途径。如了解疾病的三间分布，计算疾病的潜伏期，检测水源、食物和饮料污染情况，监测环境卫生状况，分析气候条件，观察媒介动物和宿主动物的种群、密度和带菌率变化，对比各种试验性控制措施的效果，进行动物实验等。在调查的同时，应根据调查结果及时修订或补充措施。

（六）现场初步处理原则

现场初步处理基本原则包括：①快速评估；②现场样本保存处理；③主要传染源的认定和处理；④感染人员的防护；⑤报告的及时性。

根据传染病防治法规定，在有传染病爆发、流行时，当地政府须立即组织力量积极防治，报经上一级政府批准后，可采取下列紧急措施：

（1）限制或停止集市、集会、影剧院演出或其他人群聚集活动；

（2）停工、停业、停课；

（3）临时征用房屋、交通工具；

（4）封闭被传染病病原体污染的场所和公共饮用水源。

在采取紧急措施防止传染病传播的同时，政府卫生部门、科研院所的流行病学、传染病学和微生物学专家、各级卫生防疫机构的防疫检疫人员、各级医院的临床医务人员和社会相关部门应立即开展传染病爆发调查，并实施有效的措施控制疫情，包括隔离传染源、治疗病人尤其是抢救危重病人、检测和分离病原体，必要时封闭可疑水源、进行饮水消毒、禁止可疑食物、捕杀动物传染源和应急接种等。

四、资料整理

在进行调查的过程中，应及时整理和分析最新收到的临床、现场和实验室检查资料。综合分析调查结果，结合既有的知识和经验，查明爆发的病原体、传染源和传播途径。据此采取综合的防治措施，尽快将疫情扑灭。

五、确认爆发终止

如何确定爆发的终止，不同类型疾病的判断方法有所不同：

（一）人与人直接传播的疾病

病原携带者全部治愈，渡过一个最长潜伏期后，没有新病例发生，就可以宣告爆发终止。

（二）同源性疾病

污染源得到有效控制，病例不再增多，则认为爆发终止。

（三）节肢动物传播的疾病

经过昆虫媒介的最长潜伏期和人类最长潜伏期总和后，没有新病例发生，则认为爆发终止。

六、总结报告

调查结束后，调查者应尽快将调查过程整理成书面材料，记录好爆发经过、调查步骤和采取的控制措施及其效果，并分析此次调查的得失。总结报告要认真、全面、准确、实事求是，成功的经验及值得借鉴之处，应及时上报并力争发表，使所有公共卫生人员都能受益。

第三节 传染病调查的步骤

传染病调查是对集体单位或某个局部地区在较短时间内集中发生许多同一种疾病时所进行的调查。爆发涉及人数较多，病例常集中在一段时间内发生，一般是由同一传染源或传播途径或因素引起。起作用的传染源或传播途径一旦被查清，针对它采取的措施，常可及时有效地控制爆发或流行。所以这种调查的任务在于迅速查明爆发原因，采取紧急措施，以达到及时消灭爆发的目的。因此，爆发调查过程就是及时查明爆发的原因、确定拟采取措施的区域和对象、监测控制措施实施效果的过程。

传染病调查的基本步骤是：核实诊断→证实爆发→提出假设→详细调查→分析资料、验证假设→制定对策→采取措施→随访监测→评价效果→报告总结。各级疾病预防控制机构在接到爆发疫情报告后，应迅速赶赴现场，边调查边采取措施，除按"个案调查"要求处理外，还要切实做好以下工作：

一、初步调查

开始调查时，先对已有的资料进行初步分析，并进行初步调查。

（一）核实诊断

同一次爆发的病例，临床表现是大同小异的。根据以下几方面情况，迅速做出正确诊断。①病人的主要临床症状及体征；②实验室检查结果；③该病所表现出来的流行病学特征。这些资料多半在开始爆发调查前已经有了。既要尊重临床所做的诊断，还要亲自观察核实，重视流行病学史和流行病学特征在疾病诊断中的作用。例如，夏季某地发生一批有流感症状的病人，临床诊断为流感，但病例集中在一地区下田劳动的成年人中，从流行病学特点上不符合流感，而类似钩端螺旋体病，后经实验室证实确为钩端螺旋体病。

（二）了解爆发初步情况

本次爆发开始发生疫情日期，爆发开始与发展的情况，按日或按旬发病人数，该单位或地区人口数，有哪些部门，各部门人数及病人数，已采取了什么措施，近期内群众的生活（如食堂、水源、住宿等）、生产（劳动性质和地点）和活动（集会、旅行、交往等）情况，是否有促进本病发生的因素等，根据病种选择不同重点进行调查了解。

（三）查清爆发的病例

要查清已发生的全部病例，特别是首批病例。在查清全部病例时，必须注意两个问题：

（1）确定是否该种疾病：首先应根据爆发病例的主要症状、体征或化验指标，制定一个确定病例的统一标准，既本次调查的病例定义。调查所得的病例，要按此标准核对，将不符合此标准者排除。

（2）确定被查漏的病例是否为本次爆发的病例：因为在这次爆发之前该地区或单位可能有少数该种病人存在，在本次爆发时其他地区或单位可能也存在少数这种病人，这些病人可能被误作为本次爆发的病例。一般可将从发病开始异常升高算起，至恢复至原有水平止的一段时间作为爆发期间，在这期间内的病例作为本次爆发的病例。同样也可划定爆发的地区范围。

（四）收集其他必要的资料

为了能计算这次爆发的新发病例的发病率（罹患率），并进行分析，有时要查清与病人在同一宿舍居住及同一食堂用餐人数，必要时按性别、年龄分别统计。还要了解本单位或附近居民或单位过去有无类似疾病，以及过去一般的发病率，以便将本次爆发和当地以往流行病学资料进行对比，对流行强度做出正确的判断。此外，还应对比在发病前一段时间里（指该病的潜伏期），发病与不发病的人或单位在生活、生产和其他活动方面有什么异同之处。

二、资料整理与初步分析

对所获的资料进行整理时，首先要核对在调查中所收集到的资料是否完整（该工作最好在现场时就应完成），对于不完整的资料要设法补查、补填，确实无法补足或有错误而无法纠正的资料要加以剔除。然后按时间、地点和人群的不同特点进行分组、列表、制图和计算所需要的发病率（罹患率）、死亡率和病死率等。再作以下分析：

（一）分析流行特征

1. 时间分布

按发病日期绘制出不同组别的流行曲线（按小时、日、周、月、年来计算），在一次短时间爆发时，常按每日或三日、五日分别来分析。分析潜伏期短的病，组距时间要短；潜伏期长的病，则组距可以长些。

2. 地区分布

按病例家庭、工作或学习地址分别绘制出地区分布，并按时间动态观察病例发生的规律，从中探索传播途径及传播速度。

3. 人群分布

按年龄、性别、职业、工种、工龄、预防接种史、居住年限，甚至民族等特点，计算并不同组别的发病率。

对比分析时间、地区和人群的发病率的不同，以及它与各种可能引起爆发因素的关系，常常可以找到爆发的原因。通过对流行特征的分析，可以提出传播方式的初步流行病学判断。

(二)分析传播方式

1. 共同因素的传播

①一次污染：受感染的人是同一次暴露于某个传播因素或同个传染源。一般说同一次暴露，其发病日期曲线呈单峰型为爆发流行，受感染的日期通常是在爆发高峰往前推一个常见潜伏期的日期前后；②持续污染：人们多次暴露于受污染的传播因素，则发病日期持续较久，或有多个高峰；而通过日常生活接触传播，一般不形成爆发，多表现疫源地内多发，或家庭内结发。

2. 连锁式传播

①人与人之间互相传播；②昆虫媒介传播；③动物宿主传播。

(三)分析爆发的原因

分析爆发的原因，建立假设：这是分析的主要目的。可围绕病人感染时间前后，追查感染和未感染人群的生活、生产及活动情况，找出与感染有关的因素，从中可推断出主要传播因素及传染源。例如，一次钩体病流行，发病高峰前一个潜伏期时该地下了一次暴雨，之后受感染人群中又大多有在河水中洗浴的情况，则初步考虑可能为水源受污染引起的爆发。爆发原因的分析中还应尽量运用对比的方法。如在食物中毒爆发时，对比吃与未吃某种食物者的发病情况，可以较容易地初步分析出该食物是否为引起爆发的原因。

三、推算暴露日期

(1)由已知最短、最长潜伏期推算暴露日期。

(2)由求平均潜伏期推算暴露日期：因为爆发曲线一般呈对数常态分布，所以在计算平均潜伏期时，应用几何均数或中位数计算平均潜伏期。

平均潜伏期$(X) = (M_2 - M_0)(M_0 - M_1)/[(M_2 - M_0) - (M_0 - M_1)]$

M_1：病例数所占总数比例达16%的时点；M_0：达50%的时点；M_2：达84%的时点。

暴露日期$= M_0 - X$。

四、制定初步防治方案

(一)现患治疗与隔离

根据情况开设家庭病床或进行集体隔离治疗，如有条件则住院治疗，并注意危重病人的抢救。

（二）初步预防控制措施

实行初步的预防控制措施，如病房通风换气，环境消毒、杀虫，接触者登记、观察或留验，卫生宣传，病人访视以及开展爱国卫生运动等。

五、验证初步分析结果

对爆发原因作了初步分析后，尚需进一步从正面、反面收集各方面资料（包括各种检验资料），验证初步分析是否正确。

（一）继续收集相关资料

收集相关资料，如自然地理和环境条件、气象、水源，以及本地区、本单位疾病流行的历史、人群预防接种情况、生产和居住条件、饮食习惯、民族特点等。

（二）收集漏报病例调查

收集未经发现或漏报病例，并进行调查：应特别注意可能作为传染源的人，如一次痢疾食物型爆发，传染源可能是炊事员，也可能是没有临床症状的病原携带者，对这些可疑传染源应多次进行细菌学检查。若从可疑传染源查到与这次爆发菌型一致的病菌，则对此爆发原因可更明确。培养阴性不能否定其作为传染源的作用。

（三）对比不同组别发病率

对比不同组别发病率，如年龄、性别、职业、居住等组别，接触与不接触某种可疑传播因子的人群组别等，找出其间差异，探讨传播方式的性质。

（四）环境流行病学调查

进行环境流行病学调查：对可疑传播途径的受污染情况作进一步调查，并做微生物检验或虫媒检查。例如，食物中毒就要对可疑食物做细菌学检查，由此可反证病人诊断的正确性和传播途径判断的正确性。

六、修订预防控制措施，观察预防控制措施效果

在初步防制方案的基础上，针对爆发发生的原因，拟定行之有效的预防控制措施，尽快落实，以便控制疫情。在实施预防控制措施经过一个最长潜伏期后，如不再发生新病例，可以认为调查分析和预防控制措施正确。否则，还应再深入调查分析，重新制订或进一步落实预防控制措施。

在整个工作过程中调查与预防控制措施要紧密结合进行，不能偏废任何一个方面，更不应单纯治疗病人，既不调查爆发原因，又不实施预防控制措施。

七、分析总结

最后应对爆发的原因、传播方式、流行特点、流行趋势、措施评价及经验教训做出结论。这对于预防再发生类似的爆发有一定意义。总结提纲可概括为下列内容：

（一）前言

简要介绍整个经过与工作情况。

（二）描述

对爆发地区的卫生状况及与爆发发生、发展有关的社会自然条件，包括人群感染当时

所处的环境条件及感染后可能接触到的环境条件。

（三）爆发过程的特点

诊断和爆发的根据、爆发的整个时间经过，以及爆发在时间、空间和人群中（年龄、性别、职业等）的分布特点。

（四）分析爆发原因和条件

爆发原因和条件的分析：这一部分是总结的重点，因此对资料的可靠性应充分核实，切忌牵强附会。分析内容包括：感染时间、感染地点、引起爆发和促进发展的可能传染源、传播因子、传播途径，影响爆发经过的社会自然因素。

（五）预防控制措施

组织措施、技术措施及措施的效果评价。

（六）经验教训及建议

从爆发到扑灭爆发中取得的经验和教训，为防止今后发生类似的爆发，向有关单位建议今后工作改进的内容。

（七）结束语

内容重点是爆发特点、爆发原因和预防控制措施。

八、典型传染病调查报告

（一）鼠疫

1. 传染源

鼠疫为典型的自然疫源性疾病，在人间流行前，一般先在鼠间流行。鼠间鼠疫传染源（储存宿主）有野鼠、地鼠、狐、狼、猫、豹等，其中黄鼠属和旱獭属最重要。家鼠中的黄胸鼠、褐家鼠和黑家鼠是人间鼠疫重要传染源。如每公顷地区发现 1 至 1.5 只以上的鼠疫死鼠，该地区又有居民点，则此地爆发人间鼠疫的危险极高。各型患者均可成为传染源，因肺鼠疫可通过飞沫传播，故鼠疫传染源以肺型鼠疫最为重要。败血性鼠疫早期的血有传染性。腺鼠疫仅在脓肿破溃后或被蚤吸血时才起传染源作用。三种鼠疫类型可相互发展为对方型。

2. 传播途径

动物和人间鼠疫的传播主要以鼠蚤为媒介。当鼠蚤吸取含病菌的鼠血后，细菌在蚤胃大量繁殖，形成菌栓堵塞前胃，当蚤再吸入血时，病菌随吸进之血反吐，注入动物或人体内。蚤粪也含有鼠疫杆菌，可因瘙痒进入皮内。此种"鼠→蚤→人"的传播方式是鼠疫的主要传播方式。少数可因直播接触病人的痰液、脓液或病兽的皮、血、肉经破损皮肤或黏膜受染。肺鼠疫患者可借飞沫传播，造成人间肺鼠疫大流行。

3. 易感人群

人群中易感性人群对鼠疫普遍易感，无性别年龄差别。病后可获持久免疫力。预防接种可获一定免疫力。

案例 3-1

据某省卫生厅通报，2012 年 9 月 2 日，四川省甘孜州理塘县戈乡村村民达某在放牧过程中发现一只死亡旱獭，回帐篷后与其他村民剥皮食用。9月4日，达某出现发热寒战、全身酸痛、恶心呕吐、腹泻、右腋下肿大伴疼痛等症状，在家自服药物后未见好转。9月7日，达某到医院就诊，医务人员以"疑似鼠疫"立即报告当地疾控中心。当日19时许，医务人员全力抢救无效，患者死亡。9日17时，省、州鼠防专家从死者标本中检出鼠疫杆菌，根据临床表现、流行病学调查和实验室检测结果，国家和省、州专家组确认该起疫情为腺型继发败血型鼠疫。疫情发生后，省、州、县立即启动应急响应措施，第一时间组派负责人和专家赶赴现场开展疫情处置工作，成立鼠疫疫情现场应急指挥部；全力追踪密切接触者，实施医学隔离观察，并进行预防性服药；划定大小隔离圈，设置交通检疫点；按照有关规定对尸体进行处理，对相关场所和区域进行终末消毒等卫生学处理。截至10日10时，当地无新增病例，相关密切接触者均无异常症状。

4. 流行特征

(1)鼠疫：自然疫源性，世界各地存在许多自然疫源地，野鼠鼠疫长期持续存在。人间鼠疫多由野鼠传至家鼠，由家鼠传染于人引起。偶因狩猎(捕捉旱獭)、考查、施工、军事活动进入疫区而被感染。

(2)流行性：本病多由疫区借交通工具向外传播，形成外源性鼠疫，引起流行、大流行。

(3)季节性：与鼠类活动和鼠蚤繁殖情况有关。人间鼠疫多在6~9月。肺鼠疫多在10月以后流行。

(4)隐性感染：在疫区已发现有无症状的咽部携带者。

(二)麻疹

1. 传染病

麻疹患者是唯一的传染源，患儿从接触麻疹后7天至出疹后5天均有传染性。

2. 传染方式

病毒存在于眼结膜、鼻、口、咽和气管等分泌物中，通过喷嚏、咳嗽和说话等由飞沫传播。本病传染性极强，易感者接触后90%以上均发病，过去在城市中每2~3年流行一次，1~5岁小儿发病率最高。

3. 传染病特点

麻疹减毒活疫苗使用后，发病率已下降，但因免疫力不持久，故发病年龄后移。目前发病者在未接受疫苗的学龄前儿童、免疫失败的十几岁少年和青年人中多见，甚至可形成社区内的流行。

(三)水痘

水痘传染性强，患者为主要传染源，出疹前1~2天至出疹后一周都有传染性。儿童与带状疱疹患者接触亦可发生水痘，因二者病因同一。传播途径主要是呼吸道飞沫或直接接触传播。也可接触污染的用物间接感染。该病以冬春季发病为主，主要为2~10岁的儿童发病。人群普遍易感，但一次发病可终身免疫。

1. 传染源

水痘患者为主要传染源，自水痘出疹前 1~2 天至皮疹干燥结痂时，均有传染性。易感儿童接触带状疱疹患者，也可发生水痘，但少见。

2. 传播途径

主要通过飞沫和直接接触传播。在近距离、短时间内也可通过健康人间接传播。

3. 易感人群

普遍易感，但学龄前儿童发病最多。6 个月以内的婴儿由于获得母体抗体，发病较少，妊娠期间患水痘可感染胎儿。病后获得持久免疫，但可发生带状疱疹。

4. 流行特征

全年均可发生，冬、春季多见。该病传染性很强，易感者接触患者后约 92% 发病，故幼儿园、小学等儿童集体机构易引起流行。

（四）肺结核

肺结核俗称"痨病"，是结核杆菌侵入体内引起的感染，是青年人容易发生的一种慢性和缓发的传染病。一年四季都可以发病，15 岁到 35 岁是结核病的高发年龄。潜伏期 4~8 周。其中 80% 发生在肺部，其他部位（颈淋巴、脑膜、腹膜、肠、皮肤、骨骼）也可继发感染。主要经呼吸道传播，传染源是排菌的肺结核患者。新中国成立后人们的生活水平不断提高，结核已基本控制，但近年来，随着环境污染和艾滋病的传播，结核病又卷土重来，发病率有所上升。

1. 感染途径

结核菌主要通过呼吸道传播。飞沫传播是肺结核最重要的传播途径。传染源主要是排菌的肺结核病人的痰。传染的次要途径是经消化道进入体内，此外还可经皮肤传播。

2. 防治措施

肺结核病人的痰不论在医院或家庭，都要求吐在一个痰瓶内经煮沸以后再倒掉，在农村可以把痰深埋等，在群众中广泛持久地开展宣传，禁止随地吐痰。此外，也强调病人要和健康人隔离，能分房的分房，不能分的可分床或分头睡，注意病人的食具消毒，防止消化道传染。

案例 3-2

2005 年 4 月 4 日，镇原县孟坝中学高三(3)班学生陈×在其父陪同下到该县疾控中心结防所就诊，经痰检和拍片诊断为涂阴肺结核。工作人员在询问中得知，与陈×同宿舍的卢××、同级的王×、赵××有长期咳嗽的病史。县疾控中心遂汇报市疾控中心，并按指示开展调查。初步核查表明，上述陈×的3名同学曾隐瞒学生身份，于 2004 年 7 月、2004 年 10 月、2005 年 3 月在县疾控中心结防所就诊，被纳入管理治疗，其中初治涂阳肺结核2名，涂阴肺结核1名。经进一步调查，对确认的上述4名患病学生的同班、同宿舍等密切接触者124人做PPD试验121人，痰涂片检验85人。其中PPD试验阳性者90人，阳性率72.6%；痰涂片检验未检出阳性病例。对PPD阳性者实拍片85人，发现活动性肺结核病人17人，患病率20.0%，其中Ⅰ型1例，Ⅲ型13例（伴有空洞2例），Ⅳ型3例。措施：对查出的17例涂阴肺结核患病学生由县疾控中心结防所规范管理治疗；PPD试验强阳性者口服异烟肼片和利福喷丁6

个月；PPD 试验阴性者 2 个月后复检 1 次；加强宣传教育，维持正常教学秩序；开展爱国卫生运动，注意教室、宿舍通风换气等。尽快控制了疫情。

(五)流行性感冒

1. 传染源

流感患者及隐性感染者为主要传染源。发病后 1~7 天有传染性，病初 2~3 天传染性最强。猪、牛、马等动物可能传播流感。

2. 传播途径

空气飞沫传播为主，流感病毒在空气中大约存活半小时。

3. 易感人群

人群普遍易感，病后有一定的免疫力。三型流感之间、甲型流感不同亚型之间无交叉免疫，可反复发病。

4. 流行特征

(1)流行特点：突然发生，迅速蔓延，2~3 周达高峰，发病率高，流行期短，大约6~8 周，常沿交通线传播。

(2)一般规律：先城市后农村，先集体单位，后分散居民。

甲型流感：常引起爆发流行，甚至是世界大流行，约 2~3 年发生小流行 1 次，根据世界上已发生的 4 次大流行情况分析，一般 10~15 年发生一次大流行。

乙型流感呈爆发或小流行，丙型以散发为主。

(3)流行季节：四季均可发生，以冬春季为主。南方在夏秋季也可见到流感流行。

(六)甲型 H1N1 流感

甲型 H1N1 流感为急性呼吸道传染病，其病原体是一种新型的甲型 H1N1 流感病毒，在人群中传播。与以往或目前的季节性流感病毒不同，该病毒毒株包含有猪流感、禽流感和人流感三种流感病毒的基因片段。人群对甲型 H1N1 流感病毒普遍易感，并可以人传染人，人感染甲流后的早期症状与普通流感相似，包括发热、咳嗽、喉痛、身体疼痛、头痛、发冷和疲劳等，有些还会出现腹泻或呕吐、肌肉痛或疲倦、眼睛发红等。

1. 传染源

甲型 H1N1 流感病人为主要传染源，无症状感染者也具有传染性。目前尚无动物传染人类的证据。

2. 传播途径

主要通过飞沫经呼吸道传播，也可通过口腔、鼻腔、眼睛等处黏膜直接或间接接触传播。接触患者的呼吸道分泌物、体液和被病毒污染的物品亦可能引起感染。通过气溶胶经呼吸道传播有待进一步确证。

3. 易感人群

人群普遍易感。

4. 较易成为重症病例的高危人群

下列人群出现流感样症状后，较易发展为重症病例，应当给予高度重视，尽早进行甲型 H1N1 流感病毒核酸检测及其他必要检查。

（1）妊娠期妇女。

（2）伴有以下疾病或状况者：慢性呼吸系统疾病、心血管系统疾病（高血压除外）、肾病、肝病、血液系统疾病、神经系统及神经肌肉疾病、代谢及内分泌系统疾病、免疫功能抑制（包括应用免疫抑制剂或 HIV 感染等致免疫功能低下）、19 岁以下长期服用阿司匹林者。

（3）肥胖者（体重指数≥40 危险度高，体重指数在 30~39 可能是高危因素）。

（4）年龄<5 岁的儿童（年龄<2 岁更易发生严重并发症）。

（5）年龄≥65 岁的老年人。

第四节　传染病调查的注意事项

一、爆发调查同时进行爆发控制

（一）疫情分类

根据《传染病防治法实施办法》规定，将传染病疫情分为爆发疫情、重大疫情两大类。

1. 传染病爆发疫情

在一个局部地区，短期内突然发生多例同一种传染病病人。通常是指一个单位、一个村庄因同一因素于某病的平均潜伏期内，出现一定的病例数，如霍乱 3 例，鼠疫、肺炭疽、艾滋病、脊髓灰质炎、白喉、斑疹伤寒各 1 例，其他法定传染病 5 例。

2. 传染病重大疫情

指发生《传染病防治法》规定的传染病或依法增加的传染病（包括不明原因疾病）爆发流行的重大疫情。系指以旗、县为单位发生鼠疫、肺炭疽、艾滋病、霍乱(3 例)；或者 5 日内发生肝炎 50 例、伤寒副伤寒 10 例、痢疾 100 例、出血热 5 例，钩端螺旋体病、乙型脑炎、登革热各 20 例或死亡 2 例以上；O157：H7 大肠杆菌感染性腹泻、人—猪重症链球菌感染综合征 2 例或死亡 1 例以上；或其他法定传染病超过爆发疫情病例数 1 倍以上。

（二）卫生监督工作器材和资料准备

（1）器材由市疾病控制中心负责准备。

（2）卫生行政执法文书现场卫生监督笔录、卫生监督意见书、传染病爆发点登记表、传染病爆发疫情个案调查表、传染病爆发点基本情况调查表、传染病爆发急性病例记录表、传染病爆发点病人密切接触记录表、疫点终末消毒效果监测记录等。

（3）疫点处理所需药品。强力霉素 4 盒，诺氟沙星片剂 6 盒，84 消毒液 2 箱，漂白粉 25 公斤。

（4）相关法律法规及参考资料。《传染病防治法》、《传染病防治法实施办法》、《突发公共卫生事件应急条例》、《传染性非典型肺炎防治管理办法》、《流行病学》、《传染病学》等。

（三）疫情应急响应

1. 传染病重大疫情的应急响应

（1）开展流行病学调查，掌握可能引起爆发、流行的因素。按"爆发疫情调查处理"规定的要求开展。

（2）根据《传染病防治法》及其实施办法、《突发公共卫生事件应急条例》等法律、法规及规范，依法采取行政控制措施，开展对各类传染病重大疫情综合监督工作，迅速扑灭疫情。

①肠道传染病：对传染病病人隔离治疗、密切接触者医学留验工作进行监督；开展以禁止销售、食用被传染病病原体污染或者经流行病学调查证实具有传染病传播危险的海（水）产品及其他食品的执法活动；对被传染病病原体污染的污水、污物、粪便消毒处理（医疗机构）以及疫点的终末消毒情况进行监督；对疫情发生地区的自来水厂及其他二次供水设施进行检查；疫区内禁止举办大型聚餐、聚会活动；开展爱国卫生运动，进行大面积灭蚊、蝇、鼠等活动；对控制疫情所需要的疫苗、消毒产品的生产、使用、经营等情况进行监督；对造成疫情爆发流行的责任人或单位进行调查取证并依法查处；对疾病预防控制机构的疫情处置过程进行监督。

②呼吸道传染病：对传染病病人隔离治疗、密切接触者医学留验情况进行监督；对疫点的空气消毒情况进行检查；对发生在集体单位的预防控制措施情况进行检查；检查收治医院的感染控制情况（包括个人防护）；对造成疫情爆发流行的责任人或单位进行调查取证并依法查处；对疾病预防控制机构的疫情处置过程进行监督。

③艾滋病：查明引起疾病发生的原因；对医源性感染造成疾病传播的违法行为进行调查取证并依法查处；对艾滋病病原携带者、抗体阳性者的监测管理情况依法监督。

④其他：如 O157：H7 大肠杆菌感染性腹泻、猪重症链球菌感染综合征按照《全国出血性大肠杆菌感染性监测管理规范》、《人—猪重症链球菌感染综合征预防控制方案和诊治方案》的规定，对预防控制落实情况进行监督。

2. 爆发疫情应急响应

（1）传染病爆发疫情响应同传染病重大疫情响应。

（2）根据属地管理原则，区防保办对疫情处置进行监督并开展指导。

（四）工作程序

（1）接疫情报告后，处理小组于路程时间加 1 小时到达现场。

（2）会同乡镇卫生院和疾控部门开展流行病学调查，确定爆发的传染病种类及其性质。

（3）根据爆发流行的因素、环节、强度，启动应急响应，迅速采取行政控制措施。在必要情况下，提请县级以上人民政府采取《传染病防治法》第二十五条规定的紧急措施。

（4）开展以贯彻主导预防控制措施为主的卫生监督工作。

（5）对造成疫情爆发或流行的责任人或单位，以及疫情处置过程中的违法行为，进行调查取证，并给予行政处罚，情节严重构成犯罪的移送司法机关依法追究刑事责任。

（6）调查处理结束后，完成传染病爆发、重大疫情调查处理报告并及时上报。根据《全国卫生监督工作规范》的要求，收集相关资料并及时归档。

二、法律支持与限制

传染病管理的相关法律有：《中华人民共和国传染病防治法》、《中华人民共和国执业医师法》、《突发公共卫生事件应急条例》、《突发公共卫生事件与传染病疫情监测信息报告管理办法》、《传染病信息报告管理规范》。

（一）传染病法定分类

《传染病防治法》根据传染病的危害程度和应采取的监督、监测、管理措施，将全国发病率较高、流行面较大、危害严重的 39 种急性和慢性传染病，列为法定管理的传染病，并分为甲、乙、丙类，实行分类管理。

1. 甲类传染病

甲类传染病主要有 2 种：鼠疫、霍乱。

2. 乙类传染病

乙类传染病共有 26 种，对于乙类传染病中的传染性非典型肺炎、炭疽中的肺炭疽和人感染高致病性禽流感采取甲类传染病的预防、控制措施，此类传染病也称严格管理传染病。

3. 丙类传染病

丙类传染病共有 11 种。

当然，除了上述法定传染病以外，国务院卫生行政部门还可以根据其爆发、流行情况和危害程度，对需要列入乙类、丙类传染病范围的疾病予以决定公布。

（二）传染病疫情报告制度

1. 传染病疫情报告人

（1）义务疫情报告人：传染病防治法规定"任何单位和个人发现传染病病人或者疑似病人时，都应当及时向附近的疾病预防控制机构或者医疗机构报告"。这一规定，可以说发现传染病后报告疫情人人有责。

（2）责任疫情报告人：医疗机构、疾病预防控制机构和采供血机构执行职务的人员以及个体医生是法定责任疫情报告人，他们按规定报告疫情是负有法律责任的。

2. 疫情报告时限要求

（1）日常疫情报告时限：甲类传染病、传染性非典型肺炎、艾滋病、肺炭疽、脊髓灰质炎（城市 2 小时内；农村 6 小时）。

对其他乙类传染病病人、疑似病人和伤寒副伤寒、痢疾、梅毒、淋病、乙型肝炎、白喉、疟疾的病原携带者（城市 6 小时内；农村应于 12 小时内）。

对丙类传染病和其他传染病，应当在 24 小时内。

（2）重大传染病疫情报告时限：重大传染病疫情：发生鼠疫、肺炭疽和霍乱爆发；动物间鼠疫、布氏菌病和炭疽等流行；乙类、丙类传染病爆发或多例死亡；发生罕见或已消灭的传染病；发生新发传染病的疑似病例；可能造成严重影响公众健康和社会稳定的传染病疫情，以及上级卫生行政部门临时规定的疫情，要在 2 小时内向当地卫生行政部门报告，地方卫生行政部门接到报告后，在 2 小时内报告卫生部。

（3）医院感染的报告时限：当出现医院感染散发病例时，经治医师应及时向本科医院感染监控小组负责人报告，并于 24 小时内填表报告医院感染科；科室监控小组负责人应在医院感染科的组织下，及时组织经治医师、护士查找感染原因，采取有效控制措施。

（4）违反疫情报告制度法律责任、执行职务的医疗卫生人员法律责任、责任报告单位和事件发生单位法律责任。

（5）疫情信息公布制度：国务院卫生行政部门定期公布全国传染病疫情信息。省、自治区、直辖市人民政府卫生行政部门定期公布本行政区域的传染病疫情信息。

（三）传染病疫情控制制度

1. 针对传染源的控制措施

传染病发生或爆发、流行时，政府和有关部门为了阻止传染病的扩散和蔓延，应采取的必要措施。

（1）一般控制措施：一般控制措施是指，针对传染病流行的三个环节（传染源、传播途径、易感人群）所采取的以针对其中一个环节为主或同时控制几个环节的综合措施，包括隔离治疗传染源、切断传播途径、保护易感人群。传染病防治法律规定：第一，对甲类传染病病人和病原携带者，乙类传染病中的三类病人，予以强制隔离治疗。第二，对疑似甲类传染病病人，在明确诊断前，在指定场所单独隔离治疗。第三，对其余传染病的病人或病原携带者根据病人的病情、传染性大小、对周围人群传播的危害，分别予以住院隔离治疗、临时病室隔离治疗或家庭隔离治疗。第四，密切接触人员的预防措施。第五，针对易感人群的控制措施。

（2）临时紧急措施：临时紧急措施也称即时强制，是指传染病爆发、流行时，当地政府应当立即组织力量进行防治，切断传染病的传播途径；必要时报经上级地方政府决定，可采取以下紧急措施。紧急措施的解除，由原决定机关宣布。

（3）疫区封锁：

①宣布疫区：《传染病防治法》规定，甲类、乙类传染病爆发、流行时，县级以上地方政府报经上一级地方政府决定，可以宣布疫区。

②封锁疫区：《传染病防治法》规定，可以对甲类传染病疫区实行封锁。实行疫区封锁的基本条件：一是必须是在甲类、乙类传染病爆发、流行的地区，二是已经正式确定为疫区。决定封锁疫区的权限有两种：一般疫区封锁必须经省、自治区、直辖市政府决定；特殊疫区封锁由国务院决定。疫区封锁的解除，由原决定机关宣布。

③行政征调与协同配合。

（四）医院感染管理法律制度

1. 医院感染管理

医源性感染：指在医学服务中，因病原体传播引起的感染。医院内感染：指住院病人在医院内获得的感染，包括住院期间发生的感染和在医院内获得出院后发生的感染，医院工作人员在医院内获得的感染也属医院感染。

（1）组织管理管理机构：住院床位总数在100张以上的医院应当设立医院感染管理委员会和独立的医院感染管理部门。住院床位总数在100张以下的医院应当指定分管医院感染管理工作的部门。

（2）预防控制：

①器械消毒：一次性医疗器械、器具不得重复使用。

②医务人员：职业防护医院制定措施保证医务人员手卫生、诊疗环境条件、无菌操作条件和职业卫生防护工作符合要求。提供必要的防护用品。

（3）监督管理：

①医院感染管理的规章制度及落实情况。

②针对医院感染危险因素的各项工作和控制措施。

③消毒灭菌与隔离、医疗废物管理及医务人员职业卫生防护工作状况。

④医院感染病例和医院感染爆发的监测工作情况。

2. 医疗废物规范管理

医疗废物是指医疗卫生机构在医疗、预防、保健以及其他相关活动中产生的具有直接或者间接感染性、毒性以及其他危害性的废物。

（1）医疗废物管理相对人：医疗废物管理相对人主要为医疗卫生机构和医疗废物集中处置单位，实行医疗废物管理责任制，第一责任人是其法定代表人。

（2）医疗卫生机构医疗废物管理：

①及时、分类收集医疗废物。

②建立暂时储存设施、设备。

③对医疗废物进行登记，登记资料至少保存 3 年。

④医疗卫生机构将医疗废物交由取得县级以上人民政府环境保护行政主管部门许可的医疗废物集中处置单位处置，依照危险废物转移联单制度填写和保护转移联单。

⑤污水、传染病病人或者传染病疑似病人的排泄物，应当按照国家规定严格消毒，达到国家排放标准后方可排入污水处理系统。

（3）对于不具备集中处置医疗废物条件的农村，自行处置医疗废物的，应当符合下列基本要求：

①使用后的一次性医疗器具和容易导致人损伤的医疗废物，应当消毒并作毁形处理；

②能够焚烧的，应当及时焚烧；

③不能焚烧的，消毒后集中填埋。

（4）监督与管理：

①监管部门：县级以上地方人民政府卫生行政主管部门、环境保护行政主管部门。

②监管权利：对有关单位实地检查、现场检测、调查取证；查阅或者复制医疗废物管理资料、采集样品；责令停止违法行为；查封或者暂扣违反本条例的场所、设备、运输工具和物品。

爆发调查应讲究工作方法，争取各个部门的协作，获得群众的支持；在爆发调查进行过程中，还应不断向上级卫生行政和业务部门汇报疫情，以便集思广益，统一指挥或调整调查策略和控制措施。

第五节　传染病调查实例

一、疫情背景

1997 年，香港首次报告了 H5N1 人禽流感病例，发病 18 人，死亡 6 人。2003 年以后，多个国家和地区先后出现了 H5N1 亚型高致病性动物禽流感，并且 H5N1 毒株在泰国、越南、柬埔寨和印度尼西亚发生多起人感染疫情。至 2005 年 10 月止，我国大陆已发生多起 H5N1 亚型高致病性动物疫情，未发现人感染病例。

二、病例的发现与报告

2005 年 10 月 16 日，湖南省湘潭市妇幼保健院接诊一例"重症肺炎"病例。贺某，女，12 岁，汉族，湖南湘潭湘潭县射埠镇湾塘村和平组人，初中一年级学生。10 月 8 日：无明显诱因开始出现发热、咽痛；10 月 12 日：到镇中心卫生院一门诊点就诊（体温 39℃）；10 月 13 日：入住镇中心卫生院，体温 40.4℃；WBC：5.8×109/L，N：0.62，L：0.38。

1. 贺某的基本情况

10 月 15 日：出现腹痛、腹泻，大便呈黑褐色稀便，4~5 次/天，精神反应差，气促明显，中心卫生院建议转上级医院进一步治疗；10 月 16 日：因病情进一步加重，于上午 9 时入住湖南省湘潭市妇幼保健院。入院诊断：重症肺炎并 ARDS，中枢神经系统感染，消化道出血，败血症？感染性休克（早期）。

2. 贺某符合病历定义

"经抗生素规范治疗 3~5 天"尚不十分明确；抗感染治疗史明确；病例的病情出现明显进行性加重；向镇中心卫生院门诊点、镇中心卫生院调查，查处方或诊疗记录；可能需要进一步"规范治疗"后再观察；不明原因肺炎病例定义可能发生变化。

3. 贺某死亡

10 月 16 日 12 时：贺某转往湖南省儿童医院。10 月 17 日 8 时：贺某死亡。

4. 湖南省儿童医院对该病例的死亡进行报告

不明原因肺炎死亡病例（SARS 预警病例、禽流感预警病例）；接诊的医疗机构应及时向属地县区 CDC 进行报告；医生发现不明原因肺炎→院内专家会诊→不能明确诊断→网络直报（同时电话报告）；乡镇及以下医疗机构发现不明原因肺炎病例应转诊；省儿童医院将贺某的情况进网络直报（不明原因死亡病例）。

5. 贺某弟弟入院

10 月 17 日 18 时：湘潭市妇幼保健院收治贺某之弟贺某某。贺某某：9 岁，湘潭县某小学三年级学生。10 月 10 日：发热、轻咳，镇中心卫生院一门诊点就诊，服药两天症状好转（具体不详），未再继续治疗。10 月 15 日：再次出现发热、咳嗽，继续在该门诊点治疗。10 月 17 日：症状不见好转（但无呕吐、腹痛和腹泻等），因其姐已病故，患儿家长直接将其送往湘潭市妇幼保健院进行救治。

6. 医院报告

两天之内，收治来自同一家庭的两例不明原因肺炎病例，即使不是不明原因肺炎病例，但具有聚集性、感染性。

立即向本院感染科（预防保健科）报告；对病例进行隔离治疗；医务人员采取个人防护措施；询问可能的流行病学史（因病例来自农村，应注意询问是否有野生动物接触史，家中是否养殖鸡鸭，是否有病死禽等）；组织本院专家会诊、排查并采集相关标本送检，如本院专家会诊仍不能明确诊断，立即报告辖区内岳塘区 CDC、卫生局以不明原因肺炎进行网络直报。

7. 岳塘区 CDC 开展调查工作及报告

(1)调查工作：了解医院内专家开展会诊的情况，若已会诊：立即赶赴医院核实病例诊断情况；开展流行病学个案调查(患者发病前的外出史，接触发热病人、禽鸟和其他动物的有关情况)；了解是否有其他肺炎病例。向上级 CDC(湘潭市 CDC)报告；请求上级CDC 协调湘潭县 CDC 对患者居住地家禽养殖及病死情况进行调查；报告本级卫生局，申请卫生局组织县级专家组进行会诊；指导医院；网络直报；对病例进行隔离；医护人员个人防护；标本采集；密切接触者的判定与观察。

(2)向上级报告：18 日 12 时，岳塘区疾病预防控制中心电话报告湘潭市疾病预防控制中心，湘潭市疾病预防控制中心立即报告湘潭市卫生局，并与湘潭县疾病预防控制中心联系，并部署病家现场调查工作。湘潭市卫生局立即向湘潭市畜牧局通报情况。

18 日 12 时，湘潭县疾病预防控制中心接到湘潭市疾病预防控制中心应急办关于两患者情况的电话后，湘潭县卫生局、县疾病预防控制中心立即派应急机动队员赶赴患者居住地进行调查。

18 日 15 时，湘潭市疾病预防控制中心向湖南省疾病预防控制中心报告疫情。湖南省疾病预防控制中心要求湘潭市疾病预防控制中心立即通过卫生行政部门向农业部门了解当地动物疫情，建议湘潭市卫生局组织市级专家组会诊。

18 日 16 时，湖南省疾病预防控制中心向省卫生厅报告疫情；省卫生厅当即将有关情况通报了省重大动物疫情防治指挥部。

18 日 22 时，湘潭市妇幼保健院考虑到贺某某病情特殊，将贺某某转入湖南省儿童医院。

19 日 17 时，湘潭市疾病预防控制中心向湖南省疾病预防控制中心报告：湖南省畜牧兽医局已经将动物间疫情认定为高致病性禽流感预警疫情，农业畜牧部门拟于当晚开始对以患者家为中心周围 3km 以内的所有家禽进行宰杀，并对周围环境进行消毒处理。

19 日 18 时，湖南省儿童医院通过传染病疫情网络直报系统将贺某某以"不明原因肺炎"病例进行了报告。

三、现场流行病学调查

19 日 19 时左右，湖南省 CDC 专业人员分两组分别赶赴湘潭现场和省儿童医院分别会同湘潭市 CDC、湘潭县 CDC、岳塘区 CDC、长沙市 CDC、雨花区 CDC 专业人员再次开展流行病学调查。

1. 诊断

根据流行病学接触史、临床表现及实验室检查结果，可作出人禽流感的诊断。

(1)流行病学接触史：发病前 1 周内曾到过疫点。有病死禽接触史。与被感染的禽或其分泌物、排泄物等有密切接触。与禽流感患者有密切接触。实验室从事有关禽流感病毒研究。

(2)诊断标准：医学观察病例有流行病学接触史，1 周内出现流感样临床表现者。对于被诊断为医学观察病例者，医疗机构应当及时报告当地疾病预防控制机构，并对其进行

7 天医学观察。

（3）人禽流感预警病例：全国不明原因监测方案：符合以下情况之一的不明原因肺炎病例可定为人禽流感预警病例：接触禽类人员（饲养、贩卖、屠宰、加工禽类的人员、兽医，以及捕杀、处理病、死禽及进行疫点消毒的人员等）中发生的不明原因肺炎病例；SARS 预警病例；不明原因肺炎死亡病例。

2. 疾控中心应开展的工作

（1）到达湘潭现场应开展工作：听取当地卫生部门情况的介绍；向当地市、县卫生专业人员、患者曾到过的医疗机构了解两患者就诊、治疗情况；同时向所在地镇中心卫生院和卫生所，了解当地在该患者发病前 7 天内就诊的发热病例、流感样病例、肺炎病例、不明原因肺炎病例以及因病死亡等情况；调查、了解患者家中及所在村、周围村镇基本情况，近期（3~6个月）禽类动物养殖、免疫、发病死亡以及村民暴露等情况；到医院应开展的工作。指导参与捕杀家禽的人员做好个人防护和消毒；指导市、县 CDC 确定病死禽和两患者密切接触者，并实施医学观察，即每日测量体温 1 次和询问有无咳嗽、咽痛等症状发生。分析湘潭县不明原因肺炎监测数据，主动开展不明原因肺炎病例搜索；疫点（病家、医疗就诊点等）终末消毒。

（2）到医院应开展的工作：了解患者病情，并收集前期医院采集的两患者所有标本并现场采集相应标本；通过其父母、诊治医生对患者贺某某及其姐姐进行流行病学个案调查；指导医院做好医院内感染控制工作，医护人员做好个人防护。指导医院判断医务人员密切接触者并做好医学观察。

3. 流行病学调查基本情况

（1）两病例入住省儿童医院后基本情况：首例患者贺某（姐姐）与 10 月 16 日 13 时转入省儿童医院，入院体查：T 36℃；P 120bpm，R 48 bpm，Bp 100/52mmHg；急危重面容，面色苍白，皮肤发绀。10 月 17 日血常规：白细胞 $1.97×10^9$/L，淋巴细胞 $0.356×10^9$/L，血小板 $153×10^9$/L；胸片可见双肺弥漫高密度实变影，呈"白肺"样改变（图 3.2）。入院后立即予以治疗，但患者病情未见好转，进行性恶化，因重症肺炎伴急性呼吸窘迫综合征抢救无效于 10 月 17 日 8 时死亡，并于当日下午火化。

（2）患者贺某某（弟弟）于 10 月 18 日晚 22 时入住省儿童医院，入院时体查：发热（40℃），P 136bpm，R 30bpm，Bp 100/53mmHg；咳嗽少痰呼吸稍促，双肺呼吸音粗，可闻小水泡音。白细胞 $4.16×10^9$/L，中性粒细胞 0.40，淋巴细胞 0.56，血小板 $95×10^9$/L；胸片可见双肺门附近肺野及左上肺段斑片影，余肺纹理模糊可见网状改变，X 胸片改变，19 日较 18 日仍然加重。省儿童医院专家会诊意见为"人禽流感医学观察病例"，雨花区 CDC 专家诊断意见为"不明原因肺炎，疑似人禽流感"。

4. 发病前暴露史

包括发热病人接触史、禽鸟类接触史、发病后接触史（密切接触者判定）。

（1）患者家庭：两患者为姐弟关系，家中共 4 口人，父母亲均为农民，以务农为主，父亲有时到当地砖厂打短工。贺某就读的中学与其弟贺某某就读的小学相距很近，距离病例家约 1 公里。两人通常自带午饭中午在学校用餐，晚上回家吃晚饭和住宿。

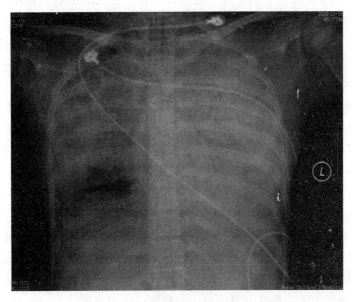

图 3.2　贺某死前 8 小时胸片

（2）可能暴露情况：患者家为一两层楼房，独居，卫生条件一般。饮用水为压把井水，离住房约 5 米；家中饲养 22 只鸡、5 只鸭，其鸡舍、鸭舍及厕所设在一楼同一房间，日常鸡鸭喂养和鸡舍、鸭舍清扫由其母亲负责，两个患者有时帮助喂食，不排除有接触鸡、鸭的可能。

患者家 10 月 6 日早晨发现 2 只鸡死亡，之后鸡鸭陆续死亡，最多一天达 6~7 只，至 18 日仅剩下 1 只鸡和 1 只鸭。19 日下午，当地畜牧兽医部门将剩下的鸡、鸭带走处理。病死的鸡鸭均腌制熏烤并多次食用，病死鸡鸭的加工、处理全部由其父母负责，两个患者没有参与，只是食用了煮熟后的鸡鸭。患者国庆放假期间（亦即病家死亡鸡鸭时期）一直在家生活，两患者在 10 月 8 日至住院治疗前一直上学。

（3）走访患者所在自然村其他村民，未发现有类似病例（流感样病例、肺炎病例）。通过对患者所在村卫生室、所在镇卫生院医疗点以及镇中心卫生院的调查，近段时间（2 周内）均无类似病例。两患者所在的中学和小学师生亦未出现类似病例，学校自国庆节学生返校后均未组织外出活动。10 月 19 日省畜牧兽医局已经将该地动物间疫情认定为高致病性禽流感预警疫情，但有待国家农业部相关部门的检测确认。通过当地林业部门了解当地鸟类（包括候鸟）活动及异常死亡的情况（若当地无家禽禽流感疫情或家禽异常死亡情况，鸟类的有关情况应更加详细和全面）。

5. 判定标准

（1）禽流感病（死）禽的密切接触者：

①在病（死）禽所在地（禽场、禽散养户、野禽栖息地、宠物市场和饲养户及有关屠宰、经营单位等）直接从事饲养、观察研究、捕捉、装运、贩卖、宰杀、加工病（死）禽的

人员及在这些场所内生活、工作过的其他相关人员；在农贸市场内特指那些直接从事贩卖、宰杀活禽或病(死)禽的人员及在贩卖、宰杀场所生活或工作的其他相关人员。

②从事捕杀、处理(如处置禽尸体和环境清洁、消毒等)工作，但未按相应规范采取防护措施的人员。

③直接接触病(死)禽及其排泄物、分泌物等的相关人员。

(2)人禽流感病例的密切接触者：与出现症状后的人禽流感疑似病例或确诊病例共同生活、居住、护理的人员；直接接触过病例呼吸道分泌物、排泄物、体液。

(3)在没有防护措施的条件下，对可能被禽流感病毒污染的物品进行采样、处理标本、检测等实验室操作或者违反生物安全操作规程的工作人员。

(4)现场流行病调查人员根据调查情况确定的其他密切接触者。

6. 本起疫情密切接触者

病(死)禽密切接触者；与发病后患者接触过的亲友；患者发病后至住院隔离治疗前所接触的同班同学、老师；治疗、护理患者而未按相应规范采取防护措施的医护人员。

7. 对密切接触者处理原则

(1)密切接触者的医学观察由当地卫生行政部门组织实施。

(2)根据密切接触者数量、接触程度等可采取集中医学观察或自我医学观察的措施。

(3)观察期限暂定为7天(自最后接触病死禽类及人禽流感患者计算起)。

(4)医学观察开始前，根据确定的观察期限判断实际观察时间。

8. 对密切接触者处理措施

(1)告知被观察对象以下内容：①人禽流感的临床特点、传播途径等相关防治知识。②负责医学观察的医疗机构联系人、联系方式，以便出现相关症状后及时报告。

(2)不限制医学观察对象的活动：但病(死)禽密切接触者须在疫区范围(疫点周围半径3公里)内活动。被观察对象如需离开疫区，必须得到当地政府的同意。

(3)每日对密切接触者测试2次体温，结果录入到"中国流感/人禽流感监测信息系统"。

(4)必要时采集血清。

(5)输入病例的密切接触者：由疫情发现地的省级卫生行政部门将有关流行病学资料直接通知病例来源地的相应机构，由来源地负责追踪和调查其密切接触者，处理措施同上。

(6)若病例的密切接触者已离开原地，由疫情发现地的省级卫生行政部门直接通知目的地的相应机构，由到达地负责追踪调查，处理措施同上。

四、实验室标本采集及检测

省CDC赴省儿童医院的专业人员19日晚采集了患者贺某某的咽拭子标本和血标本、其母亲的咽拭子标本；另一组省CDC赴湘潭的专业人员收集湘潭市妇幼保健院还保存的一份贺某16日的血标本和18日湘潭市CDC所采的患者贺某某的咽拭子标本。

10月19—20日，湖南省CDC快速诊断试剂(金标法)和实时荧光定量PCR、RT-

PCR、ELISA 等方法对上述标本进行了禽流感、流感相关检测;21 日凌晨检测结果全部为阴性;国家 CDC 采用快速诊断试剂(金标法)和实时荧光定量 PCR、RT-PCR、MDD 等方法对咽拭子标本进行了禽流感、流感相关检测,27 日检测结果均为阴性;采用血凝抑制试验、微量中和试验对血清标本进行检测,结果显示两患者的血清中 H3 抗体阳性(1:160、1:320 和 1:320),其他结果均阴性。

1. 禽流感病例的排除

对具有流行病学史,但咽拭子等相关实验室检测结果阴性的不明原因肺炎病例,须采集病例急性期和恢复期双份血清进行抗体检测,双份血清 H5N1 禽流感病毒抗体(中和抗体)滴度没有 4 倍以上升高,方可考虑排除人感染高致病性禽流感病例。

对无明确流行病学史,又不能明确作出其他类型肺炎(如衣原体、支原体、立克次体、军团菌、呼吸道合胞病毒等引起的肺炎)诊断的不明原因肺炎病例,也不能轻易排除人感染高致病性禽流感等急性呼吸道传染病,要进一步进行检测和医学观察。对怀疑是法定传染病的不明原因肺炎死亡病例要依法进行尸体解剖查验。

2. 采集标本的种类

咽、鼻、肛拭子或含漱液、呼吸道抽取物、气管分泌物(适合于重症病例,不受时间限制);血清;死亡病例的尸检肺组织。

3. 采集标本的时间

(1)根据病人病情变化。

(2)咽、鼻拭子或含漱液在发病后 1~3 天采集。

(3)为排除病例,1 周内连续采集。

(4)急性期血清在发病后 7 天内采集,恢复期血清在发病后 2~4 周采集。

(5)尸检标本尸检时采集。

4. 检测方法

(1)抗原检测:ELISA、IFA(免疫荧光法)、金标法。

(2)核酸检测:RT-PCR、Real-Time PCR。

(3)抗体检测:微量中和、血凝抑制(HI)。

(4)病毒分离:MDCK 细胞。

(5)鉴定:基因序列测定、红细胞凝集试验(HA)、红细胞凝集抑制(HI)试验。

5. 人禽流感诊疗方案(2005 年修订版)

(1)医学观察病例:流行病学接触史+1 周内出现流感样表现。

(2)疑似病例:医学观察病例+甲型流感病毒 M1 或 NP 抗原检测阳性或编码它们的核酸检测阳性者。

(3)临床诊断病例:疑似病例+有共同接触史的人被确诊。

(4)确诊病例:分离出特定病毒,或特异抗原或核酸检查阳性,或抗体滴度 4 倍或以上升高;流行病学史不详的情况下,有特定的实验室检查阳性证据者,可以诊断确诊病例。

6. 目前已知的感染途径

（1）可能的传播途径为呼吸道、密切接触或其他（如处于被病毒污染的环境），目前尚无明确证据表明可通过食用禽类引起发病。

（2）家禽—人；病死禽—人；健康禽—人。

（3）环境—人。

（4）人—人。

（5）其他，如禽鸟感染其他动物（猪等），其他动物再感染人。

7. 本例疫情可能感染途径

（1）病死禽传染人（即两病例均由病死禽传染）：在本起疫情中，两病例均由病死禽传染的可能性最大。

（2）由病死禽首先传染一人，再由人传给人：在本起疫情中，尚无充足的证据肯定或排除人传人。

其他几种感染途径可能性较小。

五、预防控制

1. 本案例采取的预防控制措施情况

在发现了上述不明原因肺炎家庭聚集性病例、农业部门通报了禽流感疫情预警点后，省市县三级政府有关部门均按照相应规定，积极采取了如下的预防控制措施：

（1）省、湘潭市、县卫生部门及时启动人禽流感应急处置预案：分别建立健全了一把手牵头的人禽流感防治领导小组，召开了专门会议、下发了有关文件进行安排部署，对做好人禽流感防治工作提出了具体要求。

（2）认真做好家禽捕杀及免疫接种工作：19日晚开始畜牧兽医部门对疫点三公里以内的2487只家禽已全部进行捕杀和无害化处理；对三公里以外、五公里以内的43750只家禽全部进行了紧急预防接种。

（3）严密封锁疫区：设立5个动物检疫消毒哨卡，对疫区进行封锁，禁止所有禽类及产品移出封锁区，禁止所有禽类和产品流动，对进出疫区的所有车辆进行消毒。

（4）严格落实环境消毒措施：湘潭县制定了《湘潭县某村突发疫情消毒技术指导方案》，安排专人指导、督促两患者所在镇中心卫生院、两患者就读的两所学校、两患者所在自然村及周围环境分类进行了消毒，共计消毒面积达14560平方米。

（5）积极组织救治病人：接诊过患者的镇中心卫生院、湘潭市妇幼保健院及时组织有关专家进行了会诊，省儿童医院成立了病人救治专家组，24小时密切关注病情动态，及时调整、完善救治方案。

（6）切实做好密切接触者保护、监测（医学观察和标本的采集）工作。疫情发生后，湘潭县所有现场工作人员均按照卫生部文件要求采取了相应防护措施，对1367人进行了预防服药（金刚乙胺），注射流感疫苗495人。当地卫生部门立即安排了专人每日测量、登记192名病死禽、病例密切接触者的体温，密切关注其健康状况。

（7）湘潭县及时启动了发热病人监测工作。迅速启动全县医疗机构发热门诊，组织专业人员对发热门诊的建设情况进行督查，提出指导意见，同时要求各单位严格按照《发热门诊建设标准》的要求完善各项制度。确定湘潭县人民医院、湘潭县中医院、湘潭县妇幼保健院；重点乡镇卫生院及辖区内的村医疗机构为监测点，按照规定的程序进行发热监测，监测半径为 30 公里，覆盖人群数为 28 万。

（8）大力开展健康教育与卫生宣传工作。利用各种形式为群众讲解呼吸道传染病的防治知识，提高群众防病保健意识。共计发放宣传单 120000 余份。

（9）大力开展了医护人员培训。湖南省卫生厅已先后完成了对省、市州、县（市、区）医疗卫生骨干的培训，禽流感疫情发生地的湘潭县，已完成对辖区内医疗卫生人员的应急培训。

（10）加强了卫生监督执法工作。对所在市禽类生产加工企业、冷冻储藏批发市场、食品超市和餐饮服务单位的食品卫生开展了监督检查。湘潭县的卫生行政部门对辖区内所有禽类生产加工企业、冷冻储藏批发市场、食品超市和餐饮服务单位进行了地毯式检查。

10 月 25 日，国家农业部确认并公布该镇发生 H5N1 亚型高致病性禽流感疫情（农业部门从患者家中所采的动物病料中分离出 H5N1 亚型高致病性禽流感病毒）。

10 月 27 日国家卫生部派出由流行病学、临床、实验室等方面的六位专家组成调查组赴湖南，指导开展流行病学调查处理、病例救治与实验室的检测工作，通过流行病学调查资料的综合分析，探讨疑似病例的可能感染来源。

11 月 16 日卫生部公布我国大陆首例人感染高致病性禽流感 H5N1 确诊病例。

11 月 15 日射埠镇疫区解除封锁。

六、总结

根据本起人感染高致病性禽流感疫情修订了诊断标准：

（1）诊断标准中增加了"临床诊断病例"及其判定标准，即被诊断为疑似病例，但无法进一步取得临床检验资料或实验证据，而与其有共同接触史的人被诊断为确诊病例，并能够排除其他诊断者。这是新增的条目。

（2）修订版对确诊病例的判定标准进行了修订，使其与 WHO 发布的人禽流感确诊病例判断标准一致，即四种实验室检查中的一项结果阳性即可判断为确诊病例。

（3）修订版进一步丰富了重症患者的临床表现及治疗原则的内容，使其更具体，更有指导性

（4）修订版还增加了人禽流感患者的出院标准，即同时具备下列条件，并持续 7 天以上者：体温正常，临床症状消失，胸部 X 线影像检查显示病灶明显吸收。

（5）修订了《人禽流感预防控制技术指南》，对于本起疫情的 2 名病例的临床特点、救疗经验等方面也组织专家进行了讨论和总结，为今后人禽流感疫情的防治、病例的救治等方面提供了一定的参考价值。

对我国人禽流感疫情形势分析：我国人禽流感散发病例仍将不断出现，仍集中在农村地区，发生在城市、感染来源不明的病例可能也会出现，共同暴露将导致家庭聚集性病例出现，每发生一次人的感染都将为病毒通过适应性突变或基因重配来提高其人际间传播能力创造机会。

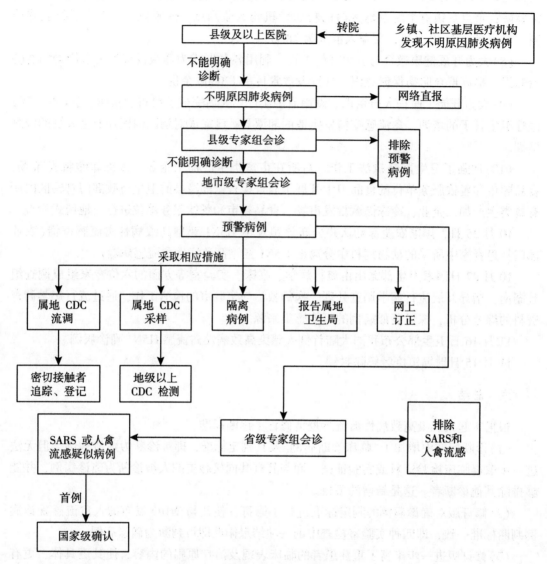

图 3.3　预警病例报告、诊断、处理

本章小结

随着社会进步与发展，当今社会时刻面临着新老传染病的巨大威胁。通过本章对传染病调查的学习与介绍，今后在遇到重大传染病疫情时，作为卫生工作者可以及时有效地查明病因，寻找病因线索及危险因素，为进一步调查研究提供依据，为控制疾病进一步发展进行一系列紧急措施，从而达到终止或控制疾病爆发或流行的趋势。并可以根据所学知识准确预测疾病爆发或流行的趋势，以及评价传染病控制措施效果，为进一步加强已有监测系统或为建立新的监测系统提供依据与参考。通过进行切实有效的干预，尽早确定事件性质，控制其蔓延，将传染病对社会的危害降至最低。

◎ **思考题**

1. 面对一起重大传染病疫情，假如你作为专家带队到达现场，你将从哪里着手调查？
2. 在传染病的爆发调查中，描述疾病分布特征的主要目的是什么？
3. 传染病调查的主要步骤有哪些？
4. 如何确定病因和爆发影响因素？

第四章　不明原因群体性疾病

近 20 多年以来，不明原因疾病的爆发和流行不断出现，对公众身体健康和生命安全造成了严重威胁，对政治、经济、社会、公众心理等方面也造成巨大冲击，这已经愈来愈受到政府、媒体和公众的关注。不明原因群体性疾病是由一些未知原因造成的群体性事件，发病初期原因不明；欲对其进行有效控制需要获得及时、真实和足够的信息，全面、深入的现场调查是整个工作的关键，现场流行病学调查是不明原因群体性疾病爆发调查的基本形式之一；其次，需要实验室支持以帮助探索病因、确诊病例，并为进一步分析事件的发生、发展和预后，制订干预措施与评价控制效果提供有力证据。

第一节　不明原因群体性疾病概述

一、概念

不明原因群体性疾病是指一定时间内(通常是指 2 周内)，在某个相对集中的区域(如同一个医疗机构、自然村、社区、建筑工地、学校等集体单位)内同时或者相继出现 3 例及以上相同临床表现，经县级及以上医院组织专家会诊，不能诊断或解释病因，有重症病例或死亡病例发生的疾病。

二、特点

不明原因群体性疾病具有临床表现相似性、发病人群聚集性、流行病学关联性、健康损害严重性的特点。这类疾病可能是传染病(包括新发传染病)、中毒或其他未知因素引起的疾病。重复不明原因群体性疾病按病因划分可分为感染性疾病和非感染性疾病。感染性疾病是由细菌、病毒、衣原体、支原体、立克次体、螺旋体、真菌、朊病毒、寄生虫等病原微生物所引起的疾病；非感染性疾病是由一些生物化学毒物、重金属以及一些生物过敏源、药物、疫苗接种等引起的心因性群体事件。不同病因引起的疾病的临床表现各不相同，可表现为各个系统的疾病，但同一起病例都具有共同的临床表现，且呈现一定的聚集性。

三、事件分级

根据不明原因群体性疾病事件性质、危害程度、涉及范围，不明原因群体性疾病事件分为特别重大(Ⅰ级)、重大(Ⅱ级)和较大(Ⅲ级)。

Ⅰ级特别重大不明原因群体性疾病事件：在一定时间内，发生涉及两个及两个以上省份的不明原因群体性疾病，并有扩散趋势；或由国务院卫生行政部门认定的相应级别的不明原因群体性疾病事件。

Ⅱ级重大不明原因群体性疾病事件：一定时间内，在一个省多个县(市)发生不明原因群体性疾病；或由省级卫生行政部门认定的相应级别的不明原因群体性疾病事件。

Ⅲ级较大群体性不明原因疾病事件：一定时间内，在一个省的一个县(市)行政区域内发生不明原因群体性疾病；或由地市级卫生行政部门认定的相应级别的不明原因群体性疾病事件。

第二节　不明原因群体性疾病爆发调查方法

不明原因群体性疾病的调查和处理是防病工作中经常遇到的问题。社会现代化为现场流行病学调查提供了许多有利条件，如卫生监督体制的强化和公共卫生服务、监测网络的完善、通信手段的更新和人们对卫生法制观念的增强对开展调查起到催化的作用。但同时也带来一些新的问题，舆论的过早介入与非专业的宣传，社会公众的过分关注和特殊心态都可能产生信息偏倚。所以在设计调查方案、揭示事件原因时，要积极采用以科学证据为基础的专业建议，考虑到舆论的导向和作用，解释结果要慎重。

一、病例的发现与报告

(一)发现

通过常规疫情(网络直报)监测、医疗机构的专科门诊、疾病监测点、应急监测和社会信息等渠道发现病例和疫情。

(二)报告

根据《国家突发公共卫生事件相关信息报告管理工作规范(试行)》规定内容进行报告。2周内，一个医疗机构或同一自然村寨、社区、建筑工地、学校等集体单位发生有相同临床症状的不明原因疾病3例及以上，即应作为一起突发公共卫生事件进行报告。

未达到突发公共卫生事件标准的需进行相关信息报告。

1. 责任单位和责任报告人

县级以上各级人民政府卫生行政部门指定的突发公共卫生事件监测机构、各级各类医疗卫生机构为群体性不明原因疾病事件的责任报告单位；执行职务的各级各类医疗卫生机构的医疗卫生人员、个体开业医生为责任报告人。此外，任何单位和个人均可向国务院卫生行政部门和地方各级人民政府及其有关部门报告群体性不明原因疾病事件。

任何单位和个人都可以向国务院卫生行政部门和地方各级人民政府及其有关部门举报群体性不明原因疾病事件。

2. 报告内容

各级卫生行政部门指定的责任报告单位，在接到群体性不明原因疾病报告后，要详细询问事件名称、事件类别、发生时间、地点、涉及的地域范围、人数、主要症状与体征、可能的原因、已经采取的措施、事件的发展趋势、下一步工作计划等。并按事件发生、发展和控制的过程，收集相关信息，做好初次报告、进程报告、结案报告。

（1）初次报告删除：报告内容包括事件名称、初步判定的事件类别和性质、发生地点、波及范围、发生时间、涉及发病人数、死亡人数、主要的临床症状、可能原因、已采取的措施、报告单位、报告人员及通讯方式等。

（2）进程报告删除：应报告事件的发展趋势与变化、处置进程、事件的诊断和原因或可能因素，势态评估、控制措施等内容。同时，对初次报告的内容进行补充和修正。重大及特别重大群体性不明原因疾病事件至少应按日进行进程报告。

（3）结案报告删除：事件终止应有结案报告，凡达到《国家突发公共卫生事件应急预案》分级标准的群体性不明原因疾病事件结束后，均应由相应级别卫生行政部门组织评估。在确认事件终止后2周内，对事件的发生和处理情况进行总结，分析其原因和影响因素，并提出今后对类似事件的防范和处置建议。结案报告的具体内容应包括整个事件发生、发展的全过程，包括事件接报情况、事件概况、背景资料（包括事件发生地的地理、气候、人文等一般情况）、描述流行病学分析、病因假设及验证、讨论、结论和建议等。

3. 报告时限和程序

获得突发公共卫生事件相关信息的责任报告单位和责任报告人，应当在2小时内以电话或传真等方式向属地疾病预防控制机构报告，具备网络直报条件的同时进行网络直报。不具备网络直报条件的责任报告单位和责任报告人，应采用最快的通讯方式将《突发公共卫生事件相关信息报告卡》报送属地疾病预防控制机构。疾控机构接到《突发公共卫生事件相关信息报告卡》后，应对信息进行审核，确定真实性，2小时内进行网络直报，同时以电话或传真等方式报告同级卫生行政部门和上级疾控机构。

4. 通报制度

群体性不明原因疾病发生地的上级卫生行政部门应根据防控工作的需要，将疫情及时通报相邻地区的卫生行政部门。

二、现场流行病学调查

接获信息以后，有关业务人员应将信息进行初步分析，经过初步确认后，应与信息来源地联系，进一步核实情况，同时及时报告有关领导。在得到有关部门的授权或者事发相关部门的邀请后，应立即前往现场开展调查。

现场流行病学调查主要包括组织准备、核实诊断、确定爆发或流行的存在、建立病例定义、核实病例并计算病例数、描述性分析（"三间分布"分析）、建立假设并验证假设、采取控制措施、完善现场调查、书面报告和继续监测以便监控发病趋势和评价预防控制措施等11个步骤。

（一）组织准备

接到不明原因疾病事件报告后，当地疾控机构应立即报告当地卫生行政部门。根据需要当地卫生行政部门在辖区内调集征用各类人员、物资、交通工具和相关设施、设备，立即派出应急处理工作组赶赴现场，开展医疗救护和疾病预防控制等应急处理。同时报告上级疾控机构，提请派出专家进行指导和协助开展工作。

接到报告的上级疾控机构可根据实际情况决定是否派遣调查组前往疫情发生地进行调查；或应邀、受同级卫生行政部门派遣前往疫区指导当地疾病预防控制机构开展流行病学调查。

如需要，调查单位应迅速成立现场调查组，根据群体性不明原因疾病和性质、规模，做好开展现场工作所需的人员、技术、物资、后勤保障等方面准备。

人员准备：从事现场处置的人员应来自多学科、多个不同专业，包括流行病学、临床医学、微生物学、环境、健康教育及其他相关专业。现场调查、处理的技术指挥应由具备现场流行病学背景的资深专家担任。

技术准备：根据初步掌握的有关突发事件性质的线索，应安排有关专业人员检索文献、进行实验室工作的准备。

物资准备：包括个人防护用品、预防用药物或疫苗、疫点疫区处理器械、采样、调查取证器材(如照相机)、通信设备、笔记本电脑、调查表、专业参考资料(如法律文本)等相关物资。

后勤保障：包括交通工具、野外临时居住帐篷、水、电、通信线路、炊事条件等。使调查人员能迅速到达现场、立即开展工作，保障样本的转运，顺利开展实验室工作。

组织联络：迅速与当地联系，组织、安排当地有关人员参加和协助，召开预备会、商讨现场工作方案及实施计划。

(二)核实诊断

对于任何一个情况不明事件或信息都要进行核实。核实是否为一起群体性的疾病，是否超过预期值，值得高度关注，是否需要采取紧急措施，对事件的定性非常重要，主要是从临床上这类病人是否有共同的临床表现、体征和实验室结果，这些临床表现有没有随着病程的进展具有病理生理学的变化规律，使用的药物对治疗效果的影响及预后的规律，各种症状和体征的相关性等，对于确定病例定义提供依据。

(1)卫生行政部门接到报告后应立即派出专业人员(包括流行病学或卫生学、临床、检验等专业人员)对不明原因疾病进行初步核实。初步核实的内容包括：

①病例的临床特征、诊断、治疗方法和效果；

②发病经过和特点：发病数、死亡数及"三间分布"等；

③样本采集种类、方式、时间及保存、运输方法等；

④实验室检测方法、仪器、试剂、质控和结果；

⑤危及人群的范围和大小；

⑥不明原因疾病性质的初步判断及其依据；

⑦目前采取的措施和效果；

⑧目前的防治需求。

(2)在原因不明疾病调查的初期，需要制定病例诊断标准。依据诊断标准，结合病人症状、体征、医疗机构的临床诊断和检验结果，及病人发病后所有接触者和密切接触者的情况等流行病学资料进行核实诊断。根据核实结果进行综合分析，初步判断群体性不明原因疾病是否存在，若确认疫情存在，应对群体性不明原因疾病的性质、规模、种类、严重程度、高危人群、发展阶段和趋势进行初步判断，并制订初步的调查方案和控制措施。

(三)确定爆发或流行的存在

(1)询问接诊医生，阅读病历，了解爆发症状、体征、实验室和影像学检查结果；

（2）对疑似病人、接触者进行登记、隔离治疗、调查、留验和医学观察；

（3）判断是否属于爆发原则是在一个潜伏期内，一个单位、村庄、社区的小范围发生大量临床表现相似病人，即疾病发生的时间、空间分布高度集中；

（4）判断爆发的同源性和多源性，将病例数按日（时）绘制直条图，如直条图呈现单峰，并呈对数正态分布，且疾病发生从开始到结束恰在该病的最短至最长潜伏期内，则认为该次爆发为同源暴露所致。

（四）建立病例定义

为了更准确地描述不明原因群体性疾病事件的状况，为明确诊断以及制订控制措施提供依据，调查组必须尽快搜寻与此有关的病例。要搜索病例，须先确定病例定义，确定适当的病例定义非常重要，有明确的病例定义，才有可能把关注的病例列为研究对象，才能确定病例，分析"三间分布"等。凡符合条件（病例定义）的人均应作为病例收集有关资料进行流行病学分析。确定病例定义主要是确定发现病例的统一标准，使发现的病例具有同质可比性，并符合疫情调查或其他工作的要求。

病例定义的目的应非常明确，根据目的来调整或平衡定义的灵敏度和特异度，在调查初期或者主要为搜索病例时，病例定义应强调灵敏而降低特异性，可为临床或疑似病例的病例定义；而随着调查的深入，对病例信息的掌握更加丰富，在病因研究（如病例对照研究等）中，应强调特异性。在分析流行病学研究中，提倡使用"实验室确诊病例"及"临床诊断病例"，以避免包括其他原因引起的疾病，降低研究的效率。

病例定义要达到简单、易用、客观、实用的目的。病例定义的原则包括以下信息：

1. 病例定义的构成

（1）时间，从第一例病例出现时往回追溯一段时间。追溯时间通常为 1 或 2 个最长潜伏期。

（2）地点，初步发现病例地区。如果其他区发现病例，此地区应该相应扩大。

（3）人物，应把网撒得越广越好，尽量包括所有可能患该病的人；同时也要突出重点人群。

（4）特征，临床表现、症状、体征、临床辅助检查和实验室结果等。

一般来讲，搜寻病例时应考虑所用方法或标准的敏感性，确诊病例时要充分考虑特异性。

因为疾病的原因不明，搜索病例，收集最基本的"人"、"地"、"时"的"三间分布"资料对了解疾病波及的范围及人群受威胁的程度是非常必要的；

（1）这些信息对于建立关于危险因素、传播方式及其他相关因素的假设至关重要。

（2）这些信息对于制订控制策略也很有必要。

2. 分层病例定义

在无实验室检测方法或实验室检测方法价格昂贵、方法复杂或有一些病例已被实验室确诊或事件性质已经确定的情况下，建立分层次的病例定义是必要而且必需的，如：疑似病例—可能病例（临床诊断病例）—确诊病例，这种分层次的病例定义非常有用。

（1）确诊病例（confirmed case）。如 2000 年 5 月 1~30 日住在××县的发烧并有皮疹，并且血清麻疹 IgM 抗体阳性的学龄儿童。

(2)可能病例(probable case)。如2000年5月1~30日住在××县的发烧并有皮疹的学龄儿童。

(3)疑似病例(possible/suspect case)。如2000年5月1~30日住在××县的发烧的学龄儿童。

这种分层次的病例定义有以下意义：

(1)对不明原因疾病来说，可以避免武断的病例定义；

(2)分析数据时可使用既敏感又特异的病例定义；

(3)给不明原因疾病确定更加精确的临床表现。

3. 重要因素界定

(1)病例搜寻时间。一般根据重症病人的可能初次暴露时间来估算最长潜伏期，或者用最可能的临床诊断疾病的最长潜伏期，根据首例病例发病时间向后追溯一个最长潜伏期；搜寻病例的地点。

(2)搜寻病例的地点。疫情可能波及的地区，范围尽量大，如果传播快或流动性强、隐性感染率高的疾病范围要考虑到人员的流动特征，判定可能波及的范围。

(3)搜寻病例的人物范围。如果没有明显的职业、年龄分布等因素，一般传染病为全人群。临床症状与体征选择典型病例90%以上都具有的临床特征，并根据调查逐步深入适当调整。

(五)核实病例并计算病例数

核实病例的目的在于根据病例定义尽可能发现所有可能的病例，并排除非病例。

根据病例定义，搜索符合定义的病例，尽可能发现所有可能的病例，排除病例。搜索病例，可根据已报告的资料、门诊或住院、化验室记录，必要时可开展相应现场专题调查、医师询问调查、电话调查、入户调查、病原体分离和培养、血清学调查等。

对病例开展个案调查、收集病例信息一览表，严格按照"病例定义"判定是否符合本次爆发的病例，是疑似病例、临床诊断病例或实验室诊断病例。

对发现的病例需进行深入访谈，如需问：

(1)得病之前你去过哪里？

(2)得病之前你做过什么？

(3)你的职业、收入、教育程度、日常活动等都是什么？

(4)你知道还有谁得病？

收集病例相关信息：

(1)识别信息：

姓名、地址、电话

应答者(自己、父母、配偶)

(2)人口统计信息：

出生日期或年龄

性别

职业

(3)临床信息：

体征/症状、严重性或结果(住院、死亡)、发病时间、病程、医疗处理档案(如果你需要与医生接触,姓名和电话)

(4)流行病学(尤其是危险因素)信息(暴露和接触)。

(5)摘要/访谈信息。

(6)在一些情况下,你可能想收集这个病例可能已经暴露于人的信息,例如性接触者。

发现并核实病例后,可以将收集到的病例信息列成一览表,以便进一步计算病例数量和相关的信息。

(六)描述性分析

根据病例定义,确定病例后,计算病例数,统计病例的发病数、死亡数、病死率、病程等指标,描述病例的"三间分布"及特征,进行关联性分析。

1. 描述疾病分布

遇到大规模爆发,应组织医务人员在最短的时间内对高发地区进行调查;可绘制出按年龄、性别、职业、居住地等计算的罹患率、绘制流行曲线和标记地图;对流行特点和可能的原因作出初步判断。

(1)罹患率(attack rate,AR)。

$$罹患率=\frac{某特定期间内某人群中某病新病例数}{同时期暴露人口数}\times100\%$$

(2)续发率(secondary attack rate,SAR)指在某些传染病最短潜伏期至最长潜伏期之间易感接触者中发病的人数占所有易感接触者总数的百分率。

$$续发率=\frac{一个潜伏期内易感接触者中发病人数}{易感接触者总人数}\times100\%$$

2. 三间分布

(1)人群分布:按年龄、性别、职业等因素分组计算罹患率,也可进行分层分析来计算罹患率。找出与疾病有关的宿主(人群)特征,提供高危人群的线索,帮助探索特异暴露因素或传染源、传播方式等。

表4-1　　　　某郊区寄宿学校爆发某不明原因疾病的人群分布特征

人群分类	人数	罹患率 AR(%)
学　　生	1005	40
食堂从业人员	10	60
教　　师	72	1
合　　计	1087	38

(2)地区分布:将疾病按发病地点或病人的居住地点绘制电子地图,关注疾病是否集中于某地区,注意病例分布与水源、交通、食品供应的联系。分析疾病的地区(居民社区、学校、工作、娱乐及其他公共场所、旅行地等)聚集性,找出可能的暴露地点,或将

疾病与某种暴露相联系，提供潜在暴露来源及途径的线索。图4-1为某突发疾病住宅和商业分布图。

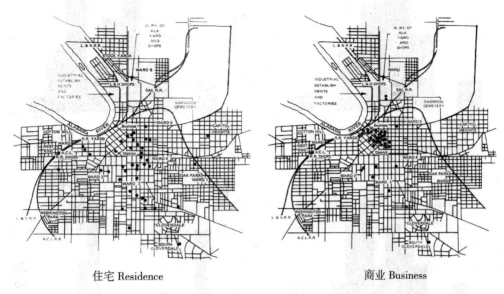

住宅 Residence　　　　　　　　　　商业 Business

图4-1　病例的空间分布特征(标点地图)

(3)时间分布：根据病例发病日期统计每单元时间(小时、天、周等)发病人数或罹患率并绘制爆发曲线。分析疾病的时间聚集性，推测致病因子的性质(传染性与非传染性、感染性、化学性等)。通常从一个简单的流行曲线中可得到大量的信息。

如果疾病的潜伏期是已知的，就能相对准确地区别点源暴露、人传播人或是两者混合传播(然而，注意改变X轴上的间隔可能完全改变曲线的形状)(图4-2)。

如果流行在继续，还可以预测可能发生多少病例，并推算共同暴露时间。

(七)建立并验证假设

1. 提出病因假设

(1)从临床、流行病学基本资料入手，寻找病因线索。

根据病例的临床表现、病情进展情况、严重程度、病程变化，先按感染性与非感染性两类查找病因线索，然后逐步细化。

根据患者的临床症状、体征、常规实验室检测结果、临床治疗及转归和初步的流行病学资料进行分析，判定疾病主要影响的器官、病原种类、影响流行的环节等，作出初步诊断。

①根据临床表现(发热、咳嗽、腹泻、皮疹等)、病情进展、常规检验结果，以及基本的流行病学调查(个人史、家族史、职业暴露史等)，初步判定是感染性疾病还是非感染性疾病；

②如果为感染性疾病，需考虑是否具有传染性。若判定为感染性疾病的可能性大，可根据患者的症状、体征、实验室检测结果，以及试验性治疗效果，判定是细菌性、病毒

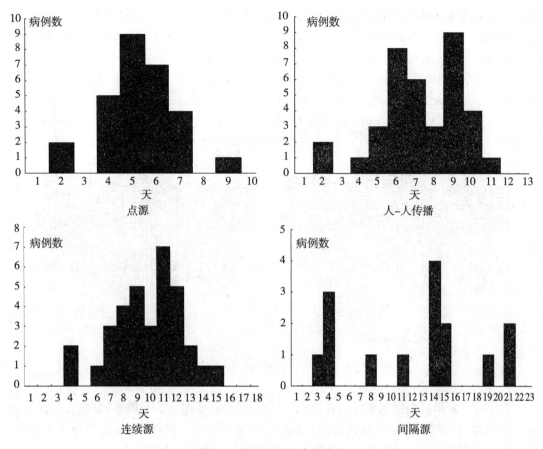

图 4-2 常见的流行病学类型

性，还是其他病原微生物的感染。根据临床主要特征提出病因假设。

③如考虑为非感染性疾病，需先判定是否中毒，再考虑是否心因性、过敏性、放射性（辐射）或其他的原因引起的疾病。结合进食史、职业暴露史、临床症状和体征、发病过程等，判定是否中毒，以及可能引起的中毒物。

结合患者的临床表现、周围人群特征等，判定是否心因性疾病。

结合进食史、用药史、生活或职业暴露史、临床症状和体征、发病过程等，判定是否为过敏性疾病（如药物疹等）。

结合生活或职业暴露史、临床症状和体征、发病过程等，判定是否为辐射病。

（2）从流行病学特征入手，建立病因假设。

①掌握背景资料：现场环境、当地生活习惯、方式、嗜好、当地动物发病情况以及其他可能影响疾病发生、发展、变化的因素。

②归纳疾病分布特征，形成病因假设：通过"三间分布"，提出病因假设，包括致病因子、危险因素及其来源、传播方式（或载体）、高危人群等。

③提出可能的病因假设，可以不止 1 个假设，适宜的病因假设包括导致爆发、流行的疾病、传染源及传播途径、传播方式、高危人群，提出病因假设后，在验证假设的同时，

应尽快实施有针对性的预防和控制措施。

分析思路：首先考虑常见病、多发病，再考虑少见病、罕见病，最后考虑新出现的疾病。如果初步判定是化学中毒，首先考虑常见的毒物，再考虑少见毒物。

(3)潜伏期的推算。有些疾病爆发属于一次暴露的同源流行且继发病例少，从暴露日期至最后一个病人的发病日期推算出最长潜伏期。

(4)暴露日期的推算。一般潜伏期较短的疾病，当第一次短期暴露后，流行曲线一般呈对数正态分布。根据这一特点，有时能推算出暴露日期。

2. 验证病因

(1)流行病学病因验证：根据病因假设，通过病例-对照研究、队列研究等分析性流行病学方法进行假设验证。在进行病因推断时，应注意以下原则：

①根据患者暴露在可疑因素中的时间关系，确定暴露因素与疾病联系的时间先后顺序。

②如果可疑因素可按剂量进行分级，了解该疾病病情的严重程度与某种暴露因素的数量间的关系。

③根据疾病地区、时间分布特征，分析疾病病因分布与疾病的地区、时间分布关系。

④观察不同的人群、不同的地区和不同的时间，判定暴露因素与疾病的可重复性联系。

⑤根据所掌握的生物医学等现代科学知识，合理地解释暴露与疾病的因果关系。

⑥观察暴露因素与疾病的关系，判定是否存在着一对一的关系，或其他关系。

⑦观察可疑致病因素的变化(增加、减少或去除)和疾病发生率变化(升高或下降)关系，进一步确定暴露因素与疾病的因果联系。

(2)实验室证据：收集样本(血、咽拭子、痰、大便、尿、脑脊液、尸解组织等)，通过实验室检测验证假设。

(3)干预(控制)措施效果评价：

针对病原学病因假设进行临床试验性治疗；

根据流行病学病因假设，提出初步的控制措施，包括消除传染源或污染源、减少暴露或防止进一步暴露、保护易感或高危人群；

通过对所采取的初步干预(控制)措施的效果评价也可验证病因假设，并为进一步改进和完善控制措施提供依据。

(4)如果通过验证假设无法成立，则必须重新考虑或修订假设，根据新的线索制订新的方案，有的群体性不明原因疾病可能需要反复多次的验证，方能找到明确原因。

3. 判断和预测

综合分析调查结果，对群体性不明原因疾病的病因、目前所处阶段、影响范围、病人救治和干预(控制)措施的效果等方面进行描述和分析，得出初步结论。

通过对患者的症状、体征、实验室检测结果、临床治疗结果及转归等资料进行分析，为判定疾病主要影响的器官、病原种类、影响流行的环节提供最基本的线索。

同时对病人的预后、群体性不明原因疾病发展趋势及其影响进行分析和预测，并对下一步工作提出建议。

（八）采取控制措施

预防控制措施需要根据疾病的传染源、危害源或危害途径以及疾病的特征来确定。不明原因疾病的诊断需要在调查过程中逐渐明确疾病发生的原因。因此，在采取控制措施上，需要根据疾病的性质，决定应该采取的控制策略和措施，并随着调查的深入，不断修正、补充和完善控制策略与措施，遵循"边控制"、"边调查"、"边完善"的原则，力求最大限度地降低不明原因疾病的危害。在事件的不同阶段，应根据事件的变化调整调查和控制的侧重点。若流行病学病因(主要指传染源或污染来源、传播途径或暴露方式、易感人群或高危人群)不明，应以调查为重点，尽快查清事件的原因，实施相应的综合控制措施。流行病学病因查清后，应立即采取针对性的控制措施。

1. 采取控制措施的原则

（1）现场调查过程中调查和控制处理应同时进行。

现场调查开始不仅要收集和分析资料，寻求科学的调查结果，而且应当采取必要的公共卫生控制措施；尤其在现场调查初期可以根据经验或常规知识先提出简单的控制和预防措施。

只顾调查寻找致病原因而不采取控制措施，会引起社会公众的误解甚至引起法律诉讼。

现场调查中采取措施并观察其效果，也是认识疾病传染源、传播机制的重要内容。

（2）根据初步调查结果，迅速采取以切断传播途径为主的措施。

①对群体性发病原因较为明确者，立即采取针对性强制措施，如对肠道传染病则着重在管理饮食、管理粪便、保护水源、除四害、用具消毒、个人卫生等措施；对呼吸道传染病则保持空气流通、进行消毒、戴口罩等预防措施；对虫媒传染病则采用药物或其他措施以防虫、杀虫、驱虫，大力开展爱国卫生运动。对有些寄生虫病，因传播因素复杂，应采取多种措施，管水、管粪、治病、灭螺、个人防护等措施。

②如为法定传染病爆发，则按相关传染病的防治方案实施处理。

③如为化学因素导致的群体性发病，原因明确的立即针对性治疗抢救病人，去除引起群体发病的因素。

④对原因一时难查明的，要进一步开展流调，采样检测，请求上一级业务部门支援，以尽快查明原因，及时指导防制措施有效开展。

2. 不明原因群体性疾病的具体控制措施

（1）对无传染性或传染性较弱，以及物理、化学因素引起的不明原因群体性疾病，应边调查、边处理，应急原则为减少发病、减少死亡、避免后遗症。

①做好应急人员及救治人员的个人防护。

②对病人进行分类处理，积极救治危重病人，以减少死亡；若病人较多时，先对病例进行分类，条件许可时设置不同的救治区域，以提高救治率。

③寻找共同暴露者，对共同暴露者及病例密切接触者进行医学观察。

④排查可疑致病源，初步判断可能的致病因素。

⑤暂时封存可疑物品及环境，对可能的污染物品和环境进行消毒，或实施其他去除致病因素的处理措施。

⑥必要时脱离事故环境，疏散高危人群。

（2）对传染性强、传播速度快、危害严重的不明生物因子引起的不明原因群体性疾病，紧急时应严格采取如下应急处置措施。

①应急救援工作人员进入疫区时，应先喷洒消毒、杀虫剂，开辟工作人员进入的安全通道，对工作人员采取保护性预防措施，立即对疫点和可能的污染地区采样、进行现场检测；

②重症病人立即就地抢救，待情况好转后再转送隔离医院，其他病人和疑似病人应立即就地隔离治疗或送隔离医院治疗。治疗前必须先采集相关标本，立即封锁疫点，进行彻底的消毒、杀虫、灭鼠，配置必要的隔离防护设施；

③根据初步调查结果，确定隔离范围，提出大、小隔离圈及警戒圈的设置意见，报当地政府应急指挥机构批准；

④严格实施消毒，谨慎处理人、畜尸体。在确保安全的前提下，根据需要采集有关检验标本；

⑤病人家属和病人的密切接触者应在洗澡更衣后，送往隔离场所留验、观察，并采取预防性服药等措施。新设立的隔离场所使用前须进行消毒、杀虫、灭鼠，配置必要的隔离防护设施；

⑥疫点周围小隔离圈内可能被污染的物品、场所、环境、动植物等须进行消毒、杀虫、灭鼠等卫生学处理；

⑦对大、小隔离圈内的人群应进行全面检诊、检疫，并酌情给予化学药物预防或采取其他预防措施。如发现病人和密切接触者，应立即送往隔离医院治疗或隔离场所留检，观察。全面搜索大隔离圈的患病动物和动物尸体，所有动物应一律圈养；

⑧对疫点、小隔离圈及现场临时隔离场所的消毒、杀虫、灭鼠效果进行检测。根据需要捕抓动物、昆虫标本送检。积极开展卫生防病宣传，加强食品、饮用水的卫生管理；

⑨参加突发事件现场应急处理的工作人员应按要求进行防护，每天工作结束后用水彻底清洗身体，并接受医学检诊。

（3）不明物理、化学因素引起的不明原因群体性疾病。在进行调查的同时，初步判断可能的污染源。再根据有关应急预案的规定，现场采取应急控制和消除致病、中毒、污染等各种因素的措施。

（4）开展应急监测。根据所发生的群体性不明原因疾病的流行特征及防治工作需要，指定群体性不明原因疾病的监测点医院（按事件发展需要适时调整监测点的设置）；指导医院按照群体性不明原因疾病发病特点和诊断标准，开展病人筛选；发现有可疑病人要及时向辖区内监测机构报告；必要时实行每日零报告制度。

（5）开展群防群控。群体性不明原因疾病发生时，发生地的乡镇（社区）以及村民委员会、居民委员会应当组织、发动群众，团结协作，群防群控，协助卫生行政部门和其他有关部门、医疗卫生机构做好疫情信息的收集和报告、人员的疏散隔离、公共卫生措施的落实工作，向居民、村民宣传疾病防治的相关知识。

（6）健康教育。

群体性不明原因疾病发生地区要迅速采取多种形式，广泛开展综合防治知识的宣传和健康教育，提高群众的自我防病意识和能力，引导群众养成良好的卫生习惯，要搞好家庭、环境卫生，做好自我防护，尽量避免与可疑病例接触，发生类似症状时及时主动就医。

根据事件性质，有针对性地开展卫生知识宣传教育活动，充分利用、发挥媒体的积极作用，适时与媒体、患者及其家属、社区进行沟通，提高公众健康意识和自我防护能力，消除公众恐慌心理，开展心理危机干预工作，正确引导群众积极参与疾病控制工作。

（7）开展医疗救治。当发生群体性不明原因疾病时，在开展病因推断、采取综合控制措施的同时，启动医疗救治工作机制，开展病人接诊、收治和转运工作，实行重症和普通病人分别管理，对疑似患者及时排除或确诊。

做好消毒隔离、个人防护和医疗废物处理工作，防止院内交叉感染和污染。及时组织相应的技术培训工作，提高医疗卫生工作人员的敏感性，同时做好疫情报告。

对于任何传染性疫情，只要掌握其流行规律，控制传染源和切断传染途径，即使在原因不明，不具备特异的预防、诊断、治疗措施的情况下，也可以在相当程度上控制其流行，大幅度地降低发病率。

3. 防护措施

（1）防护原则：在处置早期，需要根据疾病的临床特点、流行病学特征以及实验室检测结果，鉴别有无传染性、确定危害程度和范围等，对可能的原因进行判断，以便采取相应的防护措施。对于原因尚难判断的情况，应该由现场的疾控专家根据其可能的危害水平，决定防护等级。一般来说，在群体性不明原因疾病的处置初期，如危害因素不明或其浓度、存在方式不详，应按照类似事件最严重性质的要求进行防护。防护服应为衣裤连体，具有高效的液体阻隔（防化学物）性能、过滤效率高、防静电性能好等。一旦明确病原学，应按相应的防护级别进行防护。

（2）防护服的分类：防护服由上衣、裤、帽等组成，按其防护性能可分为四级：

①A级防护：能对周围环境中的气体与液体提供最完善保护。

②B级防护：适用于环境中的有毒气体（或蒸汽）或其他物质对皮肤危害不严重时。

③C级防护：适用于低浓度污染环境或现场支持作业区域。

④D级防护：适用于现场支持性作业人员。

（3）疑似传染病疫情现场和患者救治中的应急处置防护。

①应符合中华人民共和国国家标准《医用一次性防护服技术要求》（GB 19082—2009）要求的防护服，且应满足穿着舒适、对颗粒物有一定隔离效率，符合防水性、透湿量、抗静电性、阻燃性等方面的要求。

②配备达到 N95 标准的口罩。

③工作中可能接触各种危害因素的现场调查处理人员、实验室工作人员、医院传染科医护人员等，必须采取眼部保护措施，戴防护眼镜、双层橡胶手套、防护鞋靴。

（九）完善现场调查

1. 进一步完善研究方案

为了完整、准确地评价流行或爆发的流行特征，需要找出更多的病例，更好地确定流行强度或评价一个新的检验方法检出病例的技术，因此可能需要一个更详细的研究。

2. 提高病例鉴别的敏感性和特异性

使现场调查更完善，最重要的是提高病例鉴别的敏感性和特异性。

3. 提高分子、分母的质量

得到更准确及真实的受累及的人数，即提高有关分子和分母的质量。例如血清学调查和较完整的临床资料结合在一起，通常能提高病例数的准确度以及较准确的高危人群。另外，对确诊病例的再次面谈可能获得有关接触暴露因子的程度或剂量反应等粗略的量化数据，这是认识某种疾病病原学有用的信息。

4. 复访

(十) 书面报告

通常调查组需撰写一份书面报告。

1. 内容

记录调查情况、结果及建议。

2. 种类

包括初步报告、进程报告和总结报告。

①初步报告。包括进行调查所用的方法，初步流行病学调查和实验室结果、初步的病因假设以及下一步工作建议等。

②进程报告。及时向上级汇报疫情发展的趋势、疫情调查处理的进展、调查处理中存在的问题等。

③总结报告。描述爆发或流行的总体情况，引起爆发或流行的主要原因，采取的控制措施及效果评价、应吸取的经验教训和对今后工作的建议。

(十一) 继续监测以便监控发病趋势和评价预防控制措施

1. 应急反应的终止

群体性不明原因疾病事件应急反应的终止需符合以下条件：

(1)群体性不明原因疾病事件隐患或相关危险因素消除或采取一定控制措施后，经过一段时间后无新的病例出现。

(2)特别重大群体性不明原因疾病事件由国务院或全国群体性不明原因疾病事件应急指挥部决定应急终止。

(3)重大群体性不明原因疾病事件由省级卫生行政部门组织专家进行分析论证，提出终止应急反应的建议，报省政府批准后实施，并向国务院卫生行政部门报告。

(4)较大群体性不明原因疾病事件由市级卫生行政部门组织专家进行分析论证，提出终止应急反应的建议，报市级政府批准后实施，并向省级卫生行政部门报告。

2. 事后评估

(1)评估资料的收集。首先要有完善的群体性不明原因疾病爆发调查的程序和完整的工作记录，并及时将调查所得的资料进行整理归档，包括：报告记录、应急处置机构组织形式及成员单位名单、调查处理方案、调查及检验、诊断记录和结果材料、控制措施及效果评价材料、总结及其他调查结案材料等。

(2)评估的内容。应急处置综合评估，包括事件概况、现场调查处理概况、患者救治概况、所采取的措施、效果评价和社会心理评估等，总结经验、发现调查中存在的不足，提高以后类似事件的应急处置能力，并为指导其他地区开展类似防制工作提供有益的经验。

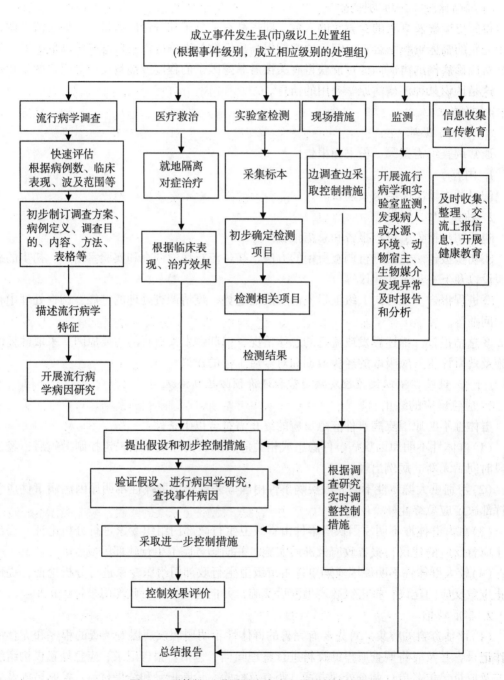

图 4-3 群体性不明原因疾病应急处置技术流程图

三、实验室支持与病因推断

(一)现场采样和实验室检测

(1)帮助探索病因、确诊病例，并为进一步分析事件的发生、发展和预后，制订干预措施与评价控制效果提供有力证据。

(2)采样配合流行病学调查，根据对临床与现场的初步判断采取病人的临床标本、残余食品、接触物品样本，以及对病人所处环境的水、空气进行监测等。

(3)检测分析在常规实验室检测基础上，尽可能采用现场快速分析和高灵敏手段，同时应选用特异性检测项目，以利于对病原体、暴露因子、传播机制等的最终判定。如怀疑涉及投毒、污染事件，为保证随后的司法处理公正、科学，关键证据应经认可的实验室进行。

(二)标本种类

1. 感染性疾病标本

标本采集应依据疾病的不同进程，进行多部位、多频次采集标本；

对病死患者要求进行尸体解剖；

所有的标本采集工作应遵循无菌操作的原则；

标本采集及运输时应严格按照相关生物安全规定进行。

2. 感染性疾病标本种类

(1)血标本：

①血清：需采集多份血清标本。至少于急性期(发病7天内或发现时，最好是在使用抗生素之前)、中期(发病后第10~14天)、恢复期(发病后22~50天)分别采集外周静脉血各5~6ml，分离后的血清分装于3个塑料螺口血清管中，如需要可收集血块标本。

②抗凝血：于急性期(发病3天内或发现时，最好是在使用抗生素之前)采集10ml全血，分装于3个塑料螺口试管中，抗凝剂不能够使用肝素，推荐使用枸橼酸盐。

③其他血标本：根据实验室检测的需要可以采集其他血标本，如血涂片等。

(2)呼吸道标本：

①上呼吸道标本：包括咽拭子、鼻拭子、鼻咽抽取物、咽漱液、痰液。

②下呼吸道标本：包括呼吸道抽取物、支气管灌洗液、胸水、肺组织活检标本。

呼吸道标本应于发病早期即开始采集，根据病程决定采集的频次，采好的标本分装于3个螺口塑料试管中。

(3)消化道标本。包括患者的呕吐物、粪便和肛拭子，应于发病早期即开始采集，根据病程决定采集的频次，采好的标本分装于3个螺口塑料试管中。

(4)尿液。尿液采集中段尿，一般于发病早期采集，根据疾病的发展也可以进行多次采集，采集好的标本分装于3个螺口塑料试管中，取尿液或者沉淀物进行检测。

(5)其他人体标本。包括脑脊液、疱疹液、淋巴结穿刺液、溃破组织、皮肤焦痂等。采集好的标本分装于3个螺口塑料试管中。

(6)尸体解剖。对所有群体性不明原因疾病的死亡病例都应由当地卫生行政部门出面积极争取尸体解剖，尽可能采集死亡病例的所有组织器官，如果无法采集所有组织，则应根据疾病的临床表现，采集与疾病有关的重点组织器官标本(如肺、肝穿刺)，以助病因诊断和临床救治。

（7）媒介和动物标本。在调查中如果怀疑所发生的不明原因疾病是虫媒传染病或动物源性传染病的，应同时采集相关媒介和动物标本。

3. 非感染性疾病

（1）食物中毒在用药前采集病人的血液、尿液、呕吐物、粪便，以及剩余食物、食物原料、餐具、死者的胃、肠内容物等。尸体解剖：重点采集肝、胃、肠、肾、心等。

（2）职业中毒采集中毒者的血液、尿液，以及空气、水、土壤等环境标本。尸体解剖：采集标本应根据毒物入侵途径和主要受损部位等，采集血液、肝、肾、骨等。

4. 不同疾病的标本采样种类

表 4-2　　　　　　　　　　　不同疾病的标本采样种类

疾病分类	标本种类	实验检测
发热伴呼吸道症状	双份血清、全血、痰液、鼻咽拭子、口咽拭子、粪便、下呼吸道样品，死亡病例的气管、支气管、肺、淋巴结等。	抗体、病原、病原核酸
发热伴消化道症状	双份血清、全血、口咽拭子、呕吐物、粪便或肛拭子，死亡病例的肝、胃、肠、脾、胰、淋巴结等。	抗体、病原、病原核酸
发热伴皮疹	双份血清、全血、出血标本、口咽拭子、疱疹液、尿液，死亡病例的肺、肾、肝、脾、胰、脑、皮肤、淋巴结等。	抗体、病原、病原核酸
发热伴神经系统症状	双份血清、全血、口咽拭子、脑脊液、粪便或肛拭子，死亡病例的脑、淋巴结等。	抗体、病原、病原核酸
发热伴肝和/或肾功能损伤	双份血清、全血、口咽拭子、呕吐物、尿液、粪便或肛拭子，死亡病例的肝、胃、肠、肾、脾、胰、淋巴结等。	抗体、病原、病原核酸
发热伴心脏损伤	双份血清、全血、咽拭子、粪便或肛拭子，死亡病例的心、肝、胃、肠、肾、脾、胰、肌肉、淋巴结等。	抗体、病原、病原核酸
发热伴其他症状	双份血清、全血、咽拭子、粪便或肛拭子、淋巴结穿刺液，死亡病例的心、肝、胃、肠、肾、脾、胰、肌肉、淋巴结等。	抗体、病原、病原核酸
食物中毒	血液、尿液、呕吐物、粪便，以及剩余食物、食物原料、餐具、死者的胃、肠内容物等。尸体解剖：重点采集肝、胃、肠、肾、心等。	病原、毒素、毒物
职业中毒	血液、尿液、呕吐物，以及水、空气、土壤等环境标本。	毒物

（三）标本保存

（1）血清可在4℃存放3天、-20℃以下长期保存。

（2）用于病毒等病原分离和核酸检测的标本应尽快进行检测。

24小时内能检测的标本可置于4℃保存；

24小时内无法检测的标本则应置于-70℃或以下保存。

（3）用于细菌等病原分离和核酸检测的标本。

一般4℃保存；

检测一些特殊的病原体标本需要特殊条件保存标本；

标本运送期间应避免反复冻融。

（四）标本运送

（1）群体性不明原因标本的运送要严格做到生物安全。

（2）依据病因分析的病原体分类，如果为高致病性病原微生物，应严格按照《病原微生物实验室生物安全管理条例》（国务院424号令）和《可感染人类的高致病性病原微生物菌（毒）种或样本运输管理规定》（中华人民共和国卫生部第45号令）等有关规定执行。

四、疫情的控制与评价

控制效果的评价也是一个验证病因假设的过程。应包括以下方面：

（1）根据流行病学病因假设，采取相应的控制措施，是否消除传染源或污染源，是否减少暴露或防止进一步暴露，能否保护易感或高危人群、减少疾病的发生。

（2）针对病原学病因假设，进行临床试验性治疗，病人是否得到有效救治。评估资料的收集：及时将调查所得的资料进行整理归档，包括：报告记录；应急处置机构组织形式及成员单位名单；调查处理预案；调查及检验、诊断记录和结果材料；控制措施及效果评价材料；总结及其他调查结案材料等。

评估的内容：包括事件概况、现场调查处理概况、患者救治概况、所采取的措施、效果评价和社会心理评估等，总结经验、发现调查中存在的不足，提出改进意见。

第三节　真实案例讨论

一、病例的发现与报告

教学建议：阅读与讨论30~40分钟。教师可以引导学员考虑不明原因死亡的调查步骤和思路，进一步引导到后续的几个部分，甚至可以穿插进行，用时灵活掌握。

（一）事件报告

2004年10月4日上午，G乡党委书记匆忙地赶到L县县委报告：该乡M村10月3日向乡政府报告，该村有5名群众不明原因急性死亡。县委立即将此事转给当地疾病预防控制中心，要求立即派防疫专业人员到现场进行核实。县政府同时向州政府报告了疫情。

G乡M村地处该县西南方，平均海拔4300m，距县城167km。从县城乘车4~5小时，然后再骑马13~14小时才能到达。该村现有牧户37户，牧民232人。由于该乡尚未通电及电话，无法从现场直接与外界联系。

问题1：县疾病预防控制中心接到县委的电话后，应该采取什么措施？

参考答案：

立即报告县卫生局领导，同时向州CDC报告。

核实情况，最好电话核实，因为该乡没有电话，立即派出专业小组前往核实。

组成调查组：组织流行病学、实验室专家到现场，建议卫生行政部门带队，组织临床专家一同前往。

准备相应的物资和药品。

如果核实后事件存在，则立即通过突发公共卫生事件网络系统进行报告。

问题2：出发到现场前，应该做好哪些准备？（5分钟）

参考答案：

①个人防护用品，对于不明原因疾病，可按照烈性传染病的防护设施做好准备。

②联系单位(报告单位和发生地的单位，比如：医疗机构、学校等)的地址，联系人姓名、电话、手机号码、传真号码。

③相关技术资料：《传染病学》、《不明原因疾病的个案调查表》、《传染病诊断标准》、《卫生应急工作手册》以及与中毒有关的资料。

④常规采样的仪器设备：比如采血、尿、大便、鼻咽拭子、含漱液、痰等的仪器设备。

⑤消毒的药械：过氧乙酸、含氯消毒剂、漂白粉、喷雾器。

⑥通讯工具、交通工具、照相录音设备。

⑦交通住宿费用，帐篷、食品、水等生活用品。

问题3：现场调查的步骤是什么？（5分钟）

参考答案：

组织准备；

核实诊断；

确定爆发或流行的存在；

建立病例定义；

核实病例并计算病例数；

描述性分析；

建立并验证假设；

采取控制措施；

完善现场调查；

书面报告；

继续监测以便监控发病趋势和评价预防控制措施。

控制措施并不是一定要等到原因查明后才开始实施，应是贯穿于整个调查过程中，并根据调查进展及时调整，原因越清楚，措施越有针对性。

(二)调查核实

在该乡党委书记的陪同下，县CDC派出的3名防疫人员，于10月6日凌晨2点赶到了M村，在1名乡镇医院医生的配合下，对死亡情况进行了核实。

该村从9月10日到10月6日，陆续死亡了7人，全部是发病3天后死亡。7名死者分布于4户人家，其中有2户分别死亡1人，有1户死亡2人，有1户死亡3人。第1例死亡者是村医，其他为普通牧民。死者均未到医院就诊，相互之间有家族和亲戚的关系。村长和当地百姓怀疑是一种"家族性的传染病"。

问题4：这阶段，你最需要了解什么信息？怎么去获取？需要采取什么控制措施？（10分钟）

参考答案：

最需要了解：还有其他的类似、危重的病人吗？每例死亡病例的临床表现与体征，是否具有共同的特征。

获取方式：由于所有病例未到医院就诊，因此无病历记录，只有通过询问现症病人或死者家属回顾获取信息。

采取的措施：因为7名死者全部为不明原因死亡，当地人怀疑为传染性的疾病引起，调查组成员接触死者家属或现症病人，必须做好自我防护；

对现症病人进行及时的隔离治疗；

告知死者家属暂时不参加人群聚集的活动，防止疫情扩散；

要求当地村委会：该地再出现不明原因死亡，及时报告，不能举行葬礼。

二、现场流行病学调查

教学建议：课堂讨论为主，时间60~120分钟。教师阐述病例定义的基本原则（简单描述），引导学员进行描述性分析，并阐述意义；提供基本数据并描述，引导学员的思路，从中提出假设和考虑思路，并为展开进一步调查做准备。

（一）病例定义

为了更准确地描述此次事件的状况，为明确诊断以及制定控制措施提供依据，调查组必须尽快搜寻与此有关的病例。

调查组通过询问死亡者家属获取了每1例死亡病例的临床信息，他们发现7例死亡病例的主要临床表现基本一致：急起发热、全身酸痛、剧烈头痛、咳嗽、咳痰、痰中带血，呼吸困难。

调查组同时发现：部分死者家中已经出现了类似相同症状的病人。

问题5：如何搜索病例？

参考答案：

1. 要搜索病例，须先确定病例定义

（1）确定病例定义的原则：病例定义的构成。

①时间；

②地点；

③人物；

④特征（临床表现症状体征、临床辅助检查和实验室结果等）。

一般来讲，搜寻病例时应考虑所用方法或标准的敏感性，确诊病例时要充分考虑特异性。

因为疾病的原因不明，搜索病例，收集最基本的"人"、"时"、"地"的"三间分布"的资料对了解疾病波及的范围及人群受威胁的程度是非常必要的；

①这些信息对于建立关于危险因素、传播方式及其他相关因素的假设至关重要。

②这些信息对于制订控制策略也很有必要。

在无实验室检测方法或实验室检测方法价格昂贵、方法复杂或有一些病例已被实验室确诊或事件性质已经确定的情况下，建立分层次的病例定义是必要而且必需的，如：疑似病例—可能病例(临床诊断病例)—确诊病例，这种分层次的病例定义非常有用。

这种分层次的病例定义有以下意义：

①对不明原因疾病来说，可以避免武断的病例定义；

②分析数据时可使用既敏感又特异的病例定义；

③给不明原因疾病确定更加精确的临床表现。

（2）重要因素界定：

①病例搜寻时间：一般根据重症病人的可能初次暴露时间来估算最长潜伏期，或者用最可能的临床诊断疾病的最长潜伏期，根据首例病例发病时间向后追溯一个最长潜伏期；搜寻病例的地点。

②搜寻病例的地点：疫情可能波及的地区，范围尽量大，传播快或流动性强、隐性感染率高的疾病范围要根据人员的流动特征判定可能波及的范围。

③搜寻病例的人物范围：如果没有明显的职业、年龄分布等因素，一般传染病为全人群。临床症状与体征选择典型病例90%以上都具有的临床特征，并根据调查逐步深入适当调整。

2. 在一定的地区范围内，搜索符合病例定义的人

（1）一览表登记。

（2）个案调查。

搜寻病例：由于7例死亡病例均未到医院就诊，无任何实验室资料，因此，此次病例定义只能全部依靠临床表现。

调查组确定的搜索病例定义：在M村及其附近，2004年9月1日以来，有发热的病人。

将搜索到的病例分为3个层次：

可疑病例：在M村及其附近，2004年9月1日以来，自述出现过发热的病人；

可能病例：在M村及其附近，2004年9月1日以来，急起发热、头痛、咳嗽、咳痰、痰中带血的病人；

确定病例：在M村及其附近，2004年9月1日以来，急起发热、头痛、咳嗽、咳痰、痰中带血的病人，加特异性的实验室检测依据。

由于7例死亡病例均未到医院就诊，无任何实验室资料，因此，此次病例定义只能全部依靠临床表现。

调查组确定的搜索病例定义：在M村及其附近，2004年9月1日以来，有发热的病人。

通过 1 天的调查，发现当地从 9 月份以来，与此事件有关的可能病例有 15 例，可疑病例有 1 例（男，30 岁，自述 9 月 5 日出现过发热、流涕、咳嗽等症状，1 周后症状消失）。可能病例资料详见表 4-3。

表 4-3　　**2004 年 M 村不明原因病人个案资料一览表（病人全部是藏族，牧民）**

户号	姓名	性别	年龄	相互关系	发病时间	死亡时间
1	老丁（兼村医）	男	52	村民	9 月 10 日	9 月 13 日
2	小娟	女	25	村民	9 月 14 日	9 月 16 日
	小娟父亲	男	63	父女	9 月 18 日	9 月 21 日
	小娟母亲	女	56	母女	9 月 22 日	
	小娟大哥	男	32	兄妹	9 月 21 日	
3	老西	男	67	小娟家邻居	9 月 30 日	
	老西外孙	男	15	爷孙	9 月 28 日	9 月 30 日
	老西女儿	女	36	父女	9 月 29 日	10 月 1 日
	老西的儿子	男	25	父子	9 月 29 日	10 月 1 日
4	老西妹夫	男	55	老西亲戚	10 月 5 日	
5	小红	女	37	老西邻居	10 月 3 日	10 月 6 日
	小红小妹	女	20	大妹	10 月 5 日	
	小红大姐	女	38	大姐	10 月 6 日	
	小红丈夫	男	25	丈夫	10 月 6 日	
	小红父亲（村医）	男	62	父女	10 月 7 日	

（二）描述性研究

M 有 37 户村民，232 人。搜寻发现，自 2004 年 9 月 1 日以来，与此相关的可能病例有 15 例（全部为藏族，牧民）。

地点分布：5 户村民中。

职业分布：全部为藏族，牧民。

性别年龄分布：男性：女性 = 3：2；最小 15 岁，最大 67 岁，以成年人为主，分布于 5 个年龄组。

10—组：1 例

20—组：4 例

30—组：4 例

50—组：3 例

60—组：3 例

时间分布：见表 4-4 和图 4-4。

表 4-4　　　　　　　　　　　　　　　　发病时间分布

发病时间	9月									10月					合计
	小计	10	14	18	21	22	28	29	30	小计	3	5	6	7	
病例数	9	1	1	1	1	1	1	2	1	6	1	2	2	1	15

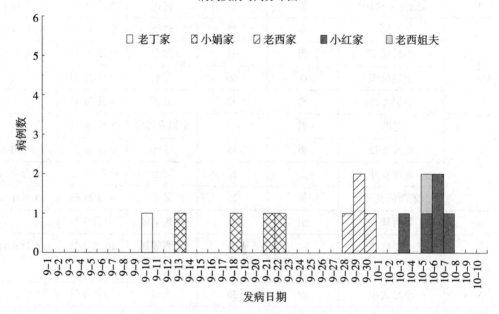

图 4-4　病例发病时间分布图

问题 6：绘制发病时间分布图？从图上你能获得什么信息？

从图上可以看出：15 例病例分布于 9 月 10 日至 10 月 7 日之间。从直方图可以推断，本次爆发不是一次性暴露，可能是连续暴露或人传人的爆发。从病例初步信息看，临床症状和体征一致，具有明显的家庭聚集性，家庭内传播极强，病人潜伏期较短。病例之间的传播尚待证实。

15 例病人均无食用共同的食物史。该村在夏季牧场和冬季牧场之间有 1 条河流，全村人畜均饮用该水源，村里未发现有牲畜死亡。病人发病前均未发现接触过有毒的化学物质，当地也无化学工厂。当地气候、环境条件与往年一致。

（1）该事件中病例均有共同的临床表现：急起发热、头痛、咳嗽、咳痰、痰中带血。

（2）具有传染病的特殊表现：高热、全身中毒症状（剧烈头痛、全身酸痛）、呼吸道症状（咳嗽、咯血痰）。

（3）病情特征：病情发展迅速、病死率高。

（4）聚集特征：家族亲戚聚集。

（5）发病季节特征：在 9~10 月。

（6）发病地点特征：在草原、牧区。

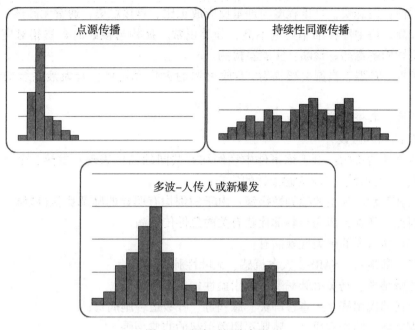

图 4-5 发病时间分布图

（7）职业特征：病人全部是牧民、藏族。

（三）病因假设

问题 7：不明原因疾病病因假设的思路？根据上述调查结果你的病因假设是什么？（20 分钟）

参考答案：

1. 病因假设的思路

（1）是感染性还是非感染性的？

①感染性的：病毒、细菌、寄生虫；

②非感染性的：中毒/毒素（化学、物理、动物性的、植物性的）；心因性的；社会性的。

（2）传染病的特征：

①基本特征：有病原体、具有传染性、流行性、地方性、季节性和免疫性等。

②临床特点：

病程发展的规律性：潜伏期、前驱期、症状明显期、恢复期；

病情发展中的特殊表现：发热（稽留热、弛张热、间歇热、回归热等）、皮疹、毒血症、菌血症、败血症、脓毒血症、感染性休克等；

临床类型：急性、亚急性、慢性；典型、非典型；轻型、中型、重型、爆发型等。

感染性的：常见的、不常见的或者新发的。列出可能的诊断（1～N 个），列出每种诊断的支持点和不支持点，还需进行的补充调查有哪些。

非感染性的：

①化学性：发病快，严重程度与剂量反应成正比；有接触史；通常无高热；白细胞通常不高。如高，但中性粒细胞比例不高，分类正常。症状与接触的毒物相对应；停止接触、有针对性的解毒药。诊断：实验室检测。

②物理性：高温、高湿、核辐射（有放射源的丢失和污染，有血液系统的特征性表现）。

③心因性：如疫苗接种反应。

2. 该病的病因假设

①为感染性的疾病：由于该事件中病例均有共同的临床表现：发热、全身中毒症状（剧烈头痛、全身酸痛），应为感染性的疾病；

②为以肺部症状为主的感染性疾病：由于病例均有明显的肺部症状（咳嗽、咯血痰），起病急，因此，怀疑该病为与肺部症状有关的急性传染病。

与肺部症状有关的感染性疾病有：

肺鼠疫、肺炭疽、SARS、人禽流感、大叶性肺炎；

粟粒性肺结核、马鼻疽肺病变、肺出血性钩端螺旋体病；

肺型土拉弗氏菌病、中毒性肺炎、腺病毒、呼吸道合胞病毒；

肺炎支原体、肺炎衣原体、嗜肺军团菌引起的非典型肺炎。

根据以下几点对假设的疾病逐一进行对照比较分析：

①临床表现：逐一对照假设疾病的临床表现（急起发热、头痛、咳嗽、咳痰、痰中带血的典型临床表现）。

②病情进展情况、病死率：病情进展迅速，发病3天则可死亡，病死率高（46.7%）。

③流行病学特征：发病时间在9~10月；发病地点在草原；病人全部是牧民、藏族等，明显的家族聚集特征。

根据以上分析：

①排除SARS、人禽流感、大叶性肺炎、粟粒性肺结核、马鼻疽肺病变、肺出血性钩端螺旋体病、肺型土拉弗氏菌病、中毒性肺炎、腺病毒、呼吸道合胞病毒、肺炎支原体、肺炎衣原体、嗜肺军团菌引起的非典型肺炎等疾病。

②排除中毒的理由：有明显的发热，无共同的聚餐史，基本排除中毒。

初步诊断为：

疑似肺鼠疫爆发；

疑似肺炭疽爆发；

其他不常见的急性传染病。

病因假设-1

因此，调查组初步考虑为急性传染病：

(1)疑似肺鼠疫爆发。

(2)疑似肺炭疽爆发。

(3)其他不常见的急性传染病。

病因假设-2

在《传染病防治法》中，肺炭疽是按照甲类管理的传染病，肺鼠疫为甲类传染病，是最烈的甲类传染病，因此，调查组做出了2个决定：

（1）建议村委会立即发出通知，要求现症病人和病人的直接接触者必须就地隔离、不能外出，不能参加人群聚集的活动，也不能与其他人接触，直到得到解除隔离的通知，方能自由活动。

（2）立即向县政府汇报疫情，要求立即采取强制措施控制，防止疫情扩散。

（四）鼠疫背景发病资料

某县疾病预防控制中心的疫情资料显示：

鼠疫疫情：1917年在该县某地区由寺院僧侣感染引起并波及群众近300人，死亡约200人。于1973年首次在本地区从喜马拉雅旱獭体内分离出鼠疫杆菌。现已查明7个乡为鼠疫疫源地，疫点65处，疫源地面积1035km²。储存宿主以旱獭为主，藏系绵羊次之。该地区动物间鼠疫几乎连年不断，人间鼠疫的流行高峰在6~10月份。到目前为止，该县共分离出鼠疫菌97株，其中旱獭67株（69.07%），媒介昆虫10株（10.31%），人体16株（16.49%），藏系绵羊2株（2.06%），獾1株（1.03%）；发生人间鼠疫10起，发病35人，死亡12人，病死率为31.3%。在10起人间鼠疫中因剥食旱獭占3起，蚤叮咬占5起，剥食藏系绵羊占2起。

据当地牧民反映，近几年，M村某沟内有大批旱獭死亡现象，周围群众受宗教影响，无剥食、捕猎旱獭习惯。但此地大批的牧狗、野犬经常有猎捕和叼食旱獭的习性（叼回帐房周围及室内）。

（五）炭疽背景资料

该地每年均有皮肤炭疽疫情发生，发病季节是1~6月，并且主要在牧民中发生，发病的原因主要是剥病死牛羊的皮，炭疽杆菌感染皮肤引起局部溃疡，主要发现的是皮肤炭疽病人。

1. 肺炭疽流行病学线索

如病人生活在已被证实存在炭疽的地区内，或在发病前14日内到达过该地区，接触过可疑的病、死动物或者其残骸，食用过可疑的病、死动物肉类或其制品。

2. 临床表现

①潜伏期1~5天，最短12小时，最长14天。

②主要症状为高热、疲劳、全身不适，发病初期症状持续2~3天后突然转为急性，病人呼吸困难、胸痛、咳嗽、咳黏液血痰。肺部体征常只有散在的细湿罗音，脉速弱，发绀，随后迅速出现呼吸衰竭，意识丧失并死亡。

③X线检查主要表现为纵膈阴影增宽。

3. 实验室检测

从痰中培养出炭疽杆菌是确定诊断的依据。

4. 鼠疫流行病学线索：

①患者发病前9天到过鼠疫动物病流行区。

②接触过鼠疫疫区内的疫源动物、动物制品及鼠疫病人。

③进入过鼠疫实验室或接触过鼠疫实验用品。

④发病季节在 4~11 月,高峰在 8~9 月。

5. 临床表现

①鼠疫潜伏期较短,一般在 1~6 天,多为 2~3 天,个别病例可达 6~8 天。

②突然发病,高热、白细胞剧增。

③在未用抗菌药物(青霉素无效)情况下,病情在 21 小时内迅速恶化。

④咳嗽、胸痛、咳痰带血或咯血。

6. 实验室检测

①病人(或尸体)标本中检出鼠疫菌。

②或者病人 2 次(间隔 10 天)采集血清,血清抗体呈现 4 倍以上增长。

三、实验室支持与病因推断

教学建议:课堂讨论为主,时间 90~120 分钟。重点是传染过程追踪、绘制传播链,解释传播的关系。

(一)采样

为了尽快明确诊断,调查组决定采集病人的血液和痰液送实验室检测。

问题 8:为了明确诊断,应该采集什么样本?采样的注意事项是什么?

参考答案:

(1)采血液和痰。

(2)注意事项:

①应在服用抗菌药物前采样;

②检材应包装严密;

③采痰时,令病人对血琼脂平板咳嗽,或将带血的痰液标本收集于灭菌平皿或广口瓶内备检;

④用灭菌棉拭子涂擦咽部分泌物,将拭子保存于灭菌试管或灭菌生理盐水管内备检;

⑤指派两名人员(其中一名专业人员),乘快速的专用交通工具送检材。直接送达负责该地区检验工作的专业实验室。

(3)现场调查组采样:

为了寻找实验室证据,10 月 7 下午 3 点,在严格防护的情况下,采集了临床诊断病例(小娟的哥哥和母亲、老西、老西的妹夫、小红的大妹、大姐和丈夫)以及可疑病例的痰和血液。

调查组决定 3 名工作人员中的 1 人,返回县城向县 CDC 领导和县卫生局汇报疫情的情况,同时,将样本送当地州 CDC 进行鼠疫和炭疽的相关实验室检测。

(二)进一步流行病学调查

肺鼠疫和肺炭疽病人,发病前一定有相应的流行病学史,即发病前去过疫区,或者接触过患鼠疫或炭疽的病死动物,或者接触过类似的病人。调查组必须尽快获取相关的证据,找到发病原因,以便采取有效有针对性的措施,控制疫情。

问题 9:如何尽快获取流行病学证据?

参考答案:

已经有了临床症状，样本也送到州检测，还需调查流行病学证据。流行病学已经有的证据：发病季节、发病职业，尚缺乏动物疫情和传播关系的证据：

1. 如果是肺鼠疫

（1）是否先有动物疫情？

①当地的动物是否出现过旱獭死亡、及死亡数量？

②有条件的情况下，发现病死的牛、羊可以采样检测鼠疫杆菌；

③通过狗、藏系绵羊的血清学检测，通过阳性率的高低和抗体滴度证实是否出现动物间鼠疫疫情；

④通常需采集一定数量的狗、羊，开展血清学调查。

（2）人是如何感染的？

①如何从动物到人？如何从人到人？

②接触史调查：病人在发病前9天内，是否被自毙旱獭身上的蚤叮咬？是否剥过自毙旱獭的皮毛，或屠宰过牛、羊、狗？

发病前是否接触过类似症状的病人？发病后是否传染了其他人？病人之间的传播关系如何？

2. 如果是肺炭疽

（1）当地是否出现过动物炭疽疫情：是否发现过牛、羊突然倒地死亡的现象。

（2）人是如何感染发病的：病人在发病前14天内，是否接触过可疑的病、死动物或者其残骸，是否食用过可疑的病、死动物肉类或其制品，是否会发生人传人的现象。

3. 获取流行病学证据的方式

（1）动物间疫情资料：通过当地农业部门了解当地的动物间疫情情况、或者直接询问村民，是否发现当地动物（牛、羊、狗）或者旱獭有病死情况发生？

（2）病人与动物或者旱獭的接触情况：通过病人或者病人家属了解病人发病前与当地病死动物（牛、羊、狗）或者旱獭的接触情况。

（3）人传人的证据：

①调查病人发病前1个最长潜伏期接触过的所有人，了解其发病前是否接触过相同症状的病人，确定其是否因接触类似病人而感染；

②通过调查病人发病后接触的人，调查这些人是否也出现了类似症状，确定其传染了哪些人。

4. 进一步流行病学调查

该事件发生在9~10月，是鼠疫的高发季节（炭疽的高发季节是夏季）。

动物间疫情情况：根据村民反映，近几年，M村某沟内有大批野生动物死亡，其中旱獭在2002—2003年期间有大批死亡，2004年许多牧民发现有旱獭及野兔死亡现象。周围群众受宗教影响，无剥食、捕猎习惯。但此地大批的牧狗、野犬经常有猎捕和叼食旱獭的习性（叼食回帐篷周围及室内）。

病人与动物的接触关系：15例病人中，有1例发病前屠宰过家中的山羊，有1例病人在室内接触过自毙旱獭（详见下面的个案描述），另外13例病例未发现有病死动物接触史。

15 例病人的相互关系：15 例病例分布于 5 户牧民中，相互之间均有亲戚和邻居关系。各户的发病情况及其接触关系如下：

第 1 户：户主老丁（男，52 岁，牧民兼村医，藏族）：家有 8 人，1 人发病，1 人死亡。

本事件的首例病人老丁（9 月 10 日发病，9 月 13 日死亡，10 月 1 日天葬）：发病前未接触过类似病人。发病前 9 天放牧期间，曾屠宰过一只健康的山羊，全家 8 人食用（半熟半生），家中其他人未发病。病后由家人（7 人）照顾，死后在家停尸 21 天（当时没有天葬师傅），于 10 月 1 日在自家后山由 3 名天葬师傅实行天葬。参加葬礼的人有：居住在一起的家人 7 人。3 名天葬师傅未发病。

第 2 户：小娟（女，25 岁，牧民，藏族）：家有 6 人，4 人发病，2 人死亡。该户病人有小娟、小娟父亲、母亲和大哥。其舅舅和二哥（30 岁）未发病。

小娟（该户首例病人，9 月 14 日发病，9 月 16 日死亡并土葬）：发病前 9 天，未接触过类似的病人。小娟发病前与父亲、母亲和哥哥均住在夏季草场，家人曾多次发现自家两只牧羊犬在野外叼食旱獭，其中一只将自毙旱獭（啮齿动物）叼到小娟单独居住的帐篷内食用。小娟的其他家人居住在另外一个帐篷。小娟病后，全家人一起从夏季草场搬到冬季牧场，小娟一直在家中居住，由家人照顾。9 月 16 日死亡并土葬。参加葬礼的有家中其他 5 人和 2 位负责土葬的邻居，还有邻居老西，以及老西的女儿（36 岁）、外孙（15 岁）、三儿子（25 岁）。

小娟父亲（63 岁，9 月 18 日发病，9 月 21 日死亡；9 月 22 日土葬）发病前照顾过生病的女儿，未接触过其他类似病人。病后在家由妻子、儿子照顾。生病期间，曾有 38 名村民到小娟家念经或看望。死亡后，参加葬礼的人和负责土葬的人与女儿的葬礼相同。

小娟大哥（32 岁，9 月 21 日发病）发病前照顾过小娟和小娟父亲。发病后一直在家休息，接触过家中的母亲和弟弟。邻居老西，以及老西的女儿（36 岁）、外孙（15 岁）、三儿子（25 岁）多次看望过他。

小娟母亲（56 岁，9 月 22 日发病）发病前照顾过小娟和小娟父亲，病后接触过家中的其他 4 人。邻居老西，以及老西的女儿（36 岁）、外孙（15 岁）、三儿子（25 岁）多次到家看望过她。

第 3 户：老西（男，67 岁，牧民，藏族）：家中 11 人，发病 4 人，死亡 3 人。

该户病人：老西、老西的外孙、女儿和三儿子未发病。老西的妻子（62 岁）、大儿子（30 岁）、二儿子（28 岁）、1 个媳妇（26 岁）、2 个孙子（1 个 8 岁，1 个 6 岁）、1 个孙女（3 岁）等 7 人未发病。

老西的外孙（15 岁，9 月 28 日发病，9 月 30 日死亡）：发病前参加过小娟和小娟父亲的葬礼，看望过病后的小娟妈妈和大哥。病后在家由家人照顾。

老西的女儿（36 岁，9 月 29 日发病，10 月 1 日死亡）：发病前参加过小娟和小娟父亲的葬礼，看望过病后的小娟妈妈和大哥。病后在家由家人照顾。

老西的三儿子（25 岁，9 月 29 日发病，10 月 1 日死亡）：发病前参加过小娟和小娟父亲的葬礼，看望过病后的小娟母亲和大哥。病后，到小红家看病时，小红和小红的大姐、大妹三人均照顾过他。

　　老西(9月30日发病)发病前参加过小娟和小娟父亲的葬礼,看望过病后的小娟妈妈和大哥。同时照顾过家中3位相同症状的病人。病后由家人照顾。该户家中3位死者均由2位邻居负责全部土葬,2位邻居均未发病。

　　第4户:老西的妹夫(男,55岁,牧民,藏族):家中1人,1人发病,无死亡。

　　老西的妹夫(10月5日发病)发病前(9月30日~10月2日)在姐夫老西家护理过生病的老西。病后一直在家休息,未接触过其他人。

　　第5户:小红(女,37岁,牧民,藏族)家:家中7人,发病5人,死亡1人。

　　该户的5位病人是:小红以及小红的父亲、小妹、大姐,以及小红的丈夫。小红的母亲(65岁)和小红的大妹(31岁)未发病。

　　小红(10月4日发病,6日死亡)发病前照顾过生病后的老西的三儿子。

　　小红的小妹(20岁,10月5日发病)发病前照顾过生病后的老西的三儿子。

　　小红的大姐(38岁,10月6日发病)发病前照顾过生病后的老西的三儿子。

　　小红的父亲(62岁,村医,10月7日发病)发病前照顾过生病后的老西的三儿子,也照顾过家中3个病后的女儿。

　　小红的丈夫(25岁,10月7日发病)发病前与生病的妻子小红一直居住在一起。

　　小红及家人病后,均由其他家人照顾。

表4-5　　　　　　　　　　**2004年M村不明原因病人传播来源与转归**

户号	姓名	性别	年龄	可能的传播来源	发病时间	死亡时间	恢复时间
1	老丁(村医)	男	52	宰杀羊,被羊感染	9月10日	9月13日	
2	小娟	女	25	獭体蚤叮咬	9月14日	9月16日	
	小娟父亲	男	63	接触小娟?	9月18日	9月21日	
	小娟母亲	女	56	接触小娟?接触小娟父亲	9月22日		10月23日
	小娟大哥	男	32	接触小娟?接触小娟父亲	9月21日		10月28日
3	老西	男	67	接触小娟母亲或哥哥	9月30日		10月30日
	老西外孙	男	15	接触小娟母亲或哥哥	9月28日	9月30日	
	老西女儿	女	36	接触小娟母亲或哥哥	9月29日	10月1日	
	老西的儿子	男	25	接触小娟母亲或哥哥	9月29日	10月1日	
4	老西妹夫	男	55	接触老西	10月5日		10月29日
5	小红	女	37	接触老西儿子?	10月3日	10月6日	
	小红小妹	女	20	接触老西儿子?接触小红	10月5日		10月29日
	小红大姐	女	38	接触老西儿子?接触小红	10月6日		10月29日
	小红丈夫	男	25	接触小红?	10月7日		10月29日
	小红父亲(村医)	男	62	接触老西儿子?接触小红	10月7日		10月31日

(病人全部是藏族,牧民,所有病例的暴露时间均不清楚)

问题10：病例间的传播关系是否明确？如何绘制病例之间的传播关系图？

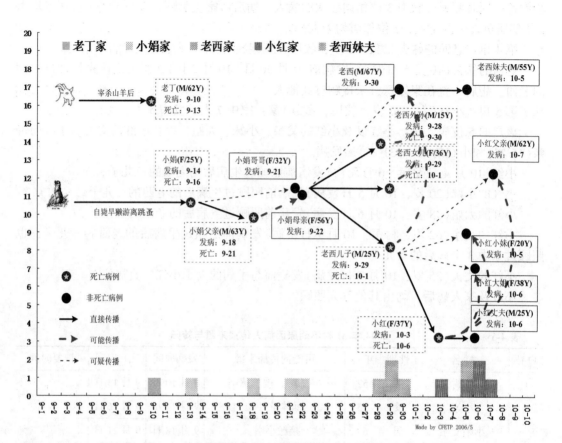

图 4-6 病例之间的传播关系图

问题11：如何分析病例的潜伏期？

参考答案：

估算潜伏期时，应选择单次暴露的，计算暴露到发病的时间间隔。

如某病例存在多次暴露或持续暴露，可以根据最早暴露时间，或最后暴露时间计算，推算该病最长或最短潜伏期，确定潜伏期范围。

本起疫情无法进行潜伏期分析，因为未调查到具体的暴露时间。

10月6日，小红死亡，其丈夫也出现发热、剧烈头痛、咳嗽、咳血痰，因此，十分恐惧，未征得现场调查组和村委会的同意，10月7日私自前往县城治疗。他先骑马到J乡，然后自己开车赶往县城。途中有3名熟人陪伴，先后居住在8户牧民家，直接接触者有111人，并将自身污染物品及衣服放在多位农牧民家中。

问题12：该病例未按要求隔离可能的危害是什么？如何防止类似事件发生？

参考答案：

（1）该病例为可能病例/临床诊断病例，也就是可能的肺鼠疫传染源，如果不被隔离，病人再继续接触其他人，可以引起疫情的传播、蔓延。

（2）出现该现象的原因：10月6日调查组到达现场，一旦怀疑为鼠疫，立即要求村委会隔离病人，但是，仅仅靠当地的人力、物力，实施隔离措施，是非常难的。

现场调查组立即派人返回县政府报告现场情况（当地不通电话），寻求支援（实验室依据、病人治疗、防止疫情扩散的人财物）。但需要时间。

病人看到亲人死亡，十分恐慌。

第一批调查组如果没有临床医生、诊治设备，不能在现场进行救治，难以保证或强制病人不去求生。

人力不够，无能力进行交通封锁。

县政府得到信息，派出大部队到现场采取规范的控制措施，至少要在4天后。

因此，在通信和交通如此特殊的地点出现疫情，此时出现病人"逃跑"现象，是可以理解的。

（3）如何防止类似事件发生。

①提出隔离病人的要求后，要有保证隔离病人的保障措施，要指导、督促、检查落实情况。

②强制隔离病人时，有足够或基本的临床医生、诊治设备。

③在现场进行生命救治。

10月9日凌晨县卫生局得到现场返回同志的疫情报告后，迅速向全县医疗机构发出了紧急通知：加强对所有发热病人的监测，一旦发现来自M村的病人，立即隔离并向县CDC报告，防止疫情扩散。

小红的丈夫跑到县城后，10月9日到县医院就诊，医生立即询问其来源地和临床表现，由于怀疑为M乡不明原因死亡事件的病例之一，立即隔离病人，同时报告了县疾病预防控制中心。县CDC立即赶到医院，进行流行病学调查，同时采取病人的血液和血痰迅速送州CDC进行实验室检测。

10月11日，州疾病预防控制中心第一批检测报告：从10月9日采集的小红丈夫的血痰样品中分离出鼠疫菌，未分离到炭疽杆菌。

10月12日，州疾病预防控制中心第二批检测报告：10月7日采集的7例病人的痰中，小红小妹的血痰样品中分离出鼠疫菌；血清抗体检测，小娟的哥哥为阳性（1∶160），其余为阴性。

10月20日和21日，调查组再次采集病人的血液做鼠疫血清抗体检测：结果全部为鼠疫血清抗体阳性，1例可疑病例2次采样均为阴性，见表4-6。

表4-6　　　**2004年M村不明原因疾病鼠疫杆菌血清抗体实验室检测结果**

姓名	性别	年龄	第1次采血		第2次采血	
			时间	滴度	时间	滴度
小娟哥哥	男	32	10月7日	1∶160	10月20日	1∶640
小娟母亲	女	56	10月7日	—	10月20日	1∶1280
老西	男	67	10月7日	—	10月20日	1∶5120

续表

姓名	性别	年龄	第1次采血		第2次采血	
			时间	滴度	时间	滴度
老西妹夫	男	55	10月7日	—	10月20日	1∶640
小红大妹	女	20	10月7日	—	10月20日	1∶5120
小红大姐	女	30	10月7日	—	10月20日	1∶5120
小红丈夫	男	25	10月7日	—	10月20日	1∶80
小红父亲	男	62	未采血		10月20日	1∶5120
1例可疑病人病例	男	32	10月7日	—	10月20日	—

调查组之后对现场的21只牧狗、17只羊、8头牛采血做鼠疫血清学监测,结果:狗的阳性率:52.4%(11/21),羊和牛:均是阴性。对首例病人老丁宰杀的山羊皮做反向血凝实验(RPHA),滴度1∶100(阳性标准为:1∶100)。

(三)诊断

问题13:如何讨论病例的诊断?

参考答案:

根据诊断标准:

8例可能病例的最后诊断:肺鼠疫。

7例死亡病例的最后诊断:如果诊断为肺鼠疫,临床和流行病学支持,尚缺乏实验室证据,鼠疫的确诊必须要求有实验室证据。

8例病人,实验室检测结果:1例痰中分离出鼠疫杆菌,7例2次血清抗体滴度4倍以上升高可确诊肺鼠疫病人。

问题14:如何寻找7例死亡病例的实验室证据?

参考答案:

国家鼠疫诊断标准中没有临床诊断病例的标准,如果没有实验室证据就不能确诊为鼠疫。已死亡的病例要确诊,需拿到实验室证据。实验室证据为尸体解剖、采样送实验室检测。

7例死亡病例,首例病人死亡后已经被天葬,只剩下秃鹫吃剩的骨头,其他6例病人死亡后,全部已经土葬。要明确诊断,必须进行尸体解剖和采样检测。

对于已经天葬和土葬的尸体,调查组反复商量后,做出了这样的决定:对于已经天葬的尸体,采集剩余尸骨进行检测;对于土葬的尸体,重新挖出来,进行尸体解剖和采样检测。

调查组立即请示政府并与病人家属协商,但是,此建议一经提出,死亡病人家属强烈反对,调查组的工作一时陷入僵局。

问题15:怎样说服死亡病例家属接受调查组的建议?若要挖出尸体,调查组要做好

什么准备工作？

　　参考答案：

　　(1)理由和行动：根据《鼠疫防治手册》的要求，鼠疫病人的尸体必须进行尸体解剖。据《传染病防治法》的要求，死于烈性传染病的病人尸体，必须进行消毒处理。依据国家的有关法律法规执行。通过政府做死者家属的工作，得到家属的理解和支持。调查组专家要具有高度的责任心。

　　(2)准备工作：

　　①所有参加尸体解剖的人员，做好最严格的防护(烈性呼吸道传染病的防护、防蚤措施)；

　　②准备好解剖工具；

　　③采样仪器设备；

　　④消毒药品器械；

　　⑤焚烧尸体的燃料等。

　　(3)防护要求：

　　①穿内隔离衣裤；

　　②穿防蚤袜及长筒胶靴；

　　③戴白帽和小口罩(两鼻翼与小口罩间用适量脱脂棉填充)或 N95 口罩；

　　④扎三角头巾；

　　⑤穿外隔离衣(偏衫)；

　　⑥戴 20~24 层的纱布大口罩或滤材口罩；

　　⑦戴医用手术手套，必要时外面套细线手套；

　　⑧进行已知毒菌动物接种、解剖或菌种开封等工作应戴有机玻璃面罩或眼镜，以防操作时细菌溅入眼内或脸部裸露皮肤。

　　(4)鼠疫尸体的取材注意事项：

　　①取材前应作好解剖器材、场所选择和尸体处理的准备；

　　②以无菌操作采取肝、脾、肺、心血及有可疑病理改变的淋巴结等，分别置于灭菌平皿或试管内保存。尸体有腐败迹象时，必须取长骨材料；

　　③如不能解剖，可行局部取材。用腰椎穿刺器按淋巴结、心、肝、脾及肺的顺序穿刺采取组；

　　(5)鼠疫尸体的处理：

　　①鼠疫尸体要严格消毒，以 5% 来苏儿液喷雾。口、鼻、耳、肛门、阴道等以 5% 来苏儿浸泡的棉球堵塞，再用 5% 来苏儿浸泡的布单包缠后，用专用车送去火化，或在远离住宅区和水源的地方利用自行设计搭建的火化炉或火化木柴堆中火化。

　　②火化要烧成灰烬，然后用土掩埋，深埋于 2.5m 的坑中。

　　③尸体存放处要先撒生石灰，尸体运走后立即埋好。装殓护送尸体人员，均需戴口罩，穿防护服装，事后彻底消毒。

　　在当地政府和调查组的努力下，死亡者家属全部接受了专家组的建议。调查组负责解剖尸体的专业人员在严格的防护下，逐一挖出已经土葬的尸体，按照操作规范，对 6 具尸体(首例天葬，无法取样)，分别采取了肝、脾、肺、心血及有可疑病理改变的淋巴结，置于试管内保存，指定专人送州 CDC 做实验室检测。对土葬的环境进行了严格的消毒，对尸体进行了焚烧处理。样本检测结果见表4-7。

表4-7　　　　　　　　　6 例死亡病例的实验室检测结果一览表

姓名	性别	年龄(岁)	反应血凝实验 (RPHA)(1：100 阳性)	尸检组织* 鼠疫杆菌培养
小娟	女	25	1：12800	阳性
小娟父亲	男	61	1：51200	阳性
老西外孙	男	15	1：25600	阳性
老西女儿	女	36	1：1600	阳性
老西儿子	男	25	1：25600	阳性
小红	女	37	1：800	阳性

* 淋巴、心、肝、脾、骨髓等。

问题 16：7 例死亡病人的最后诊断。

参考答案：

6 例为确诊肺鼠疫死亡病例，1 例没有找到直接的实验室证据，只能诊断为可能的肺鼠疫病人。

省州县专家组最后诊断：此次 M 村事件为肺鼠疫爆发，确诊病人 14 例，死亡 6 例，病死率为 43%；发现可能病例 1 例，死亡 1 例。

此次 M 村鼠疫爆发的原因：当地旱獭间鼠疫疫情严重而波及人间出现肺鼠疫爆发，然后通过人与人的接触传播，引起该地肺鼠疫爆发。

根据专家组的确诊意见，当地 CDC 通过突发公共卫生事件网络报告系统，对该事件进行了修正报告。

四、疫情的控制与评价

教学建议：阅读、讲座为主，时间为 60~80 分钟。重点是鼠疫现场处置的基本原则，包括病人救治、隔离、疫源地范围的确定，隔离的时间等。

(一)疫情确认前的措施

10 月 6 日调查组到 M 村，核实为不明原因急性死亡后，为了防止疫情扩散，立即通知：死者家属暂时不参加人群聚集的活动，再出现不明原因死亡，不能举行葬礼。

10 月 7 日，当调查组怀疑该事件可能为肺鼠疫或肺炭疽后，建议村委会立即发出紧急通知：要求现症病人和病人的直接接触者必须就地隔离、不能外出，不能参加人群聚集的活动，也不能与其他人接触。

10 月 9 日，省 CDC 在接到可疑肺鼠疫和肺炭疽的疫情报告后，立即派出流行病和地方病防治专业人员前往现场指导病人的隔离治疗、疫情的调查处理工作。

（二）疫情确认后进一步采取了以下措施

10 月 12 日，由省卫生厅分管厅长带队，由省疾控和地方病专业人员组成的 10 人调查组前往现场，和州、县专业人员一起组成联合疫情调查控制组前往 M 村，进一步开展了针对鼠疫疫情的规范性控制措施。

10 月 14 日，省分管副省长率领省政府工作组到达 L 县后，省卫生厅工作组根据省、州、县工作组疫情处理联席会议的安排部署，明确责任，规范工作程序，分工负责，指导疫区处理工作有序进行。设立了 G 乡 M 村现场工作领导小组，由省地防所专家负责开展流行病学线索调查，指导并积极协助进行现症病人的治疗，进行死亡人员尸体解剖及焚烧处理，实施隔离人员的医学观察和疫区群众健康教育及终末消毒。在省、州、县三级现场工作人员的努力下，疫情现场调查处理有条不紊地进行。

问题 17：到现场要做好哪些物资准备？

参考答案：

根据当地气候环境条件：10 月中旬，−8℃。草原，有大雪。

（1）普通个人用品：

①个人防护：隔离衣裤、口罩（大小口罩）、帽子、防蚤袜、雨靴、后开口白大衣、三角巾、手套。

②防寒：羽绒服、护目镜、棉帽。

③食品：最好是熟食、牛奶、饼干、方便面。现场工作人员、大小隔离圈内所有的群众均是需求人群。

④氧气（高原地区）。

（2）治疗病人的药物和器械：

①抗生素：链霉素针剂、口服（盒装或瓶装）；

②输液：葡萄糖、生理盐水、氨基酸（瓶装）；

③抢救药品。

（3）控制疫情：药物、器械。

①预防服药：磺胺类、土霉素、四环素等；

②消毒、杀虫、灭蚤的药物和器械。

（4）尸体处理物品：

①解剖：器械、采样的器械、试剂、个人防护；

②焚烧尸体的：油（煤油、汽油、柴油）、木柴等（该地没有火葬场）。

（5）其他：

①计算物资需要量时，要充分考虑马和牛托运时的损耗，有 1/3 的物资可能在托运中被损耗；

②卫星电话，保证与外界通信联系。

（三）病人的隔离治疗

8 例肺鼠疫现症病人，7 例居住在自家帐篷内，1 例在县医院隔离治疗。

问题 18：如何对鼠疫病例实施隔离治疗？

参考答案：

(1)治疗：肺鼠疫病人如不及时隔离治疗，病死率可达100%，若抢救及时，绝大多数能够治愈，并且不留后遗症。

治疗原则：

①及时治疗，减少死亡；

②正确用药，提高疗效，精心护理，促进康复；

③消毒隔离，防止传播；

④链霉素是首选，其次广谱抗生素；

⑤磺胺类药物作为辅助治疗后预防性投药。

(2)隔离：

①对鼠疫病人进行严格的隔离治疗；

②如果病人较少，可就地隔离，在病人家进行治疗；

③若病人较多，应建立临时隔离病院，将病人收入医院进行隔离治疗。

隔离病院的要求：

①隔离病院：需建立在城镇或村屯的一角距人口居住区较远的地方；以孤立的处所为宜；防止同其他居民接触。

②所用房屋：必须进行彻底消毒、灭虫、灭鼠，达到无鼠、无虫，同时搬出不必要的物品。

③病院应设有：卫生处置室；腺(肺)鼠疫、重症病人和疑似病人的病室；工作人员值班室。

④应规定定期的消毒日，定期进行灭菌、灭蚤、灭鼠。

⑤患者的食具应及时消毒。首选煮沸消毒10~30min，或流通蒸汽消毒30~60min。也可用0.5%过氧乙酸溶液，或250~500mg/L有效氯含氯消毒剂溶液浸泡30min后，再用清水洗净。

⑥患者的排泄物、呕吐物：稀薄的排泄物或呕吐物，每1000ml可加漂白粉50g或20000mg/L有效氯含氯消毒剂溶液2000ml，搅匀放置2h。

无粪的尿液每1000ml加入干漂白粉5g或次氯酸钙1.5g或10000mg/L有效氯含氯消毒剂溶液100ml混匀放置2h。

成形粪便不能用干漂白粉消毒，可用20%漂白粉乳剂(含有效氯5%)，或50000mg/L有效氯含氯消毒剂溶液2份加于1份粪便中，混匀后，作用2h。

(3)病人入院、出院的处理：

①鼠疫病人入院首先做好初步消毒；

②对心脏衰竭病人，可先注射强心剂，然后护送入院；

③肺鼠疫及其可疑病人，应戴口罩；

④备痰盒(内装消毒剂)，途中禁止抛废物；

⑤途中可能发生危险的，应就地抢救；

⑥护送车辆到达目的地后，对车上所有的物品要彻底消毒；

⑦先将病人送入卫生处置室，脱下衣服，挂牌登记，消毒，清洗，保管，全身用碘伏擦澡(重症者可做临床处理)，皮肤破溃处粘好胶布再擦澡，然后换上病人专用服装和鞋，

送入病室;

⑧各型病人应分别隔离。肺鼠疫、腺鼠疫病人必须单独处理,单一病房;

⑨用过的病房及其一切物品必须严密消毒后再用;

⑩鼠疫病人治愈,经过卫生处置后,穿上自己带的经过消毒的衣服,方可出院。

(4)病愈出院标准:

①体温恢复正常;

②一般症状消失;

③咳痰及咽部分泌物连续 3 次以上(每 3 日 1 次)检菌阴性。

省州县现场调查处理专家组制订了对病人的隔离治疗措施:首选链霉素及广谱抗生素对鼠疫病人进行治疗。对 7 例在家中的病人,与家中其他人分帐篷隔离治疗,医务人员在病家附近搭建临时帐篷住下来,负责对病例的治疗。

对 1 例在县医院发现的病人,由于县医院门诊量大,没有 1 个相对独立的区域隔离肺鼠疫病人,因此,现场专家组决定将病人转移到距离县城最近的乡卫生院隔离,因为该卫生院相对独立,便于隔离。

问题 19:转运肺鼠疫病人有何条件、注意事项?

参考答案:

(1)通常情况下,鼠疫病人应就地抢救。

(2)从有利于救治、隔离等方面考虑,可在保证病人生命安全、严密防护的情况下转院。

(3)转运病人时:

①专车、人员严格防护;

②路途抢救设备齐全;

③病人戴口罩;

④病人的排泄物、痰液严格消毒处理。

(4)负责转移病人的医务人员和工作人员均做好最严密防护的准备,同时给病人准备了痰盂装病人的痰液,有专职医生监测病人的身体状况。

(5)到达乡医院后,将病人送进隔离病房。

(6)对运送病人的车,进行彻底消毒。对病人的痰液进行严格消毒处理。

(7)运送病人的同时,向乡医院配备了必要的抢救治疗药品和器械。

(四)划定大小隔离圈

问题 20:如何确定隔离圈?

参考答案:

(1)小隔离圈:

①一般以鼠疫患者住处为中心,将其周围可能被污染的邻舍(帐篷)划为小隔离圈(一般一个或相邻的几个庭院)。

②小隔离圈内设隔离病房。根据具体情况对小隔离圈内的原居住人员实行隔离观察,进行预防性治疗,非有关人员禁止出入。

(2)大隔离圈:

①如果需要，以发生病人的住宅为中心，将所在村屯或街道的一部或全部划为大隔离圈。牧区则以病人的住宅（相邻帐篷）及其附近常有人来往的住地（一般 1~2km）划为大隔离圈。

②大隔离圈内的人员可进行有组织的生产活动（禁止集会等集体活动），但不准去外地。

通过详细的流行病学调查。发现 15 例病人的密切接触者有 216 人，病人主要分布于 M 村，密切接触者则分布于 3 个地区：M 村及其毗邻的 D 村和 J 乡（主要是私自跑到县城就医的病人的接触者）。

省、州、县立即组成联合疫情调查控制组到达现场后，根据流行病学调查，病例和接触者的分布状况，迅速确定了大小隔离圈和警戒圈。

小隔离圈：以死者小娟、小红和患者老西居住的房屋为中心将其周围所波及的邻舍划为 3 个小隔离圈。小红的丈夫在县医院居住过的病房也划为小隔离圈

大隔离圈：以第一死者老丁居住地为起点，划定大隔离圈。将肺鼠疫患者隔离治疗的卫生院院墙以内整个卫生院划为大隔离圈。

警戒圈的划定：以小娟家的秋季草场为中心，划定警戒圈。

问题 21：对隔离圈采取什么措施？

参考答案：

（1）对密切接触者的措施：隔离圈内的密切接触者，必须与病人分帐篷居住；隔离圈外的密切接触者，就地隔离。对所有的密切接触者，要建立一览表，隔离医学观察 9 天。观察期间，限制行动，每天测体温 2 次，服药三天。

（2）对隔离圈内的其他健康人的措施：小隔离圈内的健康人，限制活动；大隔离圈内的健康人，可进行有组织的生产活动（禁止集会等集体活动），但不准去外地；对他们全部实施 9 天的医学观察。每天测体温 2 次。服预防药（磺胺类、土霉素、四环素等）3 天。

（3）对环境的消毒措施：①对病人的衣物，要求进行灭蚤和消毒处理。可用蒸汽、浸泡或熏蒸进行消毒。②对病房的消毒：隔离病人的病房或帐篷，要进行随时消毒处理。③对大小隔离圈的消毒：在小隔离圈内实施全面消毒，污染严重的密闭场所还应用甲醛等熏蒸消毒。贵重电器可用 75% 酒精擦拭表面。食具煮沸消毒。食品和粮食宜用炒、煮、暴晒等办法消毒。患者的排泄物，用漂白粉消毒后掩埋。垃圾焚烧掩埋。④灭蚤、灭鼠：对大小隔离圈内进行彻底的环境灭蚤（包括鼠洞灭蚤）。对猫、狗要栓养和灭蚤处理。一般禁用器械捕鼠，防止疫鼠污染和疫蚤游离。应选用高效灭鼠药物灭鼠。⑤搞好环境卫生、清理环境，注意个人卫生。

（4）宣传教育：严禁私自捕猎旱獭。发现自毙旱獭时，及时报告，绝对禁止剥皮。牧民出现发热症状，主动向巡视医生或体检医生报告。不外出接触他人。同时向牧民宣传鼠疫的临床表现、传染来源、自我防护等知识。

问题 22：该疫区需要封锁吗？封锁需要什么法律手续？实施交通检疫的原则、批准和解除的批准权限、检疫的具体措施？

参考答案：

（1）封锁：定为鼠疫后，根据鼠疫类型、流行强度及发展趋势等疫区具体情况，必要

时经省级以上政府批准，采取疫区封锁措施。本次疫情为肺鼠疫，疫情发展较快，病死率高，又出现病人私自外出情况，为了有效地控制疫情扩散，需要对疫区实施封锁。由该县县长担任指挥长的现场疫情调查处理指挥部，由州政府呈报，经省级政府批准，对疫区实施了封锁。由当地公安或武警具体执行封锁任务。封锁后的疫区，除进行疫情调查处理的工作人员外，任何车辆、行人，不能进入该村；该村任何人、物不能出该村。

（2）交通检疫：根据疫情处理的需要，同时对该县实施了交通检疫。鼠疫疫区附近 10 千米内的交通要道，必要时设置交通检疫，甚至交通封锁。确定检疫的传染病疫区、决定对出入疫区的交通工具及其乘运人员、物资实施交通检疫，必须由省、自治区、直辖市人民政府决定。借交通工具传播的严重危险已经消除，原决定机关可以宣布解除检疫传染病疫区，停止实施交通检疫。交通检疫的具体措施：对过往的行人、乘客、司机和售票员测量体温；对车辆进行消毒，严禁往外运送羊、狗等动物。

问题 23：如何确定交通检疫的地区？检疫的措施是什么？

参考答案：

（1）在大隔离圈之外 10km 范围内，必须实施交通检疫。

对人：测体温；

对车：消毒，防止外运旱獭等动物。

（2）检疫的批准权限：确定检疫传染病疫区、决定对出入疫区的交通工具及其乘运人员、物资实施交通检疫必须由省、自治区、直辖市人民政府决定。跨省、自治区、直辖市因实施交通检疫导致中断干线交通或封锁国境的须由国务院决定。借交通工具传播的严重危险已经消除，原决定机关可以宣布解除检疫传染病疫区，停止实施交通卫生检疫。

（3）部门职责：实施交通卫生检疫期间，省级人民政府成立由卫生、铁路、交通、民航、检疫等有关部门组成的临时交通检疫指挥部并根据需要设置临时交通卫生检疫站和留验站。

县以上人民政府的卫生行政部门的职责：在本行政区域内组织、协调交通卫生检疫的实施工作。调动本行政区域内各级各类医疗保健机构和卫生防疫机构的人员，实施交通卫生检疫措施。协调、调集预防控制检疫所需的药品、生物制品、器械、交通工具和个人防护装备等物资。根据交通检疫的需要，设置临时卫生留验。指定专门机构建立临时病院，收治铁路、交通、民航行政主管部门的卫生主管机构移交的检疫鼠疫病人、病原携带者及疑似鼠疫病人，接收处理因鼠疫或因疑似鼠疫死亡的病人尸体。协助铁路、交通、民航行政主管部门的卫生主管机构实施卫生检疫措施。

（4）卫生检疫的任务：检查来自疫区旅客的健康状况，对疑似鼠疫患者留验观察。对从疫区猎取的野生动物（旱獭、狐狸、山羊、野兔等）进行细菌学检验，并查扣上述动物。对从疫区运出的有可能污染的货物（如动物皮毛、棉絮等）进行检查，必要时对货物及车辆进行灭鼠、灭蚤和卫生消毒。

10 月 11 日确定为鼠疫爆发后，经省政府批准，对 M 村通往外界的交通，各种途径通往县城的交通、县城通往州府的交通路段实施了封锁，设立了交通检疫站。

检疫的具体措施为：对过往的行人、乘客、司机和售票员测量体温；对车辆进行消毒，严禁往外运送羊、狗等动物。

(5)封锁后的现场，需要很多物资支援，由于现场无电、无电话，无法与上级保持联系，请示上级的报告，要经过4天，才能得到上级反馈的意见，信息的不畅通，严重影响了现场疫情调查处理工作的进展。

(6)省政府紧急调用该省的一部海事卫星电话到现场，以方便现场与上级的联系。现场需要的各种物资，源源不断地到达现场，保证了各项措施有序进行。

问题24：疫区解除隔离的条件？如何评价？

参考答案：

(1)解除封锁的条件：

①封锁隔离区内达到灭鼠灭蚤和卫生要求标准(环境卫生、消毒)；

②病家的室内外进行了终末消毒；

③最后一例患者经疫区处理后9天，再无新发病人和疑似者出现。

(2)达到上述标准，疫区处理临时指挥部可以提出解除疫区封锁书面报告上报，经原批准的人民政府批准，方可宣布解除封锁，并上报卫生部备案。

(3)评价：严格按照《鼠疫防治手册》评价方法进行。

(4)解除疫区封锁：

①调查组对疫区进行消毒、为密切接触者和疫区的牧民们监测体温，实施预防服药。

②8例现患病例全部治愈，6例死者全部焚烧深埋，并进行了彻底的终末消毒，疫区处理工作全部完成，最后1例患者治愈后9天再无新发病例发生，经县人民政府上报，省人民政府批准，于2004年10月30日解除了对大小隔离圈的封锁。

(五)疫情监测

从2005年开始，该省重新开始了对该地实施鼠疫的常规监测工作。

问题25：如何开展鼠疫疫情监测？

该案例由于交通不便，地区偏远，在首例发病后较长时间才报告出来，在一定程度上延误了疫情的处置。

疫情报告并确认后，当地采取有效措施控制了疫情的进一步蔓延。

对全国而言，需要考虑的是输入性鼠疫或其他烈性传染病的调查和控制，完善监测系统，除及时对聚集性不明原因疾病或死亡进行报告外，还要迅速开展调查和处理工作。

加强实验室检测能力的建设，有利于尽早查明病原，确定事件性质。

在此，也提醒疾病控制人员应该：

①掌握常见传染病的基础知识；

②能够早期做出假设和判定，尤其是细菌性或病毒性的临床表征的判定；

③有利于检材的采集、储存和运输及检测；

④以免延误最佳时机。

本章小结

(1)不明原因群体性疾病是指一定时间内(通常是指2周内)，在某个相对集中的区域(如同一个医疗机构、自然村、社区、建筑工地、学校等集体单位)内同时或者相继出现3

例及以上相同临床表现，经县级及以上医院组织专家会诊，不能诊断或解释病因，有重症病例或死亡病例发生的疾病。

（2）不明原因群体性疾病具有临床表现相似性、发病人群聚集性、流行病学关联性、健康损害严重性的特点。

（3）不明原因群体性疾病爆发调查方法遵循现场流行病学调查方法的基本原则，包括11个步骤：组织准备、核实诊断、确定爆发或流行的存在、建立病例定义、核实病例并计算病例数、描述性分析、建立验证假设、采取控制措施、完善现场调查、书面报告和继续监测以便监控发病趋势和评价预防控制措施。并且现场处置，应坚持调查和控制并举的原则。

（4）满足以下条件即可基本判定为病因：①从一定数量的病人中分离到该病原体；②大多数病人感染后能产生针对该病原的抗体；③用该病原体作为病因能较好地解释大部分病例的临床表现及该事件的流行病学特点。判断疾病与病因的因果联系的准则包括：暴露与疾病关联的时间顺序、关联的强度、剂量-反应关系、关联的可重复性、关联的"特异性"、关联的可解释性、暴露和疾病分布的一致性，终止暴露后的效应等。

◎ 讨论题

2009年10月20日，某省卫生厅接到某市卫生局报告：自10月16日起，该市某镇某管理区出现以头晕、头痛为主要表现，部分伴恶心、呕吐的病例，其起病急、病情进展快，重症病人抽出、昏迷、死亡；其中有5人住院治疗，死亡一人；有进一步发展的趋势；原因诊断不明，要求协助调查。

1. 你认为是否有必要组织人员前往现场协助调查处理？为什么？
2. 如果卫生厅托你组织调查，你首先想进一步了解哪些方面的信息？
3. 你将组织哪些专业人员前往现场？
4. 如果开展现场调查，请说明爆发调查的步骤。
5. 了解基本情况后，你将从哪些方面进行深入调查？
6. 如何确定病例的定义？

◎ 思考题

1. 不明原因群体性疾病按病因划分可分为（　　）。
    A. 感染性疾病和非感染性疾病　　B. 传染性疾病和非传染性疾病
    C. 细菌性疾病和病毒性疾病　　　D. 以上均不对
2. 不明原因群体性疾病分为几级（　　）。
    A. 5级　　　　B. 4级　　　　C. 3级　　　　D. 2级
3. 病例定义的构成（　　）。
    A. 时间　　　B. 地点　　　C. 人物　　　D. 特征　　E. 以上均是
4. 在建立病例定义时，进行分层次病例定义的意义（　　）。

A. 对不明原因疾病来说，可以避免武断的病例定义；

B. 分析数据时可使用既敏感又特异的病例定义；

C. 给不明原因疾病确定更加精确的临床表现；

D. 以上均是

5. 感染性疾病标本种类有哪些 （   ）。

A. 血和尿液标本　　　　　　　　B. 消化道和呼吸道标本

C. 尸体解剖及其他人体标本　　　D. 媒介和动物标本

E. 以上均是

6. 撰写书面报告的种类(   )。

A. 初步报告　　　B. 进程报告　　　C. 总结报告　　　D. 以上均是

7. 什么叫"不明原因群体性疾病"，有什么特点？

8. 病例定义的构成？

9. 不明原因群体性疾病爆发调查的基本思路、步骤？

10. 在核实诊断的过程中，初步核实的内容包括哪些？

11. 在不明原因群体性疾病的现场调查和处理中，采取控制措施的原则？

12. 如何进行病例定义？

13. 群体性不明原因疾病事件应急反应的终止需符合什么条件？

14. 简述不明原因群体性疾病爆发调查中，病例定义的重要性。

15. 简述实验室检验在爆发调查中的作用。

（杨蕊）

第五章　食源性疾病

第一节　食源性疾病概念

一、疾病概述

食源性疾病是由传统的"食物中毒"逐渐发展变化而来，近二十多年来，在一些发达国家如美国、日本和德国等已经很少使用食物中毒这个概念，取而代之的是"食源性疾病"的概念。1984年世界卫生组织对食源性疾病的定义是："凡是通过摄食而进入人体的病原体，使人体患感染性或中毒性疾病，统称为食源性疾病"。这一定义也一直沿用至今。

在我国，食源性疾病的定义是指通过摄食而进入人体的有毒有害物质(包括生物性病原体)等致病因子所造成的疾病。一般可分为感染性和中毒性两类。包括常见的食物中毒、肠道传染病、人畜共患传染病、寄生虫病以及化学性有毒有害物质所引起的疾病。食源性疾患的发病率居各类疾病总发病率的前列，是当前世界上最突出的卫生问题。世界卫生组织认为，凡是通过摄食进入人体的各种致病因子引起的，通常具有感染性的或中毒性的一类疾病，都称为食源性疾患，即指通过食物传播的方式和途径致使病原物质进入人体并引发的中毒或感染性疾病。从这个概念出发，不包括一些与饮食有关的慢性病、代谢病，如糖尿病、高血压等。然而国际上有人把这类疾病也归为食源性疾患的范畴。顾名思义，凡与摄食有关的一切疾病(包括传染性和非传染性疾病)均属食源性疾患。世界卫生组织(WHO)最新公布的信息表明，全球每年发生食源性疾病的病例数达到数十亿例，即使在发达国家也至少有1/3的人患食源性疾病。

二、疾病病原

食源性疾病主要分为两类：一类是由食品中生物或化学因素引起的食物中毒，另一类是由食品中生物因素引起的感染性腹泻。目前已知有200多种疾病可以通过食物传播。已报道的食源性疾病致病因子有250种之多，其中大部分为细菌、病毒和寄生虫引起的感染性疾病。其他为毒素、金属污染物、农药等有毒化学物质引起的中毒性疾病。食源性疾病的病原主要包括：

(1)肠道致病菌。约10种左右的肠道致病菌，是食源性疾病中最常见的生物致病因素。感染后可引起细菌性食物中毒和多种感染性腹泻。常见的致病菌及其污染的食物为：沙门氏菌(禽、畜肉)、副溶血性弧菌(水产品)、蜡样芽孢杆菌和金黄色葡萄球菌(剩饭)、肉毒杆菌(发酵制品、肉制品)、李斯特单核细胞增生菌(乳制品)、椰醇假单细胞菌(银耳)和肉制品大肠杆菌等。

(2)食源性病毒通过食品传播的病毒主要有诺若病毒、轮状病毒、甲肝病毒和戊肝病毒等。感染后可引起病毒性腹泻、甲肝、戊肝等疾病。目前病毒性腹泻发病率呈明显上升趋势,仅次于细菌性腹泻。

(3)寄生虫主要是华支睾吸虫,感染后可引起肝吸虫病。还有阿米巴原虫,感染后可引起阿米巴痢疾。自然产生的毒素,如黄曲霉毒素、海中的生体毒素、毒蘑菇中产生的氰苷和毒素、有毒动物(如河豚)产生的毒素等。

(4)化学性污染主要是农药,兽药饲料添加剂、杀虫剂、灭鼠药的滥用,含重金属(铅、铜、汞、锌)、有机氯和化合物(多氯联苯)、有机磷的化合物、亚硝酸盐等有害物质造成的污染。

在我国,食源性疾病爆发有两大特点:一是原料污染或变质、原料储存和加工不当导致的集体聚餐爆发。其中,餐饮单位(包括集体食堂、宾馆、饭店)占责任单位的60%以上,2006年发生的福寿螺事件就是一个鲜活例子。二是沙门氏菌、副溶血性弧菌污染肉和肉制品、水产品导致的疾病爆发。据监测,我国每年至少有3亿人发生食源性疾病。其中,由沙门氏菌污染肉和肉制品导致的发病率最高,约占97%;副溶血性弧菌污染水产品导致的发病率为2.5%。

三、疾病状况

由食品污染而引起的疾病是当今世界上最广泛的卫生问题之一,据报告,食源性疾患的发病率居各类疾病总发病率的第二位。据世界卫生组织(WHO)和世界粮农组织(FAO)报告,仅1980年,亚洲、非洲和拉丁美洲5岁以下的儿童,急性腹泻病例约有十亿,其中有500万儿童死亡。英国约有1/5的肠道传染病是经食物传播的。美国食源性疾患每年平均爆发300起以上。1972—1978年美国由于食源性疾患死亡病例达80例,其中肉毒中毒死亡30例。

我国目前尚无统一的食源性疾患报告的数据。从1953年全国建立卫生防疫站以来,相继建立了传染病报告和食物中毒报告制度,历年来我国法定报告的传染病发病率以肠道传染病为首,随着城市自来水和农村改水的发展,近年来肠道传染病的水型爆发已不多见,主要经食物传播。我国食物中毒报告的发病率,自1983年食品卫生法(试行)以来大幅度地下降,但仍占人口的7/10万左右。上海市1988年春,由于食用不洁毛蚶造成近30万人的甲型肝炎大流行,这是一次典型的食源性疾病的大流行。东南沿海地区每年都要发生食用河豚中毒死亡事故,仅上海市20世纪80年代每年死亡人数达20人左右。尤其严重的是近年来不法食品商贩用工业酒精兑制白酒引起甲醇中毒事故屡禁不绝,1996年6、7月间云南省曲靖地区发生饮用白酒导致恶性甲醇中毒事件,中毒192人,死亡35人;1997年春节期间,山西朔州和大同市灵丘县又发生不法食品生产经营者用甲醇勾兑散装白酒,发生严重的由甲醇引起的食物中毒,导致296人中毒住院治疗,其中27人死亡。上述二起食物中毒事件,是利用非食品原料非法生产加工食品造成食源性疾患的典型案例。

四、疾病特征

(一)爆发性

食源性疾病爆发(foodborne-diseases outbreak，FBDO)是指两人或多人在食用同一食物后出现相似疾病的发病事件，同一疾病爆发事件所涉及的病人存在人、时、地的关联。一起发病事件患病人数的多少取决于暴露人群人数(即进食人数)的多少。在发病形式上，微生物性食物中毒多为集体爆发，潜伏期较长(6~39小时)；非微生物性食物中毒为散发或爆发，潜伏期较短，一般为数分钟至数小时。

(二)散发性

散发是指已知患有某种疾病的病人在时间、地点的分布及病例相互关系之间并无关联的一种发病表现方式，病人通常以单个病例(single case)的分布形式存在。与食源性疾病有关的散发病例是指发病确实与食用了某种食物有关的单个病例。肉毒中毒、毒蕈中毒、河豚中毒和某些化学性食物中毒引起的单个病例因临床发病症状较典型或发病原因较明确，一般比较容易确定；某些细菌性食物中毒引起的散发病例由于食物因素往往难以调查确定，因此常常无法确定其为食物中毒的散发病例。然而，有时最初被认为是散发病例的病人在随后进行的流行病学调查中，有可能被发现是与其他病人具有流行病学关联的病例。因此，对散发病例应当仔细地进行询问了解，分析其相互之间有无流行病学的人、时、地关联，以及时发现、鉴别可能发生或已存在的疾病爆发事件。

(三)地区性

某些食源性疾病常发生于某一地区或某一人群。例如，肉毒杆菌中毒在我国以新疆地区多见；副溶血性弧菌食物中毒主要发生在沿海地区；霉变甘蔗中毒多发生在北方地区；而牛带绦虫病主要发生于有生食或半生食牛肉习俗的地区。食源性疾病有明显的地区性分布。

(四)季节性

某些食源性疾病在一定季节内发病率升高。例如，细菌性食物中毒一年四季均可发生，但以夏秋季发病率最高；毒蘑菇、鲜黄花菜中毒易发生在春夏季节，霉变甘蔗中毒主要发生在2~5月。

五、疾病分类

食源性疾病可按引起发病的治病因子不同方法分类，按致病因子分类可将食源性疾病分成以下八类．：①细菌性食源性疾病；②病毒性食源性疾病；③食源性寄生虫病；④化学性食物中毒；⑤真菌性食物中毒；⑥动物性食物中毒；⑦植物性食物中毒；⑧其他或原因不明的食源性疾病。

第二节　食源性疾病监测

目前，美国、英国、澳大利亚、新西兰等发达国家已经建立食源性疾病监测体系，我国目前开展的监测工作主要是食品污染物的监测、食物中毒爆发的监测。对于散发的食源性疾病的监测以及病原菌的监测尚未开展。因此，应当在我国建立较为完善的食源性疾病监测体系，包括主动监测、食物污染物监测、从业人员行为因素监测等。

一、监测范围

食源性疾病的监测范围主要包括全国 31 个省（区、市）及新疆生产建设兵团的试点医院。

二、监测对象

食源性疾病的监测对象主要包括：疑似食源性异常病例/异常健康事件报告系统监测对象为试点医院所接诊的全部就诊患者，重点监测对象为年龄≤14 周岁的婴幼儿和儿童、年龄≥65 周岁的老年人以及妊娠和哺乳期妇女，应特别关注内科（如消化内科、肾内科和神经内科等）和儿科的就诊者。

三、监测工具

疑似食源性异常病例/异常健康事件报告卡和数据采集平台。

四、监测内容

1. 疑似食源性异常病例/异常健康事件的定义

由于可能引起食源性疾病的致病因子种类繁多，且这些致病因子所导致的疾病在早期表现出的临床症状和体征并不典型，因此医疗机构虽然能对患者所罹患的疾病进行诊断，却无法将这些疾病与可能的食源性致病因子联系起来，从而延缓了公共卫生干预措施的实施。以三鹿奶粉事件为例，像三聚氰胺这类正常情况下不应出现在食品中、人为非法添加到食品中的化学物质难以事先预测，人们难以事先获知可能的临床表现及特点。因此，需要建立新的报告机制来提高对这类疾病或事件的发现与报告能力。新的报告机制所针对的应该是一组用目前的知识难以解释的可能与食品有关的疾病或事件（命名为"疑似食源性异常病例/异常健康事件"），其定义或概念应该是宽泛而非特定的，涵盖范围是可能与食品有关并且具有以下一个或数个特征的一些疾病/事件：

（1）疾病的临床表现（如症状、体征、实验室和辅助检查结果及病程）和流行病学特征（人群分布、时间分布和地区分布等）与现有的诊疗经验和专业判断明显不符，用现有的临床专业知识和经验无法得到合理解释；

（2）病情/健康损害严重或导致死亡，无法得到合理解释；

（3）同一医疗机构接诊的类似病例数异常增多，超过既往水平且不能得到合理解释；

（4）存在上述一个或数个特征，且可能与食品有关的疾病；

（5）疑似食源性异常健康事件是由一个以上的个案组成。

三鹿奶粉所致婴幼儿罹患"肾结石"事件满足了上述特征。由于我国婴幼儿肾结石自然发病率低于十万分之一，因此婴幼儿罹患"肾结石"本身就是一种罕见的健康损害事件；其次摄入三鹿奶粉后出现婴幼儿死亡事件；三是短时间内被诊断为"肾结石"的婴幼儿病例数异常增多，与往年相比发病率异常增高（如兰州市某医院自 2008 年 6 月收治第一名

"肾结石"患儿后的短短两个多月内，收治的"肾结石"患儿迅速上升到 14 名），原因却无法解释。

2. 不属于疑似食源性异常病例/异常健康事件范畴的情况

本监测中疑似食源性异常病例/异常健康事件不是临床上的"疑难杂症"，以下情况不属于本次监测的范畴：

（1）国家法定传染病；

（2）原因明确的食源性疾病（包括食物中毒）个案或事件；

（3）诊断不清的疑难杂症；

（4）未经试点医院会诊、也未经当地卫生行政部门组织专家会诊确定的异常病例/事件；

（5）与食品不相关的异常病例/异常健康事件。

第三节　食源性疾病预防及控制

一、食源性疾病预防

（一）食源性疾病预防概述

由于食源性疾病发病率高，波及面广，被 WHO 认为是当今世界上最为突出的公共卫生问题之一。因此，食源性疾病的预防及控制工作尤为重要。在实际工作中，对于病因不明的食源性疾病，一般宜采取综合性控制措施；对于已知病因的食源性疾病，除采取一般综合性控制措施外，还可以对病人采取特异性治疗措施。

（二）食源性疾病与食品安全

食品的安全与人们的身体健康密切相关，人食用了不安全的食品，就可能发病，甚至死亡。获得安全的食品是每个公民的权利，但目前食品安全问题并非令人满意。事实上由于食品受到污染而导致的食源性疾病仍在世界各地发生，有的甚至发生流行或大流行。据统计，全世界每年大约有数亿人因食用了污染的食品而患病，食源性疾病发生率为 5%～10%，食源性疾病已成为当今世界公共卫生的严重问题。

食品在生产、储存、运输、销售等过程中，都可能受到污染，如农药、有害金属、细菌、病毒、寄生虫等，人食用了这些受污染的食品，就可造成发病，甚至死亡。1988 年年上海发生甲肝大流行，感染者超过 30 万人，原因是食用了从污染水域捕获的毛蚶。近来，日本发生逾万人的乳制品中毒事件，原因是乳制品中染有葡萄球菌。1999—2000 年 1 月，新西兰、法国等相继报告李斯特菌感染的爆发或流行，主要表现为腹泻、菌血症和脑膜炎。2000—2001 年又出现了起始于英国的疯牛病并蔓延到欧洲其他国家，乃至亚洲日本。

经食品传播的疾病很多，有传染性的，如霍乱、伤寒、痢疾、甲肝等，也有非传染性的，如农药、有害金属等。食品被病原体污染大体上有三种类型：①食品本身带有病原体，如猪肉带有旋毛虫囊包，牛肉带有绦虫囊尾蚴，鱼肉带有华支睾吸虫囊蚴，牛奶带有结核菌或布鲁氏菌，鸭蛋带有沙门氏菌等，这些病原体均来源于患该病的动物；②食品在加工、运输或销售过程中被污染,如带有沙门氏菌的鼠类或带菌者污染肉、鱼、蛋类,并在其中大量繁殖而污染食物。又如食品操作者的鼻腔或皮肤葡萄球菌感染时,常污染乳品、肉类等。各种传染病,如霍乱、伤寒、副伤寒、痢疾、甲肝等病原体均可通过病人、病原携带者或苍蝇污染食品;③病原体在食品中虽不繁殖,但可通过食品而起传播作用,如凉拌菜、冰棍、蔬菜等。这些食品大多通过作为病人或带菌者的操作者而污染食品,也可由污染的水、患者的粪便等污染而传播疾病。

食品的不安全不但对消费者的健康形成威胁,而且还能造成经济上的重大损失。因此,保证食品安全,预防食源性疾病显得格外重要。目前许多国家都加强了从农场到餐桌的食品安全监控工作和对消费者共同保障安全的新型模式。由于各国采取了加强食物加工的监控、改善卫生状况、采用制冷与安全罐装、严格食物添加剂和防腐剂的使用等一系列措施,目前食源性疾病的发生率已有所降低。但随着气温的上升,肠道传染病的一些病原体生长繁殖加快,同时人们在外就餐的机会增多,易导致肠道传染病的发生和流行,因此,人们更要注意食品安全。

(三)食源性危害因素及其来源

食源性危害主要包括十大危险因素来源,①过早地烹调食物,煮熟的食物保存在室温条件下(25~40℃)超过2小时;②熟食或剩余食品重新加热的温度和时间不够,未能杀死病菌;③肉、奶、蛋、豆类及其制品加热不彻底或不均匀,未烧熟煮透;④冷冻肉及家禽在烹调前没有充分解冻;⑤由于人员操作或者食品存放不当等造成生熟食品交叉污染;⑥误食有毒的动植物或者烹调加工方法不当(如四季豆或豆浆未煮透)没有去除其中的有毒物质;⑦生吃水产品及其他可能被寄生虫、细菌、病毒污染的食品;⑧食物的体积过大,烹调的温度和时间不够;⑨食品从业人员健康状况和卫生习惯不良;⑩使用不洁净水源。

(四)各类食源性危害因素及其控制

对食源性疾病的管理包括预防、调查、监测、治疗及其控制的全部内容,而通过提高食品卫生水平、加强食源性疾病主动监测为主要内容的预防性措施,已经成为相关国际组织和许多国家卫生当局所关注的内容。主动监测的目的是为了获得有关食源性疾病更可靠的信息资料,主要包括:①了解在人类、动物、食品和环境中特定病原体的存在及其危险性;②对食源性疾病爆发和散发病例的调查;③核对和解释所获得的资料,取得有效的证据;④进行快速而有效的信息传递。目前这种主动监测手段归纳为致病微生物的"危险性分析"(risk analysis)。美国CDC所实施的食源性疾病主动监测网Foodnet以及国家细菌分型食源性疾病监测网络pulsenet被认为是目前食源性疾病监测的最先进体系。

(1)加强全国性食源性疾病的管理规划,开展地区性和全国性食源性疾病管理的网络建设。当前的重点要完善和加强食源性疾病调查、报告体系,建立更加快速、有效的信息处理和传递系统。将食物中毒与食源性疾病的报告体系有机结合起来,形成一套有良好效率和管理水平的报告、调查、分析体系,这对今后食源性疾病的管理至关重要。

(2)开展与食源性疾病有关的致病因素的主动监测。尤其是加强对重点致病因素和高危险性食品的监测。有些致病微生物,如产气荚膜梭状芽孢杆菌、单核细胞增生李斯特菌等是在其他一些国家经常引起食源性疾病爆发的因素,而我国很少报道,这可能与我国对这类致病菌的监测能力和重视不够有关。此外还应通过建立症状监测哨点开展对食源性疾病散发病例的监测和调查。对食源性疾病的调查应完成的重点内容有：①发病者和未发病者专率的计算：应收集所有有关发病者和未发病者进食各种可疑食物的发病专率，并进行统计学检验；②绘制流行病学曲线；③分析疾病的地理分布和定位，估计病原物质是否继续扩散，并决定是否通知其他发病地区卫生机构；④对调查结果进行科学合理的解释，将流行病学统计分析资料同实验室分析结果相比较，如果患者所表现的症状和体征同该病原体所引起的疾病的一般表现相一致，食源性疾病的病因解释则不难判断；⑤进行卫生学调查，对食品生产、加工、制作或储藏方法进行分析，则会反映出发生污染以及使病原体存活及生长的环节和原因；⑥及时和完整地按照规定程序报告。

（3）提高相关监测人员的知识水平和实验室检测能力，尤其是提高对新致病因素的检测能力。例如，根据国内外对李斯特菌污染状况和致病情况的分析，应当加强对该致病菌的重视。

（4）进一步提高信息处理能力。食源性疾病的监测活动可以有多种形式，但最主要的是要对监测活动进行科学的计划、组织和实施，通过高效的信息处理，提高对食源性疾病的预报和管理水平，建立食源性疾病预警系统。

（5）加强部门之间的协作。充分了解与"食品链"各阶段相关的危害因素及其发生的危险性，是开展"危险性分析"的条件之一。当前应充分利用现有资源，加强不同领域、不同部门和行业之间的协作。既要在医疗和卫生机构之间开展协作，还要加大卫生医疗机构与农业、进出口检验检疫等部门之间的合作。首先应重视有效结合疾病控制和卫生监测两个方面的监测信息和资源。

二、食源性疾病控制

（一）防止食品污染的技术

食品消毒方法大体上可以分为化学方法和物理方法两类。化学消毒方法中有关二氧化氯和臭氧的研究及应用最多，臭氧消毒的最大优势是可以对房间进行彻底消毒，不留死角，二氧化氯的消毒能力次于臭氧。但是臭氧和二氧化氯都是化学药品，低空排放有害人体健康，不适用于食品包装车间。常用的物理消毒方法有紫外线和光触媒。紫外线消毒需要的设备是紫光灯，跟平常的日照灯一样，但是它适合的是厂房的辐照杀菌，并且时间长，对食品灭菌不合适。跟臭氧消毒一样，紫外线消毒同样不适用于有人情况下的消毒。光触媒又叫光催化，具有杀菌功能，但不能净化空气中的颗粒物。为解决食品在制作及灌装等有人员在场时也可有效抑菌，NICOLER 动态杀菌消毒技术引起了专业人士的高度重视，简而言之就是可以在有人情况下消毒。通过高压静电的方式进行空气净化消毒，食品可在无菌环境下从半成品转至生产制作冷却、挑选、内包装及灌装等环节时，有效避免空气中的微生物及菌落附在食品表面，进行繁殖滋生，形成二次污染，可减少高温、微波灭菌时间，达到延长保质期的目的。

面对严峻的食品安全形势，我国已经颁布了一系列政策法规，并采取了多项措施来保障食品安全。作为食品生产加工者，在生产加工过程中严格按照工艺要求操作，保证食品卫生安全，既是对消费者负责，也是企业的立足之本。

（二）控制微生物生长繁殖的技术

控制微生物的物理因素主要有温度、辐射作用、过滤、渗透压、干燥和超声波等，它们对微生物生长能起抑制作用或杀灭作用。

（三）杀灭或消除食品中微生物的技术

1. 高温灭菌

当温度超过微生物生长的最高温度或低于生长的最低温度都会对微生物产生杀灭作用或抑制作用。

（1）高压蒸汽灭菌法：高压蒸汽灭菌的温度越高，微生物死亡越快。通常情况下温度为 121.3℃。衡量灭菌效果的指标之一是十倍致死时间（decimal reduction time），即在一定的温度条件下，微生物数量十倍减少所需要的时间。温度愈高，十倍致死时间愈短。另外 D 值大小还与微生物的种类、生长时期、检测培养基的性质等因素有关。测量某种微生物在某个温度下的十倍致死时间是一个很复杂的过程，因为这种方法要测定活菌的数量。另一种比较容易测定的指标是热致死时间（thennal deathtime），即在一定温度下杀死所有某一浓度微生物所需要的时间。这样只要在一定温度下将待测样品加热处理不同时间后，分别与培养基混匀，然后培养，当所有细菌被杀死时，被培养的样品中就没有细菌生长。待测样品中的微生物数量大（即浓度高），杀死所有微生物所需的时间比杀死微生物浓度低的样品所需的时间长。因此当微生物的浓度一致时，可以通过比较热致死时间长短来衡量不同微生物的热敏感性。

（2）干热灭菌法：对于一些玻璃器皿、金属用具等耐热物品还可以用干热灭菌法进行灭菌，但干热灭菌所需时间比湿热灭菌温度高和时间长。例如 171℃ 需要 1h，160℃ 需 2h，121℃ 需 16h 等。

（3）煮沸消毒：即将待消毒物品如注射器、金属用具、解剖用具等在水中煮沸 15min 或更长时间，以杀死细菌或其他微生物的营养体和少部分的芽孢或孢子。如果在水中适当加 1% 碳酸钠或 2%~5% 的石炭酸则杀菌效果更好。

（4）间隙灭菌法：对于某些培养基，由于高压蒸汽灭菌会破坏某些营养成分，可用间隙灭菌法灭菌，即流通蒸汽（或蒸煮）反复灭菌几次，例如第一次蒸煮后杀死微生物营养体，冷却，培养过夜，孢子萌发，又第二次蒸煮，杀死营养体。这样反复 2~3 次就可以完全杀死营养体和芽孢，也可保持某些营养物质不被破坏。

（5）巴氏消毒法：高压蒸汽灭菌适用于耐热材料的灭菌（如培养基、溶液等。）对于牛奶及其热敏感物质不适宜，因为高热破坏了食品的营养与风味。现在，牛奶或其他液态食品一般都采用超高温灭菌，即 135~150℃，灭菌 2~6s，既可杀菌和保质，缩短了时间，又提高了经济效益。

2. 辐射作用

辐射灭菌（radiation sterilization）是利用电磁辐射产生的电磁波杀死大多数物质上的微生物的一种有效力法。用于灭菌的电磁波有微波、紫外线（UV）、X 射线和 γ 射线等，它们都能通过特定的方式控制微生物生长或杀死它们。例如微波可以通过热产生杀死微生物的作用；紫外线（UV）使 DNA 分子中相邻的嘧啶形成嘧啶二聚体，抑制 DNA 复制与转录等功能，杀死微生物；X 射线和 γ 射线能使其他物质氧化或产生自由基，再作用于生物分子，或者直接作用于生物分子，以打断氢键、使双键氧化、破坏环状结构或使某些分子聚合等方式，破坏和改变生物大分子的结构，以抑制或杀死微生物。

3. 过滤作用

高压蒸汽灭菌可以除去液体培养基中的微生物，但对于空气和不耐热的液体培养基的灭菌是不适宜的，为此设计了一种过滤除菌的方法。过滤除菌有三种类型：第一种最早使用的是在一个容器的两层滤板中间填充棉花、玻璃纤维或石棉，灭菌后空气通过它就可以达到除菌的目的。为了缩小这种滤器的体积，后来改进为在两层滤板之间放入多层滤纸，灭菌后使用也可以达到除菌的作用，这种除菌方式主要用于发酵工业。第二种是膜滤器，它是由醋酸纤维素或硝酸纤维素制成的比较坚韧的且具有微孔（0.22～0.45um）的膜，灭菌后使用，液体培养基通过它就可将细菌除去，由于这种滤器处理量比较少，主要用于科研。第三种是核孔滤器，它是由用核辐射处理得很薄的聚碳酸胶片（厚10um）再经化学蚀刻而制成。辐射使胶片局部破坏，化学蚀刻使被破坏的部位成孔，而孔的大小则由蚀刻溶液的强度和蚀刻的时间来控制。溶液通过这种滤器就可以将微生物除去，这种滤器也用于科学研究。

4. 高渗作用

细胞质膜是一种半透膜，它将细胞内的原生质与环境中的溶液（培养基等）分开，如果溶液中水的浓度高于细胞原生质中水的浓度，那么水就会从溶液中通过细胞质膜进入原生质，使原生质和溶液中水的浓度达到平衡，这种现象为渗透作用，即水或其他溶剂经过半透性膜而进行扩散的现象称为渗透；在渗透时溶剂通过半透膜受到的阻力称为渗透压。渗透压的大小与溶液浓度成正比。如纯水的 aw 值为 1，溶液中的溶质趋向于降低 aw 值，即溶液中含的溶质愈多，溶液中的 aw 值愈低，而溶液的渗透压愈高。细菌接种到培养基里以后，细胞通过渗透作用使细胞质与培养基的渗透压力达到平衡。如果培养基的渗透压力高（即 aw 值低），原生质中的水向培养基扩散，这样会导致细胞发生质壁分离，使生长受到抑制。因此提高环境的渗透压即降低 aw 值，就可以达到控制微生物生长的目的。例如用盐（浓度通常为 10%～15%）腌制的鱼、肉、食品就是通过加盐使新鲜鱼肉脱水，降低它们的水活性，使微生物不能在它们上面生长；新鲜水果通过加糖（浓度一般为 50%～70%）制成果脯、蜜饯也是降低水果的 aw 值，抑制微生物生长与繁殖，起到防止腐败变质的效果。

5. 干燥

水是微生物细胞的重要成分，占生活细胞的 90% 以上，它参与细胞内的各种生理活动，因此说没有水就没有生命。降低物质的含水量直至干燥，就可以抑制微生物生长，防止食品、衣物等物质的腐败与霉变。因此干燥是保存各种物质的重要手段之一。

6. 超声波

超声波处理微生物悬液可以达到消灭它们的目的。超声波处理微生物悬液时由于超声波探头的高频率振动，引起探头周围水溶液的高频率振动，当探头和水溶液两者的高频率振动不同步时能在溶液内产生空穴，空穴内处于真空状态，只要悬液中的细菌接近或进入空穴区，由于细胞内外压力差，导致细胞裂解，达到灭菌的目的，超声波的这种作用称为空穴作用；另一方面，由于超声波振动，机械能转变成热能，导致溶液温度升高，使细胞产生热变性以抑制或杀死微生物。目前超声波处理技术广泛用于实验室研究中的破细胞和灭菌。

第四节　食源性疾病处理

一、概述

食品在生产(包括种植和养殖)、加工、储存、运输、陈列、供应和销售过程中,常常会受到各种病原物质的污染,如果食品中污染或所含的病原物质达到人体的感染或中毒剂量(infective dose 或 intoxicating dose)时,就会引起食用者感染或中毒。如果同一污染食品的食用人数较多或分发供应范围较广,就会在某一特定地点或场所引起食源性疾病的爆发(outbreak),或引起较大范围的流行(epidemic),有时引起食源性疾病的爆发事件可能波及全国,甚至引起国际间大规模的爆发流行。食源性疾病发病的临床表现因病而异,轻者一般仅有轻微的不适感,重者可出现各种严重的临床综合征,甚至引起死亡。由于食源性疾病发病率高,波及面广,被 WHO 认为是当今世界上最为突出的公共卫生问题之一。许多国家将食物传播引起的疾病爆发或流行与播散性疾病(communicable disease)的流行一起列为公共卫生的紧急事态(emergency),并组建负责食源性疾病应急工作的机构或部门,一旦发生食源性疾病爆发流行,即迅速采取相应的应急措施,以及时控制事态的扩大蔓延或可能引起的再次爆发。

食源性疾病的调查处理过程,其目的是查明事故原因,确定污染环节,控制可疑食品,防止事故的蔓延和事态的扩大,预防同类事件再次发生。

二、食源性疾病爆发事件现场调查的组织协调

接到突发事故(事件)报告时,接信息人应按《事故报告记录表》内容认真做好记录,并立即向本科室领导和单位突发事故(事件)应急处理核心小组组长报告。必须询问并详细记录下列内容:食物中毒、食源性疾病事故发生单位名称、地址、发病时间、进餐人数、中毒人数、死亡人数、可疑食品、中毒临床表现、就诊或所处地点;报告人姓名、工作单位、联系地址和联系电话。

告知报告人保护现场,留存病人粪便、呕吐物、可疑中毒食物及盛装可疑中毒食物的容器(未清洗)。必要时,接报人要进行现场核实,并将核实情况上报应急小组。立即将疑似食物中毒、食源性疾病事件详细记录并向食物中毒事故应急处理小组组长报告。根据中毒事故严重程度和可能造成的影响,应急处理小组组长按食物中毒、食源性疾病事故报告程序上报有关领导和有关部门。核实情况并经单位领导同意后,按规定程序报告。具体如下:

(1)最初接到报告的卫生行政部门,对一起食物中毒人数少于30人的,应当及时报告同级人民政府和上级人民政府卫生行政部门;

(2)最初接到报告的卫生行政部门,对一起食物中毒人数超过30人(含30人)的,应当于2小时内报告同级人民政府和上级人民政府卫生行政部门;

（3）最初接到报告的卫生行政部门，对一起食物中毒人数超过100人或者死亡1人以上的，应当于2小时内上报卫生部，并同时报告同级人民政府和上级人民政府卫生行政部门；

（4）最初接到中毒报告的卫生行政部门，对中毒事故发生在学校、地区性或者全国性重要活动期间的，应当于2小时内上报卫生部，并同时报告同级人民政府和上级人民政府卫生行政部门；

（5）其他需要实施紧急报告制度的食物中毒事故。

三、食源性疾病爆发事件的现场流行病学调查

食源性疾病的现场流行病学调查：患者和进食者的调查人员在协助抢救病人时，对照卫生部制定的《食物中毒个案调查登记表》，向病人详细了解发病经过，询问患者的自觉症状、发病时间、临床表现。观察患者体征、呕吐物和排泄物的性状。调查可疑中毒病人发病前48小时以内的进餐食谱，重点调查可疑餐次的进餐时间、摄入食品的名称和食用量、进食场所等，如可疑餐次难以确定或可能涉及民事赔偿，必须调查患者发病前72小时内的进餐情况，并将调查结果如实登记在个案调查登记表中。患者难以回忆的进餐情况的，必须在调查表中注明。调查完毕后，请被调查患者或其陪同人在个案调查表上签字认可。调查人员了解患病进食者在可疑餐次的进餐时间、摄入食品的名称和食用量、进食场所等事实时，必须详细了解未患病进食者摄入食品的名称和食用量，以便确定可疑中毒食品。

1. 对可疑食品的加工过程调查

调查人员向食品加工制作场所的主管人员或企业负责人详细了解可疑食品加工、制作的流程，将可疑食物各加工操作环节绘制成操作流程图，注明各环节加工制作人员的姓名，分析并标出可能存在或产生某种危害的加工操作环节及其危害发生的危险性。

调查人员向各个环节（工序）的制作人员详细了解可疑食品的具体加工制作过程和方法，必要时通过观察其实际加工制作过程，确认其制作过程是否杀灭或消除可能的致病因素，是否存在直接或间接的交叉污染，是否存在不适当储存食品的行为，是否存在剩余食品没有重新加热就食用等事实。

调查食物中毒事发单位食品生产经营场所是否持有效《卫生许可证》；厨师和其他参与食品加工制作人员是否持有效《健康证》；现场检查食品生产经营场所的卫生状况，观察和询问食品加工制作人员的个人卫生和健康状况。

调查过程中，现场观察到的违法事实，调查人员（2人以上）必须如实填写《现场检查笔录》，并请被调查单位负责人（或陪同人）在现场检查笔录上签字认可；通过询问掌握的信息，调查人员（2人以上）必须如实填写《询问笔录》，并请被询问人在《询问笔录》上签字认可。

了解中毒单位采购可疑食品或可疑原料（含添加剂）时是否向供货方索取食品检验合格证或者化验单。如果可疑食品或可疑原料很可能是该起食物中毒的致病原因，调查人员必须详细了解并使用《询问笔录》，如实记录相关产品供货商的名称、地址、负责人姓名和联系电话等，并请被询问人在询问笔录上签字认可。

采样品种：根据患者临床表现、该起中毒事件流行病学特点和初步分析的可能致病因素选择样品种类。须尽一切努力采集剩余的食品、患者呕吐物、洗胃液、食品容器和加工用具(未清洗消毒)表面涂抹拭样等。根据各种食物中毒诊断需要，一般还需采集患者血液、尿液、肛拭等。此外，还应采集直接接触食品人员和厨师的手拭、肛拭等。

根据临床表现、可能致病因素、现场具体情况确定采样品种。一般情况下，对腹泻病人，应采集粪便或肛拭。对发热病人，注意采集血液。对怀疑化学性食物中毒者，注意采集血液和尿液。无剩余可疑食品时，应采集相关容器、用具、抹布等涂抹样品。采样方法：采集样品，必须按无菌采样方法操作，贴上标签，标记样品名称、样品编号、被采样单位等，加贴封条后，放置在适宜条件的采样箱内，需冷藏的必须在冷藏箱内(箱内有冰块)保存运输。根据样品种类和性质不同，分别填写《食物中毒事故个案调查登记表》、《食物中毒、传染病疫情等样品采(送)检单》，经被调查单位负责人或陪同人签名确认。

采样人数：一般要求尽量采集齐全。如下仅供参考：食物中毒事件规模较小，患者人数不超过 10 人的，全部采样；患者人数 10~20 人的，至少采样人数 10 人；患者人数 21~30 人的，至少采样人数 15 人；患者人数 31~50 人的，至少采样人数 20 人；患者人数大于 51 人的，至少采样人数大于 25 人。应选择临床症状典型的患者进行采样，同时还应采集部分具有相同进食史但未发病者的同类样品进行检验。

样品运送：在适宜的保存温度和条件下以最短的时间送往实验室。不能及时送样的应在现场对样品按要求进行冷藏。

病例确定通过现场核实的发病情况和进食情况分析，提出确定病例的标准，按确定的病例标准对现已发现或报告的可疑病例进行鉴别。病例确定标准可参考以下方面：

(1)计算病人出现的各种临床症状与体征的频率，确定病人的突出症状和伴随症状。

(2)按临床发病情况，确定病人中毒的轻重。

(3)按是否有医师诊断确定病例是否为临床诊断病例。对尚未报告或就诊的病例作进一步登记调查。

2. 病例的初步流行病学分析

(1)按病例发病时间绘制发病流行曲线，分析病例发病时间的分布特点及其联系，确定可能的致病因素。

(2)绘制病例发病场所或地点分布图，分析病例发病地区分布特点及其联系，确定可能的发病场所或地点。

分析事件可能的发生原因根据确定的病例标准和病例流行病学分布的特点，应提出是否同一起食物中毒事件的意见，并就食物中毒的致病因素、可疑中毒食品及其来源、中毒原因、进食可疑中毒食品的时间、地点等提出假设，以指导抢救病人和进一步开展的调查及中毒控制工作。

3. 中毒的控制和处理

患者采取紧急处理措施主要有停止食用可疑中毒食品，对患者催吐、洗胃、清肠，对症治疗，根据患者的特殊情况，进行特殊治疗。根据食物中毒的特性及性质，提出预防控制措施。当发现中毒范围仍在扩展时，应由卫生行政部门立即向当地政府报告。发现中毒范围超出本辖区范围时，应通知有关辖区的卫生行政部门，在一定范围内发布公告，防止事态进一步发展。

实验室检验项目确定应根据食物中毒病人的临床表现和本起中毒的流行病学特点，尽快推断可能的致病因素和中毒原因，确定检验项目。必要时对可疑中毒食品进行动物毒性实验，现场应急情况下可采用简易动物毒性试验。

根据临床症状、流行病学调查、实验室检验结果，对照《食物中毒诊断标准及技术处理总则》(GB14938—94)和各种食物中毒诊断标准确定食物中毒及中毒的病因。各类食物中毒应具有下列特征：中毒病人在相近的时间内均食用过某种共同的中毒食品，未食用者不发病；停止食用中毒食品，发病很快停止；潜伏期较短，发病急剧，病程亦较短；所有中毒病人的临床表现基本相似；一般无人与人之间的直接传染。食物中毒的确定应尽可能有实验室诊断资料，但由于采样不及时或已用药或其他技术、学术上的原因而未能取得实验室诊断资料时，可判定为原因不明食物中毒，必要时可由三名副主任医师以上的食品卫生专家进行评定。

食物中毒事件调查处理结束后，应在接到中毒报告后 25 天内向同级卫生行政部门和上级疾病预防控制中心报送《食物中毒调查报告表》和食物中毒事故调查处理专题报告。调查尚未结束的，也应先按期进行初报。专题报告内容包括：食物中毒发生经过(中毒食品、致病因素及中毒原因)、临床和流行病学特点、实验室检验结果、治疗和病人预后情况、控制和预防的建议，以及参加调查人员等。

四、食源性疾病爆发原因的溯源性调查

食源性疾病爆发原因的溯源调查过程包括：控制中毒食品、保护现场、封存中毒食品或疑似中毒食品、制作行政控制决定书；停止销售并追回已售出的中毒食品或疑似中毒食品；对中毒食品进行无害化处理或销毁。

五、食源性疾病爆发事件经济损失的调查分析

为了了解掌握食源性疾病爆发事件造成的经济损失，说明改善食品安全与卫生状况的重要意义，在食源性疾病发病调查时应注意了解爆发事件引起的经济损失情况，包括爆发事件造成的直接经济损失和间接经济损失。

食源性疾病引起的直接经济损失一般包括病人抢救治疗过程中支付的医疗费用、疾病调查与控制所支出的费用、食品供应厂商的损失和病人与病人陪伴人员因缺工、误工、旅费等原因造成的收入与支出方面的经济损失等。直接经济损失一般比较容易确定，调查时可实际了解计算。间接经济损失一般指疾病引起的身体、精神方面的病痛、学习或休闲时间的损失、原工作岗位能力的损失和死亡等较难准确计算和确定的经济损失情况。病人身体与精神方面遭受的病痛一般不予直接计算损失费用，休闲时间可比照工时收入计，工作能力的损失可按发病前后工作收入之差计，死亡损失费用可参照人寿保险死亡给付标准计算。

六、食源性疾病爆发事件的责任认定与处理

根据《食品卫生法》和有关法律、法规和规定，对造成食物中毒的责任单位作出相应

的处理。按规定的程序和要求制作相关卫生监督、行政处罚文书。制定卫生监督意见书或责令整改通知书。责令食物中毒事故发生单位消毒、清洗中毒场所和相关设施；纠正不符合卫生要求的操作规程；修改不符合食品卫生要求的生产经营布局；增加保证食品卫生的设施。

第五节　食源性疾病实例分析

一、广东仁化学生群体食源性疾病事件

2010年9月16日晚，广东仁化县日前向外界通报，仁化县丹霞中学133名学生在饭堂就餐后，于21时陆续出现头晕、腹胀等身体不适症状，经初步分析判断为食源性疾病。总共有133名学生发病，至19日，仍有55名留院观察，笔者从仁化县了解到，当地警方介入事件调查，排除了人为投毒的可能；经仁化县疾控和食品卫生监督等部门检验，也不存在学校饭堂食物变质的问题。事件发生后，韶关市、仁化县领导高度重视，紧急启动突发公共卫生事件应急预案，成立了由仁化县委主要领导为组长的丹霞中学群体性食源性疾病事件处置领导小组，采取有效措施，全力做好治疗和安抚工作，群体性食源性疾病事件得到基本控制。

二、河南瘦肉精事件

河南省孟州市等地养猪场采用违禁动物药品"瘦肉精"饲养生猪，有毒猪肉流入济源双汇食品有限公司。事件经相关媒体曝光后，引发广泛关注。自2011年3月15日"瘦肉精"事件曝光至23日18时，河南全省共排查50头以上规模养殖场近6万个，确认"瘦肉精"呈阳性的生猪126头，涉及60多个养殖场；排查50头以下散养户7万多个，确认"瘦肉精"呈阳性生猪8头；同时还查获含"瘦肉精"饲料若干批次。

截至2011年3月24日，"瘦肉精"事件中被河南省有关部门控制、刑拘、立案侦查的人员已达68人，其中"瘦肉精"销售人员26人，使用养殖户33人，生猪经纪人7人，企业采购人员2人，并对43名公职人员进行了调查取证。

三、上海市甲型肝炎爆发流行的调查分析

自1988年1月19日起，上海市民中突然发生不明原因的发热、呕吐、厌食、乏力和黄疸等症状的病例，发病急骤，当日报告病例由18日的33例急增至134例，之后数日内成倍增长，截至1988年3月18日，共发生29230例，流行波及面广，主要限于上海12个市区，呈现出突发性紧急疫情。

根据流行病学调查分析，专家们明确了本次甲型病毒性肝炎爆发是因毛蚶产地的毛蚶受到甲肝病毒严重污染，上海市民缺乏甲肝的免疫屏障，又有生食毛蚶的习惯，最终酿成爆发。在确定了病因后，政府提出针对性防治措施，禁捕、购、销毛蚶；进一步教育市民不生食毛蚶，防止污染水源和食品等，使疫情在3个月内得到控制。

本章小结

食品安全问题是由来已久却难以根治的痼疾。近几年，经历过三聚氰胺事件的重击、瘦肉精事件的炸雷、上海染色馒头的喧闹，到如今的塑化剂事件，中国人对于食品安全的态度早已变得麻木和无奈，食品安全问题已然成为国人心中挥之不去的梦魇。当面对这一幕幕丧失道德和法制基准的食品安全事故的时候，我们应该全面反省在食品安全方面的不足。相比在经济和科技领域建立起来的世界瞩目的成就和光辉文明，食品安全方面的落后和差距是巨大的。

在我国，对于检测监督力量不足导致的第三类食品安全问题，首先，要保证国内食品安全检测机构的独立性和客观性；其次，不断检讨检测项目的完备性并把结果向社会公众进行公开；最后，加强食品检测的频率，建立向重点经营单位派驻检测员制度并实施交叉轮岗，这些相对成熟的机制在美国等国家得到广泛应用，实践证明是可行有效的。

对于政府监管而言，最重要也是目前最应该改善的地方就是加强食品安全立法和执法，这是应对第四类食品安全问题的关键。2009 年 6 月 1 日，中国出台了《食品安全法》，从立法角度奠定了现代食品安全监督体制的基础，并确立了食品安全监管的基本框架。尽管现行的《食品安全法》还需要进一步完善食品安全配套法规和综合协调制度，各监管主体之间的分工优化和协调配合还需要时间检验和调整，但毕竟我们在立法方面已经确立了基本的法制框架。但显然这才是食品安全监管的第一步，对于食品产业链上众多利益掺杂的警惕使我们对于严明的执法更加期待。

◎ 讨论题

如何解决好当前存在的各种食品安全问题？

◎ 思考题

1. 食源性疾病的病原有哪些？
2. 食源性疾病的监测内容？
3. 列出 2012 年度在我国发生的 5 起食品安全事件。
4. 如何处理一起食源性疾病爆发事件？

（郑增旺）

第六章 环境污染性事件

第一节 环境污染性事件概述

一、环境污染性事件概念

环境污染事件是指社会生产和生活中使用的危险品在其产生、运输、使用、储存和处置的整个生命周期中，由于各种原因引起化学品从其包装容器、运送管道、生产和使用环节中泄漏，造成空气、水源和土壤等周围环境的污染，在瞬间或短时间内大量排放污染物质，对环境造成严重污染和破坏、人体健康受到危害、社会经济与人民财产受到损失、造成不良社会影响、需要采取应急处置措施予以应对的突发性事件。如 2004 年 4 月，发生在重庆江北区某企业的氯气储气罐泄漏事件，造成 7 人死亡，15 万人疏散的严重后果。

环境污染事故是一种非正常事件，它的发生往往造成不同程度的污染物异常释放。环境污染事故具有污染影响长远并难以完全消除的特点。它的日益频繁发生，不但给人民群众的生命、健康和财产造成了极大的损害，使人们赖以生存的生态环境遭到严重破坏，而且还严重影响了国家的利益及经济发展。

突发性环境污染事件是指突然发生，造成或者可能造成重大人员伤亡、重大财产损失和对全国或某一地区的经济发展、社会稳定和政治安定构成重大损失和损害，有重大社会影响、涉及公共安全的环境事件。具有突发性、紧迫性、公共性、危害性等特点。其发生是不可预料、无法逆转的，人们很难确切知道它的发生时间、地点、破坏程度、可能的后果，一旦发生，就直接威胁到公共利益，任何延误都可能造成难以弥补的损失。

二、分类

根据不同的划分依据，环境污染事故有不同的类型。

1. 根据受污染的环境系统所属类型

水污染事故(如 2005 年 11 月 13 日吉化公司双苯厂发生爆炸，苯类物质流入松花江，造成污染；吉林敦化官地菊花厂排放的废水污染大山苗铺水库)、大气污染事故、噪声与振动危害事故、固体废弃物污染事故、农药与有毒化学品污染事故(如齐齐哈尔日本遗留化武毒气桶泄漏事故以及吉林敦化市林业局莲花泡林场日本遗留化武毒气弹泄漏)、放射性污染事故(核电厂发生火灾，核反应堆融毁、爆炸，如前苏联的切尔诺贝利核电厂污染事故，日本福岛核电站核泄漏)及国家重要保护的野生动植物与自然保护区破坏事故等。

2. 根据污染源所处的社会领域

工业污染事故、农业污染事故、交通污染事故等。

3. 根据造成事故的时间因素

瞬时性污染事故(如大沙河污染事故)和持续性污染事故(白洋淀死鱼事件)。

4. 根据诱发因素

事故型(生产事故、交通事故等)和犯罪型(偷排有毒物质、人为破坏造成的污染事故等)。

5. 根据造成事故原因的直接性

直接性污染事故(如由企业排污所致的广东省北江镉污染事故)和间接性污染事故(如由交通事故引发的大沙河污染事故、由生产安全事故引发的吉化污染事故等)。

6. 根据污染和破坏程度不同

一般环境污染与破坏事故;较大环境污染与破坏事故;重大环境污染与破坏事故;特大环境污染与破坏事故。

三、环境污染事故的特征

1. 突发性

环境污染事故往往突然发生并来势凶猛,如果事先没有采取有效的防范措施,则在很短的时间内往往难以控制,防不胜防,具有很大的偶然性和突发性。环境污染事故从时间上看一般表现为突发性,从表面来看具有一定的偶然性,但从本质来看,偶然中隐含着必然性。

大沙河煤焦油污染事故,从表面看是由一次偶然的车祸酿成,但正是罐车的严重超载、超速行驶为此埋下了祸根。据报道该车的核定载重量为48吨,而该车实际却装载了约80吨的煤焦油。中国运输业中的超载现象已是公开的秘密,不仅危及交通安全,也同时对环境安全构成了巨大的威胁。从白洋淀死鱼事件来看,它不同于其他突发环境事故,虽然鱼死亡是在很短的时间内突然爆发,但是白洋淀流域的污染由来已久——白洋淀上游天然清水断流和工业废水、生活污水的大量排入,是造成洋淀污染的主要原因。该事件不仅受到水体污染的影响,也受到地表水过度开发利用、养殖密度过大等诸多其他方面的影响。该事件证明:突发性环境污染事故不仅引发突发事件,还具有一定的潜伏性,长期的、积累性的不安全环境因素,遇到触发条件,同样会迅速导致环境污染事件。死鱼事件再一次为中国目前环境状况敲响了警钟,如果不尽早扭转跨区域、大流域环境污染的现状,类似事件将难以避免。

2. 形式的不确定性

环境污染事故涉及众多行业和领域,如在有毒化学品的生产、运输、储存、使用以及处置过程中,均有可能发生环境污染事故。就某一类事故而言,所含的污染因素也比较多,几乎涉及所有的环境要素,如大气圈、水圈、岩石圈及生物圈等;就事故类型而言,其表现形式也是多种多样,如泄漏、燃烧、爆炸等。凡此种种,均表明引起突发性环境污染事故的环境污染没有固定的排放方式和排放途径,污染物的种类也千差万别,存在爆发时间、爆发形式、爆发地点等诸多不确定因素。突发性环境污染事故主要包括两种情况:一是危险化学品及其他有毒有害物品在生产、经营、存放、运输、使用和处置过程中由发生的爆炸、燃烧、泄漏等引发的环境事故；二是工业企业生产过程中因生产装置、污染防治设施、设备等因素发生意外事故而造成的环境事故。

3. 危害的严重性

突发性环境污染事故都是突然发生，来势凶猛，在瞬间或短时间内排放大量的有毒有害污染物质，或由振动、噪声、辐射等造成环境严重污染和极大的破坏，其表现形式多种多样，人们往往来不及采取相应的应急措施处置这些污染物，因而极易造成严重的人员伤亡、财产损失和环境破坏。

大沙河水污染事故给河北阜平县 4 个乡镇、10 个行政村、39 个生产小队 697 户群众造成了直接损失，毁淹耕地 926 亩，毁淹树木 1760 棵；对大沙河水体及沿岸生态环境及农业生产造成了极大的损失。该污染事件仅给河北方治污造成的直接损失就超过了 2000 万元，而 1 吨煤焦油的价格也就在 3000 元左右，导致大沙河污染事件的车辆装载的煤焦油价值只不过 24 万元。

4. 处置的艰巨性

突发性环境污染事故具有污染因素多、排放量大、发生突然、危害强度大等特点，这就要求处理突发性环境污染事故必须快速、及时、处理措施得当有效，因此，突发性环境污染事故的应急监测、处置比一般的环境污染事故的处理更为艰巨和复杂。由于污染源、污染物质、污染形式和污染地点的多变性，增加了环境污染事故处置的难度。在事故发生前期，未对环境造成重大污染之前的污染源控制和污染防范很重要，一旦形成污染，则将造成不可逆转的损害，处置相当困难。另外，事故会对当地的经济、政治、文化、人口等诸多因素造成影响，不是单纯地进行污染事故本身的处置就可以解决的。

以大沙河煤焦油污染为例，当时车辆并未翻至河内，如果肇事司机及时提示交警车内装载物为煤焦油，当班交警及时将事故情况通知当地环境保护部门，事发初期交通管理部门在处理交通事故的同时及时对油罐内的煤焦油进行转移并对泄漏的煤焦油进行封堵，当地群众知道问题的严重后果并及时报告，煤焦油可能并不会流入大沙河。总之，如果当时处理得当，大量的煤焦油就不会流入河水中，也不会造成跨区域的污染事故，更不会付出如此惨重的代价。

四、突发环境污染事件分级

按照突发事件的严重性和紧迫性程度，《国家突发环境污染事件总体预案》将突发环境污染事件分为特别重大环境污染事件(Ⅰ级)、重大环境污染事件(Ⅱ级)、较大环境污染事件(Ⅲ级)和一般环境污染事件(Ⅳ级)四个等级。

1. 特别重大环境污染事件(Ⅰ级)

凡符合下列情形之一的，为特别重大环境污染事件：

(1)发生 30 人以上死亡或中毒(重伤)100 人以上；

(2)因环境事件须疏散、转移群众 5 万人以上，或直接经济损失 1000 万元以上；

(3)区域生态功能严重丧失或濒危物种生存环境遭到严重污染；

(4)因环境污染使当地正常的经济、社会活动受到严重影响；

(5)因环境污染造成重要城市主要水源地取水中断的污染事故；

（6）因危险化学品（含剧毒品）生产和储运中发生泄漏，严重影响人民群众生产生活的污染事故。

2. 重大环境污染事件（Ⅱ级）

凡符合下列情形之一的，为重大环境污染事件：

（1）发生10人以上、30人以下死亡或中毒（重伤）50人以上、100人以下；

（2）区域生态功能部分丧失或濒危物种生存环境受到污染；

（3）因环境污染使当地正常的经济、社会活动受到较大影响，疏散、转移群众1万人以上，5万人以下；

（4）因环境污染造成主要河流、湖泊、水库及沿海水域大面积污染或县级以上城镇水源地取水中断的污染事件。

3. 较大环境事件（Ⅲ级）

凡符合下列情形之一的，为较大环境污染事件：

（1）发生3人以上、10人以下死亡或中毒（重伤）50人以下；

（2）因环境污染造成跨地级行政区域纠纷，使当地经济、社会活动受到影响。

4. 一般环境事件（Ⅳ级）

凡符合下列情形之一，为一般环境事件：

（1）发生3人以下死亡；

（2）因环境污染造成跨县级行政区域纠纷，引起一般群众性影响。

第二节　环境污染性事件处理原则

一、饮用水源突发环境污染事件

1. 基本处置原则

（1）确认污染物危害与毒性：通过初步判断与监测分析，确认污染物及其危害与毒性，按照污染源排查程序，确定与切断污染源，并对同类污染源进行限排、禁排。

（2）确定饮用水源取水口基本情况：确认下游供水设施服务区及服务人口、设计规模及日供水量、设施管理部门联系方式；取水口名称、地点及距离、地理位置（经纬度）等。

（3）确定地下水取水情况：确认地下水服务范围内灌溉面积、基本农田保护区情况。

（4）通知：立即通知下游可能受到突发水污染事件影响的对象，特别是可能受到影响的取水口，以便及时采取防备措施。

（5）监测与扩散规律分析：根据各断面污染物监测浓度值、水流速度、各段水体库容量、流域河道地形、上游输入、支流汇入水量、污染物降解速率等，计算水体中污染物的总量及各断面流通量，建立水质动态预报模型，预测预报出污染带前锋到达时间、污染峰值及出现时间、可能超标天数等污染态势，以便采取各种应急措施。

2. 处置措施

污染物的分段阻隔、削减、逐渐稀释，同时启动自来水厂应急工程或备用水源。

二、毒气泄漏突发环境污染事件

1. 基本处置原则

相关部门接到毒气事故报警后，必须携带足够的氧气、空气呼吸器及其他特种防毒器具，并为人员、车辆、个人防护装备提供有力的保障，在救援的同时应该迅速查明毒源，划定警戒区域，遵循"救人第一"的原则，积极抢救已中毒人员，疏散受毒气威胁的群众。

2. 处置措施

大多的毒气事故，都是因为毒气泄漏造成的。消防人员可与事故单位的专业技术人员密切配合，采用关闭阀门、修补容器、管道等方法，阻止毒气从管道、容器、设备的裂缝处继续外泄；同时对已泄漏出来的毒气必须及时进行洗消，常用的消除方法有以下几种：

(1)控制污染源：抢修设备与消除污染相结合。抢修设备旨在控制污染源，抢修愈早受污染面积愈小。在抢修区域，直接对泄漏点或泄漏部位洗消，构成空间除污网，为抢修设备起到掩护作用。

(2)确定污染范围：做好事故现场的应急监测，及时查明泄漏源的种类、数量和扩散区域。明确污染边界，确定洗消量。

(3)严防污染扩散：就便器材与消防专业装备器材相结合。对毒气事故的污染清除，专业器材具有效率高、处理快的明显优势，但目前装备数量有限，难以满足实际应用，所以必须充分发挥企业救援体系，采取有效措施防止污染扩散。通常采用的方法有4种：堵——用针对性的材料封闭下水道，截断有毒物质外流路径；撒——可用具有中和作用的酸性和碱性粉末抛撒在泄漏地点的周围，使之发生中和反应，降低危害程度；喷——利用酸碱中和原理，将稀碱(酸)喷洒在泄漏部位，形成隔离区域；稀——利用大量的水对污染进行稀释，以降低污染物浓度。

(4)污染洗消：利用喷洒洗消液、抛撒粉状消毒剂等方式消除毒气污染。一般在毒气事故救援现场可采用3种洗消方式：源头洗消——在事故发生初期，对事故发生点、设备或厂房洗消，将污染源严密控制在最小范围内；隔离洗消——当污染蔓延时，对下风向暴露的设备、厂房，特别是高大建筑物喷洒洗消液，抛撒粉状消毒剂，形成保护层，污染降落物流经时即可产生反应，降低甚至消除危害；延伸洗消——在控制住污染源后，从事故发生地开始向下风方向对污染区逐次推进全面而彻底的洗消。

三、交通事故引发突发环境污染事件

近几年，由交通事故引发的环境污染事件在全部突发环境事件中占有较大比例。危险化学品运输车辆的流动性、运输危险化学品的不确定性给应急处置工作带来很大难度。

1. 基本处置原则

(1)划定紧急隔离带：一旦发生危险化学品运输车辆泄漏事故，首先应由交警部门对道路进行戒严，在未判明危险化学品种类、性状、危害程度时，严禁半幅通车。

(2)判明危险化学品种类：立即进行现场勘察，通过向当事人询问、查看运载记录、利用应急监测设备等方法迅速判明危险化学品种类、危害程度、扩散方式。根据事故点地形地貌、气象条件，依据污染扩散模型，确定合理警戒区域。

(3)迅速查明敏感目标：在现场勘察的同时，迅速查明事故点周围的敏感目标，包括1千米范围内的居民区(村庄)、公共场所、河流、水库、水源、交通要道等，以防止污染物进入水体造成次生污染，并为群众转移做好前期准备工作。

(4)应急监测：根据现场情况，制定应急布点方案。通过应急监测数据，确定污染范围。

(5)群众转移：根据现场危险化学品泄漏量、扩散方式、危害程度决定是否进行群众转移工作。

(6)生态修复：根据污染事故对周围生态环境的影响，确定生态修复方案。

2. 处置措施

(1)气态污染物：修筑围堰后，由消防部门在消防水中加入适当比例的洗消药剂，在下风向喷水雾洗消，消防水收集后进行无害化处理。

(2)液态污染物：修筑围堰，防止进入水体和下水管道，利用消防泡沫覆盖或就近取用黄土覆盖，收集污染物进行无害化处理。在有条件的情况下，利用防爆泵进行倒罐处理。

(3)固态污染物：对于易爆品，水浸湿后，用不产生火花的木质工具小心扫起，进行无害化处理；对于剧毒品，穿着全密闭防化服并佩戴正压式空气呼吸器(氧气呼吸器)，避免扬尘，小心扫起收集后作无害化处理。

四、城市光化学烟雾突发环境污染事件

光化学烟雾是由汽车、工厂等污染源排入大气的碳氢化合物和氮氧化物等一次污染物，在阳光的作用下发生化学反应，生成的臭氧、醛、酮、酸、过氧乙酰硝酸酯等二次污染物的混合物所形成的烟雾污染。

光化学烟雾污染级别按照代表性污染物臭氧的浓度水平划分为3个级别。Ⅰ级：城区和近郊区有2个或2个以上监测站点的臭氧小时平均浓度大于或等于1000微克/立方米(臭氧API指数为400)，根据预测并仍将持续2小时以上。Ⅱ级：城区和近郊区有2个或2个以上监测站点的臭氧小时平均浓度大于或等于800微克/立方米(臭氧API指数为300)，根据预测并仍将持续2小时以上。Ⅲ级：城区和近郊区有2个或2个以上监测站点的臭氧小时平均浓度大于或等于400微克/立方米(臭氧API指数为200)，根据预测并仍将持续2小时以上。根据城市光化学烟雾污染的级别，分别采取以下防治措施。

1. Ⅰ级污染事故采取强制级控制措施

在采取限制级防治措施的基础上，可以通过各种渠道在全城范围发布环境污染警报，并保持信息发布直至烟雾污染事故警报解除。对重点大气污染源实施停产、禁排措施；实施严格交通管制，污染物排放水平较高的机动车禁止上路行驶，重点区域内除采用清洁能源的机动车、应急车辆和急救车辆外，社会车辆全部禁行；城区全部小学和幼儿园保持关闭；禁止普通人群上街活动。环保部门加强对重点污染源的监督和执法检查，对未安装连续在线自动监测设备的重点污染源派专人蹲点监督；环保部门在光化学烟雾污染重点区域和烟雾下风向开展应急流动监测，及时向指挥部报告实时监测数据，每5分钟至少应报告1次重点监测点位的监测数据；气象部门开展临界气象预报，每10分钟至少应进行1次

气象预报，环保部门同时进行污染预报。

2. Ⅱ级污染事故采取限制级控制措施

在采取通告级防治措施的基础上，还应采取以下措施：通过主要道路沿线和公共场所里的电子显示牌及时向市民通告污染水平和污染区域，并保持信息发布直至烟雾污染事件警报解除；对重点大气污染源采取限产、限排措施；实施交通管制，污染物排放水平较高的机动车限行；重点污染区域的小学和幼儿园保持关闭。环保部门加强对重点污染源的监督和执法检查；环保部门在重点区域开展应急流动监测，并及时向指挥部报告实时监测值，每 10 分钟至少应报告 1 次重点监测点位的监测数据；气象部门开展临界气象预报，每 15 分钟至少应进行 1 次气象预报，环保部门同时进行污染预报。

3. Ⅲ级污染事件采取通告级控制措施

在事故发生后的 1 小时内，通过广播、电视、互联网和报纸等媒体及时向市民通告污染水平，公布污染严重区域，并发布针对不同人群的健康保护和出行建议，建议哮喘病患者、呼吸道疾病患者、婴幼儿、老年人等减少户外活动；鼓励公众减少有污染物排放的活动，鼓励企业自愿减排；保持信息发布直至烟雾污染事故警报解除。

五、危险化学品突发环境污染事件

危险化学品由于其不稳定性、易燃易爆性、腐蚀性、毒害性和使用量大，成为导致突发环境污染事件的主体。

1. 处置要点

在所有可能产生液态污染物和洗消废水的应急处置过程中，都必须修筑围堰、封闭雨水排口，收集污染物并送污水处理系统进行无害化处理。大量生产和使用危险化学品的企业应该有应急池和应急处理装置，一旦发生事故，尽量将污染范围控制在厂区内，减少影响。

2. 切断污染源

危险化学品贮罐因泄漏引起燃烧的处置方法是积极冷却，稳定燃烧，防止爆炸，组织足够的力量，将火势控制在一定范围内，用射流水冷却着火及邻近罐壁，并保护相邻建筑物免受火势威胁，控制火势不再扩大蔓延。若各流程管线完好，可通过出液管线、排流管线，将物料导入紧急事故罐，减少着火罐储量。在未切断泄漏源的情况下，严禁熄灭已稳定燃烧的火焰。在切断物料且温度下降之后，向稳定燃烧的火焰喷干粉，覆盖火焰，终止燃烧，达到灭火目的。

3. 易燃易爆危险化学品贮罐泄漏处置方法

立即在警戒区内停电、停火，灭绝一切可能引发火灾和爆炸的火种。在保证安全的情况下，最好的办法是关闭有关阀门。若各流程各管线完好，可通过出液管线、排流管线将物料导入某个空罐。如管道破裂，可用木楔子、堵漏器或卡箍法堵漏，随后用高标号速冻水泥覆盖法暂时封堵。

4. 泄漏物处置

控制泄漏源后，及时对现场泄漏物进行覆盖、收容、稀释、处理使泄漏物得到安全可靠的处置，防止二次污染的发生。地面泄漏物处置方法主要有以下几方面：

（1）围堤堵截或挖掘沟槽收容泄漏物：如果化学品为液体，泄漏到地面上时会四处蔓延扩散，难以收集处理。因此须筑堤堵截或者挖掘沟槽引流、收容泄漏物到安全地点。贮罐区发生液体泄漏时，要及时封闭雨水排口，防止物料沿雨水系统外流。通常根据泄漏物流动情况修筑围堤或挖掘沟槽堵截、收容泄漏物。常用的围堤有环形、直线形、V形等。如果泄漏发生在平地上，则在泄漏点的周围修筑环形堤。泄漏发生在斜坡上，则在泄漏物流动的下方修筑V形堤。泄漏物沿一个方向流动，则在其流动的下方挖掘沟槽。如果泄漏物是四散而流，则在泄漏点周围挖掘环形沟槽。修筑围堤、挖掘沟槽的地点既要离泄漏点足够远，保证有足够的时间在泄漏物到达前修好围堤、挖好沟槽，又要避免离泄漏点太远，使污染区域扩大。如果泄漏物是易燃物，操作时应注意避免发生火灾。对于大型贮罐液体泄漏，收容后可选择用防爆泵将泄漏出的物料抽入容器内或槽车内待进一步处置。如果泄漏物排入雨水、污水或清净水排放系统，应及时采取封堵措施，导入应急池，防止泄漏物排出厂外，对地表水造成污染。泄漏物经封堵导入应急池后应做安全处置。

（2）覆盖减少泄漏物蒸发：对于液体泄漏，为降低物料向大气中的蒸发速度，可用泡沫或其他覆盖物品覆盖外泄的物料，在其表面形成覆盖层，抑制其蒸发，或者采用低温冷却来降低泄漏物的蒸发。

①泡沫覆盖：使用泡沫覆盖阻止泄漏物的挥发，降低泄漏物对大气的危害和泄漏物的燃烧性。泡沫覆盖必须和其他的收容措施如围堤、沟槽等配合使用。通常泡沫覆盖只适用于陆地泄漏物。根据泄漏物的特性选择合适的泡沫。常用的普通泡沫只适用于无极性和基本上呈中性的物质；对于低沸点、与水发生反应、具有强腐蚀性、放射性或爆炸性的物质，只能使用专用泡沫；对于极性物质，只能使用属于硅酸盐类的抗醇泡沫；用纯柠檬果胶配制的果胶泡沫对许多有极性和无极性的化合物均有效。对于所有类型的泡沫，使用时建议每隔30~60分钟再覆盖一次，以便有效抑制泄漏物的挥发。如需要，将该过程一直持续到泄漏物处理完。

②泥土覆盖：泥土覆盖适用于大多数液体泄漏物，一是可以有效吸附液体污染物，防止污染面积扩大；二是取材方便，并能减少向大气中挥发。

③稀释：毒气泄漏事故或一些遇水反应化学品会产生大量的有毒有害气体且该气体溶于水，事故地周围人员一时难以疏散。为减少大气污染，应在下风、侧下风以及人员较多方向采用水枪或消防水带向有害物蒸气云喷射雾状水或设置水幕水带，也可在上风方向设置直流水枪垂直喷射，形成大范围水雾覆盖区域，稀释、吸收有毒有害气体，加速气体向高空扩散。在使用这一技术时，将产生大量的被污染水，因此应同时采取措施防止污水排入外环境。对于可燃物，也可以在现场施放大量水蒸气或氮气，破坏燃烧条件。

④吸附、中和、固化泄漏物：泄漏量小时，可用沙子、吸附材料、中和材料等吸收中和，或者用固化法处理泄漏物。所有的陆地泄漏和某些有机物的水中泄漏都可用吸附法处理。吸附法处理泄漏物的关键是选择合适的吸附剂。常用的吸附剂有：活性炭、天然有机吸附剂、天然无机吸附剂、合成吸附剂。中和法要求最终pH值控制在6~9，反应期间必须监测pH值变化。危险化学品遇水反应生成的有毒有害气体，大多数呈酸性，可在消防车中加入碱液，使用雾状水予以中和。如碱液一时难以找到，可在水箱内加入干粉、洗衣粉等，同样可起中和效果。对于泄入水体的酸、碱或泄入水体后能生成酸、碱的物质，也

可考虑用中和法处理。对于陆地泄漏物，如果反应能控制，常用强酸、强碱中和，这样比较经济。对于水体泄漏物，建议使用弱酸、弱碱中和。常用的弱酸有醋酸、磷酸二氢钠，有时可用气态二氧化碳。常用的强碱有氢氧化钠水溶液，也可用来中和泄漏的氯。有时也用石灰、固体碳酸钠、苏打灰中和酸性泄漏物。常用的弱碱有碳酸氢钠、碳酸钠和碳酸钙。对于水体泄漏物，如果中和过程中可能产生金属离子，必须用沉淀剂清除。如果非常弱的酸和非常弱的碱泄入水体，pH 值能维持在 6~9，建议不使用中和法处理。固化法是通过加入能与泄漏物发生化学反应的固化剂或稳定剂使泄漏物转化成稳定形式，以便于处理、运输和处置。有的泄漏物变成稳定形式后，由原来的有害变成了无害，可原地堆放不须进一步处理；有的泄漏物变成稳定形式后仍然有害，必须运至废物处理场所进一步处理或在专用废弃场所掩埋。常用的固化剂有水泥、凝胶、石灰。

（3）污染物收集：处置中根据泄漏物质性质和形态对不同性质、形态的污染物，采用不同大小和不同材质的盛装装置进行包装收集。带塞钢圆桶或钢圆罐，盛装废油和废溶剂；带卡箍盖钢圆桶，盛装固态或半固态有机物；塑料桶或聚乙烯罐，盛装无机盐液；带卡箍盖钢圆桶或塑料桶，盛装固态或半固态危险物质；贮罐，适宜于储存可通过管线、皮带等输送方式送进或输出的散装液态危险物质。污染物收集后，应该安全送至专业处理系统进行处理，杜绝二次污染。

第三节　环境污染性事件的监测

一、环境污染性事件的监测的概念

环境污染事故应急监测是突发性环境污染事故处置处理过程中的首要环节，是指当发生突发性环境污染事故的情况时，环境监测人员在最短的时间内，为查明环境污染的范围、程度和种类等采取的一种环境监测手段和判断过程，是为了环境污染事故得到及时处理、降低事故危害并制定处理方案的根本依据。突发性环境污染事件发生后，环境监测人员将立即赶到现场，通过采用小型、便携、简易、快速的检测仪器、设备和一定的技术装备及实验室手段，在最短的时间内对突发性环境污染事故的污染物类别、影响范围、数量以及发展态势等得出重要的现场动态资料信息，为突发性环境污染事故的及时处理争取宝贵的时间。

环境污染事故应急监测的特点在于需要监测人员在尽可能短的时间内，根据现场情况，确定污染物的种类、浓度、扩散范围和模式等。在现场监测过程中分为定量和定性两种，定量是指确定现场不同环境中污染物质的浓度和分布情况，确定不同程度污染区的边界并进行标志的监测，但定量监测的精度不做要求。而定性应急监测是指查明在事故现场造成污染的污染物质的类别，一般在对突发性环境污染事故应急监测的发生阶段进行。

根据环境污染事故现场的具体状况，可将污染事故应急监测归类为四种情况：

①在污染物质来源和污染物质种类都已知的情况下，需要对污染物质的污染范围和程度进行调查。

②在污染物质种类已知，而污染来源未知的情况下，对污染源、污染程度和污染物污

染范围进行调查。

③在对污染物质种类和污染物质来源都未知的情况下，对污染物类别、源头、环境污染程度和污染物污染范围进行调查。

④在污染物污染来源已知，而污染物质类别未知的情况下，对污染类别、污染程度和污染物污染范围进行调查。

以上四种情况中，第一种可用简单快速的直接法测定出污染物质所排放的数量和浓度。第二种情况可先通过测定其浓度和污染范围，结合现场周围情况判断出具体的污染源情况。针对第三种情况，国内目前还没有相关的监测规范和方法，需要应急监测人员丰富的经验，且要投入巨大的人力物力。第四种我们可以从污染物的污染源头开始，依据污染源所用原料等找出可能产生的污染物进行进一步分析和监测。

二、污染事故的应急监测要求

由于突发性环境污染事故形式多样，发生突然，危害严重，为及时了解事故发展状况，尽快采取有效措施遏制事故的发展，减少事故带来的危害，必须做好环境污染事故的应急监测工作。由于突发性污染事故的特殊性决定了应急监测必须快速、准确、精确、可靠。因此，就需建立突发性污染事故的应急监测体系，对应急监测提出相关要求，根据污染事故不同情况开展应急监测工作，为污染事故提供快速、准确、可靠的监测数据，为污染事故的处理与处置提供基本保证。应急监测工作的基本要求主要有：

1. 监测仪器设备要求

突发性环境污染事故应急监测仪器和设备应遵循的基本原则：①器材轻便、便携、快速、实现准确监测数据的获取；②试剂用量少、稳定性好，尽量选用不需采用特殊的采样和分析测量、不需电源或可用电池供电的仪器；③操作简单易学，实用性、可操作性强，仪器本身无特别使用限制性；④结合我国现状与水平，力争做到在国内应用的普适性；⑤投入最小化，方法具有较好的性能价格比；⑥满足便携式或车载的要求；⑦测量器具最好是一次性使用，避免用后进行刷洗、晾干收存等工作。

2. 分析方法的选择

分析方法的选择性和抗干扰能力要好，分析结果直观、容易判断，必须是一般性的监测技术，以便达到更快地动用各种仪器设备和迅速有效地进行较全面的现场应急监测的目的；能迅速判断污染物种类、浓度、污染范围，所以分析方法最好具有快速扫描功能，并具有较好的灵敏度、准确度和再现性。

3. 监测人员要求

应急监测人员应具备过硬的监测技术水平，经过应急监测方面的技术培训，不但能够清楚地认识、了解工作中的失误可能带来的后果，而且能够提高自身处理应急污染事故的素质和能力，增长应急监测处置经验。还要进行应急演习，应急演习不仅可以使应急监测人员熟练掌握突发性应急监测的工作流程，而且在使用应急监测仪器和设备中提高工作效率。正确率的提高和仪器设备操作的熟练，有效地节约了现场监测的宝贵时间。

4. 监测技术要求

要求应急监测人员开展监测工作时，应该遵照突发性污染事故应急预案和国家的监测技术规范执行，为达到质量保证要求，需带标准样做实验或做加标回收实验，确保数据具有较高的精密度和准确度。污染指标判定应按国家污染物排放或国家认定的相关标准执行。并强调严格数据审核，确保监测数据不出现错报、误报。

5. 时间、空间性要求

时间尺度的把握即在事故的整个发生、发展和恢复过程中，要保证应急监测的及时性和快速性。空间范围的把握由于环境污染事故发生形式的多样性和复杂性，如不同源、不同气象条件下，其危害区域和事故发展态势均不相同，所以要对事故污染进行空间范围的把握。

三、现场应急监测方法

目前现场应急监测方法可概括为感官检测法，植物、动物检测法，试纸法，检测管法，电化学法，光度法，色谱法，综合毒性判断等，下面详细介绍目前几种常用的应急监测技术。

1. 感官检测法(人体生物传感器)

感官检测法是根据各污染物的物理化学特性，通过用口、眼、鼻、皮肤等感触被检物质的存在。如氰化物具有杏仁味，硝基苯类化合物有特殊味道，二氧化硫具有特殊刺激味，含巯基有机磷农药有恶臭味，光气有干草味等，用嗅觉可以感知器污染物的存在。还有一些污染物直接刺激皮肤，刺激眼睛流泪。这些都是被动地依靠人体自身的生物传感器来检测，有一定的危险性，所以仅仅是权宜之计。

2. 植物和动物检测法

这种方法是利用植物表皮的损伤或利用动物的嗅觉和敏感性来检测有毒有害化学物质。例如通过植物伤斑可以知道存在哪种有害化学物质，像光化学烟雾可使叶子背面变成银白色、古铜色，正面出现一道横贯全叶的坏死带；经过 HF 污染的叶片坏死带出现在叶子尖端和边缘，逐渐向内发展。机场安检使用狗侦测化学毒剂。

3. 试纸法

此法主要是用来判断已给出的某化合物是否存在以及是否超过某一浓度。常用的有pH 试纸、石蕊试纸(红-蓝)、酚酞试纸(白-红)；普通定性试纸像乙酸铅试纸(乙酸铅+H 产生黑色 PbS)、二氧化硫试纸(白色-粉红色/砖红色)、砷试纸、油测定试纸；还有测定具体某种特定化学物质的分析定量试纸，如硝酸盐、亚硝酸盐试纸、磷酸盐试纸、H_2O 试纸、甲醛试纸、硬度试纸、余氯试纸、氨氮试纸、微生物检测试纸、葡萄球菌试纸、肠炎菌简易试纸等。

试纸法是一种前导性测试，其特点是：简单便捷，只要将试纸浸入试样中即可；配有标准色阶，可迅速得到测试结果；标准色阶同时浸入，不必担心有色、浑浊影响；器具齐全，包装多，多人同时测定；色阶较粗，精度较差。

4. 检测管法

此种方法类似于试纸法，也是用来判断已给出的某化合物是否存在以及是否超过某一浓度，可定性或半定量地测量特定的污染物。有代表性的检测管有直接检测管(速测管)，聚乙烯材质、玻璃自吸式水质检测管，氯化物检测管，铬酸盐+硅胶(茶色试剂)，硫酸盐检测管，短时检测管，长时检测管等。

5. 电化学法

电化学法用于环境应急监测的方法主要有两种。一种是利用电化学传感器来检测有毒气体，称为传感器法。其工作原理是被测气体由进气孔扩散到工作电极表面，在工作电极、电解液、对电极之间进行氧化还原反应。环境应急监测中常用的电化学传感器有：AsHWH3＼氟、溴、臭氧、光气、氯气、硫化氢、氨气等。仪器有单参数离子分析仪(pH计、DO计、电导率仪等)、多参数离子分析仪(实际上的 mV 计，配备多种离子选择电极)以及电化学传感器组合式离子分析仪等。

另外一种电化学法是阳极扫描伏安法。其工作原理是：向工作电极施加负电压，经过一段时间预电解富集后，溶液中的金属离子得到电子还原并在阴极表面析出沉积，在溶出过程中，同一电极施加线性增加的正电压，析出的金属重新被氧化溶出或以离子状态进入溶液，测定金属被氧化时产生的微小电流可指示溶液中金属离子的浓度。

阳极扫描伏安法的特点有以下几个：一是快速检测，一次检测时间少于 10min，设备实际检测时间为 30~300s。二是可以扫描检测未知重金属离子，当不知道样本中有什么离子时，可以扫描大的电压范围，检测出未知离子。三是可以自己开发检测方法，设备可以检测到 60 多种离子，用户还可以自己开发检测方法。四是使用成本低，设备的开机成本低，耗材价格低，实验室条件好的，可以自己准备部分耗材。

6. 化学测试组件法

化学测试组件法是采用比色方法或容量分析(滴定)方法进行快速分析。将特定分析试剂加入一定量的样品中，通过显色反应产生颜色变化，将颜色深浅程度与标准色阶比较即可得到待测污染物的浓度值。常用的有目视比色法、比色柱、比色盘、比色卡、计数滴定器。

7. 光度分析法

常用的光度分析法有：滤光片式和滤光二极管阵列式分光光度计分析法、便携式分光光度计分析法、现场快速光学分析技术、X-荧光光谱技术、反射光谱技术、透射光谱技术、红外光谱技术等。其工作原理是：每一种化合物均吸收红外光，纯的化合物吸收的红外光具有特定频率，其是一种利用红外光照射物质获得其内部分子性质的分析手段。

8. 色谱分析法

色谱分析法是一种利用混合物中诸组分在两相间的分配原理以获得分离的方法。常用的有：便携式离子色谱仪、便携式气相色谱仪、便携式气相色谱质谱联用仪等。色谱法利用不同物质在不同相态的选择性分配性质，固定相对流动相中的混合物进行洗脱，混合物中不同的物质以不同的速度沿固定相移动，最终达到分离的效果。

9. 应急检测车(组合式流动实验室)

应急检测车根据不同的需要配置有实验操作台、全球定位装置(GPS)及车载电话、通风照明装置、水电气供给接口、通信接口、低温冰箱、仪器柜，配备了视频图像采集及传输、数据采集处理与传输单元、电子地图、工控机等辅助设施用于数据采集、电子地图显示和通信管理，还配备了野外工作用的交流发电机和必要的供水系统及排水系统。它是一种新型流动实验室。可以在发生污染事故后，迅速到达事故现场，为环境应急监测提供高效、快速、机动的综合流动检测、实时监测平台。

10. 生物技术分析法

常用的方法有单芯片免疫法、DNA单芯片分析、单细胞生物传感器分析法(应急监测中常用于水质分析)、免疫试纸法测定水中阿特拉津(10min，10g/L)等。

生物检测技术与化学分析方法的对比：化学分析方法能精确检测想要检测的物质，但是遗漏了太多其他有毒物质，不能确定其毒性，还需要用生物实验的方法确定后，再推断；化学分析方法无法结合有害程度，而生物检测能快速检测几乎所有毒性物质，但是没法知道是哪种毒性物质；生物检测方法最低检测限不是很低。

四、应急监测的任务

具体地说现场应急监测的任务主要包括以下几个方面：

(1)对事故特征予以表征。通过应急监测应能迅速提供污染事故的初步分析结果，如污染物的释放量、形态及浓度，估计向环境扩散的速率、受污染的区域和范围、有无叠加作用、降解速率以及污染物的特点(包括毒性、挥发性、残留性)等。

(2)为实验室分析提供第一信息源。有时要准确判断引发事故的是何种污染物质是很困难的，此时现场监测设备往往是不够用的，需要实验室分析协助判断污染物种类。此时现场测试结果可为进一步的实验室分析提供第一信息源，如正确的采样地点、采样范围、采样方法、采样数量及分析方法等。

(3)连续、实时地监测事故的发展对于评估事故对公众和环境的影响、整个事故影响区域、产生的后果随时间的变化以及污染事故的有效处理是非常重要的。因为随着事故发展态势的变化，必须对原拟定要采取的处理措施进行相应的修正。

(4)为制定处置措施快速提供必要的信息。鉴于突发性环境污染事故所造成的严重后果，应根据初步分析结果迅速提出适当的应急处置措施，或者为决策者及有关方面提供充分的事故信息，以确保对事故作出及时有效的应急反应，尽量将事故的危害减少到最低限度。为此，必须保证所提供的应急监测数据及其他信息的高度准确和可靠，有关鉴定和判断事故严重程度的监测数据质量更为重要。

(5)为环境污染事故后的恢复计划提供充分的信息和数据。由于污染事故的类型、规模、污染物的性质等千差万别，所以试图预先建立一个统一的事故恢复计划是不科学的，而现场监测系统可为特定的环境污染事故后的恢复计划及其修改和调整不断提供充分的信息和数据。

(6)为事故的评价提供必需的资料。对环境污染事故进行事后报告、分析和评价，可为将来预防类似事故的发生或事故发生后采取何种处理措施提供极为重要的参考资料。要求提供的信息包括污染物的名称、性质(有害性、易燃性、爆炸性等)、处理处置方法、防护措施、急救措施等。

五、事故应急监测过程的组织与实施

科学的工作程序是应急监测工作成功的前提和保证，必须预先制定一套科学合理的工作流程，以便在接到事故报警后，应急监测领导小组及其他各成员小组在最短时间内，有条不紊地开展应急监测工作,从而避免事故应急状态下由于紧张而导致的工作混乱,及时、准确出具监测数据、判断污染发展趋势,为应急救援人员采取有效处理措施提供可靠保证。环境污染事故应急监测过程可分为应急监测响应、现场监测、事故恢复阶段应急监测三个阶段,下面分别对三个阶段应急监测过程进行介绍。

1. 应急监测响应阶段过程分析

突发性环境污染事故应急监测的响应阶段是指做好现场应急监测工作的一切准备工作的阶段,这个阶段包括:

(1)接警:接警是指值班人员接到事故应急监测的指示或要求应是上级下达的应急监测任务,也可以是企业内部人员或群应急监测工作的第一步。接到事故报警后,应详细向报警人询问事故信息,并及时上报。接警人员应记录的事故信息主要包括:

①报警人姓名及联系电话;

②事故发生时间、地点;

③企业名称;

④事故类型(例如泄漏、爆炸、火灾等);

⑤气象状况(如风速、风向、晴天或阴天等);

⑥危害波及范围和程度、物质的泄漏量;

⑦有无人员伤亡。

由于报警人员对事故了解程度的差异,上述信息并不一定能够全部获得,接警人员应尽可能详细记录有关事故信息,并保证在第一时间汇报给应急监测领导小组。

(2)事故地理位置定位:应急监测领导小组接到值班人员事故情况汇报后,应迅速查询电子地图,根据了解到的事故信息,在电子地图上定位事故发生地点,并根据事故发生位置,在电子地图上查询出事故地点周围有哪些企业。

(3)企业及泄漏源信息查询,对报警信息进行确认。

①查询企业内生产、使用、储存危险化学品的基本情况,根据所了解的事故信息,初步确认引发事故的污染物,估计可能泄漏的量,并对报警信息进行确认,如果有差错,需要进一步确认。

②查询危险物质特性库,了解物质的理化性质、危险特性、处置方法、防护措施等。

(4)预测事故影响范围:根据了解的事故信息(事故类型、危险物质特性等)及事故发生地点周围的地形地貌,选用适用的污染物泄漏模型,结合气象水文等参数,预测事故范围,并在电子地图上显示事故可能影响的范围,在影响范围内标识出环境敏感点。环境敏感点是指事故发生后,需要特别保护的区域,如人群稠密区、学校、医院、水源地等。

(5)事故等级评定:事故等级评定是指根据所了解到的事故信息(事故影响范围、范围内环境敏感点、引发事故的危险物质、污染物可能的泄漏量、事故发生地的气象和地区特点等),由应急监测领导小组对事故规模作出的初步等级评定。

事故等级划分按照《国家突发环境事件应急预案》的规定执行,对事故等级进行初步评定后,根据事故严重程度,决定是否上报;事故在本部门可以控制的范围内,不需上报,应急监测人员应迅速开展应急监测工作;事故重大,危害严重,超出本部门监测能力,则必须及时向上级部门汇报,同时应急监测人员应尽快做好应急监测准备工作,等待上级监测部门或相关部门意见。

（6）启动应急监测预案：在应急监测的日常管理中，应根据本区域内企业及可能发生的环境污染事故、事故可能的影响范围及其严重级别编制相应的应急监测预案，建立事故应急监测预案库对事故进行初步等级评定后，启动相应类型的应急监测预案。

（7）制定应急监测技术方案：应急监测领导小组应根据引发事故危险物质的特性编制应急监测技术方案，该方案应针对具体事故制定，应急监测领导小组可根据应急监测方案开展工作。

制定应急监测技术方案应遵循的基本原则是：

①现场应急监测和实验室分析相结合；

②应急监测的技术先进性和现实可行性相结合；

③定性与定量、快速与准确相结合；

④环境要素的优先顺序为空气、地表水、地下水。

应急监测技术方案主要包括监测人员、监测方法，其中监测方法是根据事故涉及的污染物类型来选择，制定方法时应优先选用便携式应急监测仪器设备进行现场监测。

（8）预设监测点位：此阶段应急监测点位是根据环境污染事故的特点、发生地的气象和地域特点，经模型计算，科学地布设相应数量（因是事故初期，监测点数量要尽含所预测影响范围内的所有环境敏感点）监测点。

（9）准备应急监测所需仪器设备和器材：现场应急监测仪器设备的确定原则是：能快速鉴定；能给出定性或半定量，直至定量的监测结果；直接读数；对样品的前处理要求低。现场应急监测所需准备的设施设备有以下几种：

①应急监测仪器：

快速定性、半定量分析试纸：快速定性分析试纸可判定多种离子成分，快速半定量分析试纸可快速半定量地测定水中多种离子的大约含量，如德国 MN 公司的产品。

快速检测管类：目前随着应急监测技术的成熟，快速检测管种类越来越多，主要分为（比长式）水质检测管、水质检毒箱、（比长式）气体检测管等几种类型。

便携式现场测试仪：便携式监测仪有多种类型，它的特点是便携直读，误差小，但价格昂贵。

实验室仪器与器材：常见的有紫外可见分光光度计、原子吸收分光光度计、气象色谱仪、高效液相色谱仪、离子色谱仪等，以及标准物质、标准气体和各种试剂。

采样设备：采样设备有多种类型，按其用途不同可分为水质采样仪和大气采样仪；按其使用功能不同，又可分为手工采样器和自动采样仪。目前常见的采样设备主要有大气（水）采样器、采样泵、采样管、采样罐以及全自动采样仪等。

②防护器材：现场应急监测方案的具体实施均是由应急监测人员完成的，而每一污染事故都有可能危及工作人员的人身安全，为了保护应急监测人员并有效地实施现场快速分析，在实施应急监测前，应给监测人员配备必要的防护器材，如隔绝式防护服、防火防化服、防毒（酸碱）工作服、防毒呼吸器、面部防护罩、防毒手套、应急灯等。

③通讯、取证器材和应急监测车：通讯器材包括对讲机、移动电话等，取证器材包括数码照相机（摄像机）、便携式计算机、GPS 定位仪等。

由于突发性环境污染事故监测的应急性，从值班人员接警到应急监测仪器设备准备完毕的整个过程应在短时间内紧张、有序地完成，这与日常的应急监测预防准备工作是分不开的，日常应急预防准备工作是否完善，考虑是否周全，直接影响到事故发生后应急监测工作是否能够顺利发展。

2. 现场应急监测阶段过程分析

事故现场应急监测阶段可分为现场调查与现场监测两个部分，现场调查是指应急监测人员到达事故现场后，立即开展的有关事故概况及现场情况的调查。现场监测包括监测布点、样品采集及分析、出具应急监测报告等几部分。

（1）现场调查：应急监测人员到达事故现场后，应迅速开展事故现场调查，调查的内容包括：

①事故发生地的精确位置；

②泄漏源情况；

③事故周围的地形地貌；

④事发时期的气象水文条件；

⑤人员伤亡情况。

应急监测人员应根据事故现场调查结果预测事故可能对周围环境和人体健康造成的危害程度、污染趋势，并向应急监测领导小组提交现场调查情况报告和初步的污染控制建议，同时调整现场监测方案。

事故现场调查的目的是为了掌握更多的事故信息并对已经了解到的事故信息进行验证，更新信息，确保应急监测工作不走弯路，以免延误时机，造成更多的人员伤亡和财产损失。

（2）现场监测：

①监测布点：对事故现场进行调查后，根据预先制定的应急监测技术方案，结合现场调查掌握的事故信息，并对预设的监测点位进行适当的调整。一般情况下，应布设3种不同功能的监测点位：

第一，泄漏源监控点：点位布设在事故现场污染物排放点、附近扩散点，根据事故泄漏源情况，布设一个或多个泄漏源监控点。扩散监控点的布设应根据事故现场的地形地貌、土质、水道水文、气象等实际情况，在可能受影响的范围进行监测布点。环境污染事故的泄漏源通常都是有毒有害、易燃易爆的危险化学品，对人体可产生严重的伤害，在应急监测过程中，要本着"以人为本"的原则，应急监测人员必须有安全可靠的防护措施，否则污染物排放点不应布设监控点。

第二，污染事故影响敏感点：环境污染事故周围的环境敏感点是应该给予特别关注的区域，监测人员在布设采样点时，应在事故影响范围内的居民区、学校、医院等人口稠密区以及对人类活动影响较大的取水口、水源地、农田、禽畜养殖等区域特别布设较多的监测点。

第三，对照点：这类监测点位布设在未受污染事故影响的区域，大气监测对照点一般布设在事故现场的上风向，水体监测对照点布设在事故现场的上游，土壤监测对照点应布设在未受污染事故影响的、与泄漏源监控点相同土质的污染事故周围的环境地块。

在突发性环境污染事故的应急监测中，监测点位的布设是否科学合理直接关系到应急监测数据是否能正确表征事故特征，如果点位布设不合理，即使保证所出监测数据及时、准确，整个应急监测工作也是失败的。

②现场快速监测、采样：样品的采集应根据污染事故所产生的污染物的特征及可能对周围环境、人体健康造成影响的指标项目进行监测。

布设好监测点位后，应急监测人员应迅速做好防护，携带便携式应急监测仪或检测管进行监测。一般应尽量采用应急快速监测方法进行污染物的测定，当引发事故的污染物只能进行定性、半定量测定或应急监测仪器出现不稳定情况和现场监测仪器无法分析污染指标时，应进行样品采集，并立即将样品送往实验室分析检验。实验室分析人员应随时做好准备工作，一旦接到样品，应立即进行检验。

③监测数据的处理和事故趋势分析预测：监测数据出来后，应对数据进行分析处理，一般需要从时间、空间两个方面进行分析处理，结合污染物扩散模式和气象水文资料来预测事故影响范围，并咨询应急监测专家组意见以预测事故发展趋势，进而推测出可能造成的危害，为制定控制污染事故的措施提供建议。

④调整应急监测布点，出具应急监测报告：根据所预测的事故发展趋势，对监测点位进行相应的调整，如事故影响范围明显缩小，则应缩小监测点范围；如果事故影响有扩大趋势，则应相应扩大监测点布设范围，增加监测点数量与监测频次。

每批应急监测结果出来后，均应按照应急监测工作制度的要求，在最短时间内，将应急监测工作情况、监测数据和分析结果等以简报的方式上报应急监测领导小组。

⑤应急监测终止：由于突发性环境污染事故是一个动态的发展过程，所以要准确表征事故的特征，为应急处理工作提供可靠的依据，现场应急监测人员必须根据事故的发展趋势，对应急监测点位进行相应的调整，对事故进行连续动态的监测，直至泄漏源已经被控制，事故影响范围内的人和物均已处于安全状态，有关部门已经采取并继续采取保护公众免受危害的有效措施，并制订和实施了环境恢复计划，事故控制区域环境质量正处于恢复之中，事故影响基本消除，此时应急监测指挥中心可以宣布应急监测终止，进入善后处理阶段。

3. 事故恢复阶段应急监测过程分析

(1) 跟踪监测：事故现场经过处理后，为检验处理效果，同时为掌握事故影响的程度和范围，还应做好跟踪监测，其范围及监测项目是前面所划定的范围和确定的监测项目，如事故现场污染物浓度达到无组织排放浓度，跟踪监测才能终止。环境污染事故结束后的跟踪监测可以有效地评估环境污染事故所造成的环境影响和环境污染事故应急监测的综合效果。

(2) 应急监测评价与总结：每一次事故应急监测终止后，应急监测领导小组都应对事故应急监测过程进行评价。评价内容主要包括：事故应急监测预案是否科学合理，是否快速、准确地反映了事故状况和变化趋势，响应程序是否和应急监测任务相匹配，采用的检测仪器、通信设备和车辆等是否能够满足应急监测工作的需要，采取的防护措施和方法是否得当，防护设施是否满足要求等。

(3) 修订和完善应急监测预案和技术方案：应急监测终止后，应急监测人员应根据本次事故应急监测的实战经验，及时修订和完善应急监测预案和技术方案。

（4）编制事故监测报告：应急监测报告分速报、最终报告等几种形式，报告的手段可采用电话、传真、电子邮件、监测快报、简报、应急监测报告等方式。现场监测报告应根据现场情况和监测结果进行编写，并迅速上报。应急监测报告的主要内容包括：

①事故发生的时间，接到通知的时间，到达现场监测的时间；

②事故发生的具体地点及周边的自然环境（现场示意图及录像或照片）；

③事故的性质与类型（现场收集到的证据、当事人的陈述、勘察记等）及事故原因；

④采样断面（点位）、监测频次、监测方法；

⑤主要污染物的种类、排放量、浓度及影响范围；

⑥污染事故的危害与损失，包括人员伤亡、财产损失等；

⑦简要说明污染物的危险特性及处理处置建议；

⑧应急监测现场负责人签字。

应急监测报告应以电话、传真或电子邮件等方式快速报送，同时应附一份应急监测报告的文本文件，以备存档。

第四节　环境污染性事件的预防及控制

一、环境污染事故的预防措施

1. 排查污染隐患，防患于未然

（1）加强对危险化学品及其他有毒有害物品的管理：各行政主管部门应各负其责，进行督导检查，确保在生产、经营、储存、运输、使用和处置过程中严格按照国家有关法律、法规进行。

（2）加强安全生产管理：工业企业应配备和建设必要的环境风险防范设施，在生产过程中要制定安全操作规程和事故应急预案，防止污染物超标排放，降低安全事故的几率。

（3）加强环境风险评价和规划管理：将环境风险较大的项目和设施建设在环境敏感程度低的区域，降低可能形成环境污染的损失程度。

2. 建立完善的环境应急响应体系

环境污染事故应急工作涉及环保部门、消防部门、卫生部门、水务部门与交通部门等，因此，需要建立一个以政府牵头的统一协调机构，将环境安全、生产安全、卫生安全、交通安全、健康安全纳入统一管理体系，方能实现多部门协作、快速响应。

环境污染事故综合管理体系要实现三方面的集成：一是部门间集成（即跨部门管理）；二是地域间集成（跨地区管理）；三是管理内容的集成（各司其职，多部门合作）。

3. 加强环境应急基础设施建设

认真落实国家突发环境事件应急预案，为环境应急响应提供充足的资金保障、装备保障、通信保障、人力资源保障、技术保障。

目前，中国已颁布实施了《国家突发环境事件应急预案》，各级政府也纷纷出台了地方环境污染事故应急预案，但是，在基础设施、设备、人员、技术等方面还存在着不少问题。比如，中国还没有一套完整的"环境污染事故应急技术信息系统"，在大沙河污染事故发生后，专业技术人员和环境监测部门为科学指导污染防控起了很大的作用，但技术人员查找相应的技术资料却很困难，虽然从书籍、互联网、杂志等多方面查找，相关信息也是支离破碎，不利于迅速反应、及时处理。

4. 加强防范环境污染事故的宣传

加强广泛的防范宣传教育工作，提高各级政府对环境安全重要性、紧迫性的认识和应对突发性环境污染事故的能力；提高政府职能部门人员的素质，形成快速反应的基础力量；提高广大人民群众的危机意识和自我防范意识，减轻事故的危害。

二、突发环境污染事件的控制措施

防范突发环境污染事件首先要建立健全科学有效的环境安全检测和评价机制，建立健全系统完备的环境安全信息发布机制，建立健全有效的环境安全日常决策管理体系和环境安全应急管理体系。同时还应做好下面的几项工作：

1. 制订环境污染应急预案

在制订应急预案时，一定要对可能的事故后果进行定量分析，在工业、交通运输等事故中，不仅要考虑事故造成的人员伤害和财产损失，同时必须考虑对环境可能造成的污染，特别是工厂及公路处在临江、临河、临海发生事故时对水体可能造成的污染，必须制订专项预案，在预案中必须指明可能的环境污染后果，给出有力的对策措施。

2. 加强危险化学品的管理

针对危险化学品，危险化学品生产厂必须要设立紧急停车程序，在生产工艺失控时启动紧急停车装置而顺利停车，使事故征兆或初始事故状态得到控制，即停止设备的运行，化险为夷。在应急预案中，对紧急停车程序和紧急停车系统要有详细明确的规定，操作者和指挥者的决断和操作要准确无误。

3. 建立常设性的应急管理机构

建立健全具有决策功能、常设性的应急管理综合协调机构的地方应急中心，同时完善部门联动机制。并根据各地不同的发展状况，实事求是地设置相关部门，明确具体的组织形式及职能。此外，还应建立应对不同类型事故的专家信息库，实现危机管理中决策者与专家之间的及时沟通和互动。

4. 突发环境污染事件的合理处置

合理处置安全事故是控制污染态势，减轻环境破坏的必然途径。在处理安全事故时，应充分考虑事故和事故处理对环境的污染，及时做好防范工作，对产生环境污染进行及时处理，控制污染，把对环境的破坏程度减轻到最低限度。

（1）对突发环境事故进行有效的应急监测：环境应急监测指在环境应急情况下，对污染物种类、数量、浓度和污染范围，以及生态破坏程度、范围等进行的监测。其目的是为了发现和查明环境污染情况，掌握污染的范围和程度。环境应急监测包括重大污染事故监测、突发性污染事故监测、对环境造成重大影响的自然灾害等事件的监测，以及在环境质量监测、污染源监测过程中发现异常情况时所采取的监测等，可分为定点监测和动态监测。

（2）进一步了解污染具体情况，确定污染种类：进一步准确地了解事件的具体情况，包括污染发生的时间、地点、经过和原因、污染源、污染途径、波及范围、污染暴露人群数量及分布、当地饮用水源类型及人口分布、疾病的分布以及发生后当地处理情况。同时，迅速确定污染种类。以根据化学性污染、生物性污染或化学性和生物性混合污染等不同情况，采取相应的处置措施。

（3）做好污染事故现场的调查工作：

①个案调查。全面掌握健康危害特点及相关因素，如有病例要进行详细调查，尤其对新发病例要进行横断面和回顾性流行病学调查，寻求因果关系。

②污染源调查：寻找排污污染源；根据原料、生产工艺和排污成分寻找可疑污染物，并估算排污量；对事件发生地周围环境（居民住宅区、农田保护区、水流域、地形）作初步调查。

③环境监测：环境监测人员根据污染种类进行监测，估算污染物转移、扩散速度。

（4）根据调查分析结论采取有效的处置方案：根据现场调查和查阅有关资料并参考专家意见，提出调查分析结论。调查分析结论应包括：该事件的污染源、污染物、污染途径、波及范围、污染暴露人群、健康危害特点、该事件的原因、经过、性质及教训等，提出科学的污染处置方案，对事件影响范围内的污染物进行处置，以最大限度地减少危害。

三、应急预案的响应程序

1. 应急预案的制订

由于突发性环境污染事件具有突发性、紧迫性、公共性和危害性的特点，而且人们很难准确地知道它的发生时间、地点、破坏程度和可能的后果，因此预防为主、防治结合，制订应急预案，建立高效、反应迅速的应急处置机制和措施是当务之急。

在制订应急预案中，要在我国现行法律、法规和规章的基础上，对事故责任方、地方人民政府、环保部门以及政府其他部门都赋予一定的法定职责，事故责任方有预防、采取清除或减少污染危害、接受调查、赔偿等职责。地方人民政府有启动应急预案、控制污染、信息发布等职责，环保部门有开展应急监测、通知通报、协助政府做好应急处置等职责；政府其他部门根据各自职能分工，开展应急工作。突发环境污染事件的应急工作是一个复杂的系统工程，每一个环节可能牵涉各方面的政府部门和救援力量，因此，应成立一个组织严密、协调有序的应急指挥中心，具体负责，统一领导，各方协调，快速调度，专家指挥，科学处置。

2. 应急响应程序

制订应急预案的目的是当突发性污染事故来临时，如何按照规定的程序去响应与处置。应急响应的主要工作程序：接报、研制、报告、预警、启动应急预案、成立应急指挥所、现场指挥、开展应急处置、应急终止。

（1）报告：根据《环境保护行政主管部门突发环境污染事件信息报告办法（试行）》的规定，环境保护行政主管部门，应当按照职责范围，做好本辖区突发环境污染事件的处理工作，及时准确地向同级人民政府和上级环境保护行政主管部门报告辖区内发生的突发环境污染事件。

（2）响应：

预警：突发环境污染事件的预警分为四级：特别重大（Ⅰ级）红色、重大（Ⅱ级）橙色、较大（Ⅲ级）黄色、一般（Ⅳ级）蓝色。

①蓝色预警由县级人民政府发布；

②黄色预警由地（市）级人民政府发布；

③橙色预警由省级人民政府发布；

④红色预警由事发地省级人民政府根据国务院授权发布。

3. 启动应急预案

（1）成立应急指挥部：突发环境污染事件应急指挥部是突发环境污染事件处置的领导机构，指挥部由县级以上人民政府主要领导担任总指挥，成员由各相关人民政府、政府有关部门、企业负责人及专家组成。

（2）信息通报与发布：发生突发环境污染事件责任方，应及时向受影响和可能涉及范围内的环境敏感区域通报，并向毗邻和可能涉及的省、市（区）相关部门通报突发环境污染事件的情况，接到通报的人民政府及相关部门，应当视情况及时通知本行政区域内有关部门采取必要措施，当地政府向上级人民政府及相关部门报告，相关部门向本级人民政府和上级部门报告。应急指挥部负责突发环境污染事件信息的统一发布工作。

（3）处置：处置是突发环境污染事件的关键环节，预案的制订、预案响应都是为处置做准备。环保部门在应急处置时，在应急指挥部的统一领导下，本着以人为本，减少危害的原则，向应急指挥部提出抢险与救援建议，组织开展应急监测工作和污染源排查、污染控制工作。

①制订应急监测方案：应急监测方案包括确定监测项目、监测范围、布设监测点位、监测频次、现场采样、现场与实验室分析、监测过程质量控制、监测数据整理分析、监测过程的总结等，并根据处置情况适时调整应急监测方案。

②控制和消除污染：在应急处置过程中，控制和消除污染是整个应急过程必不可少的环节和至关重要的工作，环保部门应参与其中并在以下两方面充分发挥作用：

第一，污染源排查。排查的一般程序和内容：

● 根据接报的有关情况，组织环境监察、监测人员携还执法文书、取证设备以及有关快速监测设备，立即赶赴现场；

● 根据现场污染的表观现象，初步判定污染物的种类，利用快速监测设备确定特征污染因子以及浓度；

● 根据特征污染因子，初步确定流域、区域内可能导致污染的行业；

● 根据污染因子的浓度、梯度关系，初步确定污染范围；

● 根据造成污染的后果，确定污染物量的大小，在确定范围内立即排查行业内的有关企业；

● 通过采用、调阅记录等手段，检查企业排放口、污染处理设施及有关设备的运行状况，最终确定污染源。

第二，切断与控制污染源。通过采取停产、禁排、封堵、关闭等措施切断污染源，通过限产、限排，加大治污对策等措施，控制污染源。

采用拦截、覆盖、稀释、冷却降温、吸附、吸收等措施防止污染物扩散，采取中和、固化、沉淀、降解、清理等措施减轻或消除污染。

第五节 环境污染性事件案例分析

一、环境污染公共卫生事件现场流行病学调查

突发环境污染公共卫生事件发生后，如何及时开展现场流行病学调查，是找出突发环境污染公共卫生事件发生的原因、波及的范围、对人群的影响程度等的关键。准备工作、核实诊断、现场调查、现场检测、评估这5个方面是突发环境污染公共卫生事件调查的关键。现场调查首先应考虑其科学性，同时也应考虑现场条件的实际可行性。任何情况下调查人员必须正确面对各种复杂问题，能协调处理各种利益冲突，提出科学、合理的调查设计，得出调查结论，提出控制和预防的措施。

1. 准备工作

公共卫生机构受理突发环境污染公共卫生事件的报告后，要按工作规定立即启动突发环境污染公共卫生事件现场调查处理工作预案，成立突发环境污染公共卫生事件现场调查小组，并确定现场调查小组负责人和参与现场调查工作的成员，明确调查目的和具体任务。调查小组负责人应负责整个调查过程的业务决策和质量控制，其职责主要是调查思路的确定，设计、修改和审核《突发环境污染公共卫生事件个案调查登记表》，病例定义的确定，样品采集种类和检验项目的确定，检验结果的探讨，统计分析结果的验证和调查报告的推敲等。现场调查小组负责人必须是通晓流行病学和环境卫生学等相关学科的专业技术骨干，必须有突发环境污染现场调查处理的最终决定权，直接向公共卫生机构的主管领导负责。现场调查组由相应的专业人员组成，一般包括流行病学、环境卫生学、临床医学、实验室检测等。调查组人员各司其职、各负其责，互相协作。赴现场前应清点现场应急装备清单(如现场工作装备、现场检测和检验装备、现场生活及后勤保障装备等)。

2. 核实诊断

在无确定的环境污染物情况下，需查明污染源、污染物、查明病因并核实诊断。

(1)查阅门诊或住院病历的各种记录并对接诊医生进行询问：根据报告、举报或投诉来源，调查人员要到病人就诊医院查阅急诊或住院的日志或病历的各种记录，并对接诊医生进行询问，以了解病人的临床表现；到医院临床检验室了解病人的各种临床样本的检验结果。

(2)对已发现或已掌握的病人进行初步调查：一般预调查5~10个病人，初步了解病人的既往史、病史和发病前72h的暴露史，估计发病的潜伏期。要根据不同的潜伏期，作出相关污染物中毒的病因假设。在进行调查时，可选择已被确认可引起所调查疾病的污染物进行询问调查，同时也应注意了解饮水史、旅游或户外活动史以及其他暴露史如动物接触史等，以排除或确定其他可能的传播途径或传播方式。

(3)统一正式调查思路：在正式调查之前，调查负责人要召集全体调查人员对事件进行初步讨论，形成调查思路，对调查人员进行工作分工、规定工作职责，对《个案调查登

记表》进行设计，并就其中的重要询问内容以及其他注意事项进行强调，对样品采集种类和检验项目进行确定。

3. 正式调查

(1)调查内容：内容主要包括：突发事件的时间、地点、起因及经过；污染物的种类和性质；现场已经存在的污染物及可能发生的二次污染物的理化性质及减毒方法等信息；突发事件的规模及可能的发展趋势；报告人(单位)及其联系方式；受影响的人群特征，共同的暴露经历等；病例集中出现的潜伏期及其临床特征；人员伤亡情况、环境卫生设施的破坏情况；暴露人数、发病人数、发病严重程度、死亡人数及紧急疏散人数等；现有可利用的环境卫生设施及设施的破坏情况等；受伤人员是否已接受医疗救护、受救护比例及救护医疗记录；环境样本及生物样本的采集情况、实验室结果报告时间等；受影响人群的安置地点及其环境卫生问题；受影响人群接受的干预措施，如驱毒措施和治疗措施及其效果等；现有的关于事件起因的基本信息应急服务，现场必需的应急服务及是否需要外援；事件类型化学/微生物/放射性污染；现场所采取的环境卫生干预措施及其效果；污染物现场清理措施及现场消毒措施等。

在突发环境污染公共卫生事件爆发时调查人员一定要保持冷静，关注病人病情，采取灵活措施，注意调查次序。对正处于剧烈发病状态的病人要果断停止问卷调查，尤其是住院的病人完全应在其病情稳定后再予调查。调查的人数取决于有可能患病的暴露人群的比例。如果不超过 100 人，应当尽量调查所有人员。假如涉及的人数有数百、数千人之多，可以选择随机的、有代表性的调查样本进行调查。除发病者外，还必须对有共同暴露史的未发病者进行调查，作为对照组。对照组调查人数不应少于病例组，一般宜为病例组的 2~3 倍，根据数理统计学原理(由 Pitman 效率递增公式计算)，2~3 倍的样本量已达到足够的检验效率，1∶R 匹配倍数过大则会增加人力物力的负担。

(2)调查注意事项：

①注意调查技巧。根据询问对象的情况，确定调查方式并注意做到随机应变，提问要简短扼要，使被问者能够以他们自己的叙述方式描述自己的发病情况和认为与发病有关的事件。注意千万不要以提问的方式暗示或误导回答。

②注意偏倚问题。要尽可能调查所有可能的受害者，避免人为制造选择偏倚和调查偏倚，在重大环境污染爆发时，要做好第 2 次针对性调查的准备，但要注意受害者记忆偏倚的问题。对可疑的自述发病者也要进行证据学审查，以确保资料的可靠性，避免出现由此导致的调查偏倚，同时也避免证据有效性等方面的质疑。

③注意调查时机。对受害者的全面调查，如时间许可不一定在发病期间，尤其要注意在病人剧烈发病时不宜立即进行详尽的问卷调查，而应在其病情稳定之后。

④注意规范填写。《个案调查登记表》填写是否正确完整直接关系到资料的整理分析的成功与否，一个规范的流行病学调查表必须完整，内容不得缺项，记录一定要正确，要不折不扣地体现被调查人的反映情况，不能夹杂调查人员的主观推测或想象。

⑤注意跨辖区调查问题。对于较大城市跨辖区的突发环境污染公共卫生事件调查处理，要兼顾肇事地和发生地的具体情况。

4. 现场检测

（1）应急检测点位布设的原则：

①水环境污染的检测点位：

检测点位以事故发生地为主，根据水流扩散的趋势和现场具体情况布点；

对江、河的检测应在事故发生地、事故发生地的下游混合处布点采样。同时也要在事故发生地的上游采集一个对照样品；

对湖（库）的检测应在事故发生地、以事故发生地为中心水流方向的出水口处，按一定间隔的扇形或圆形布点采样，同时采集一个对照样品；

在沿海和海上选择检测点，应考虑海域位置的特点、地形、水文条件和盛行风向及其他自然条件；

在封闭管道中采样，在"T"形管、弯头、阀门的后部混合均匀处，一般可作最佳采样点；

对地下水的检测应以事故发生地为中心，周围 2km 内的地下水井或判断污染物流经下游最近的地下水井布点采样。同时也要在事故发生地的上游采集一个对照样品；

在确定采样点时，应优先考虑重点水功能区域。

②环境空气污染的检测点位：

以事故发生地污染物浓度的最大处采样；

距事故发生地最近的居民居住区或其他敏感区域布点采样；

应考虑事故发生地的地理特点、盛行风向及其他自然条件，在事故发生地下风向影响区域布点采样。同时也要在事故发生地的上风向采集对照样品。

③土壤与底泥的检测点位：在事故发生地受污染的区域或受事故污染水质灌溉的区域布点，采集土壤与底泥样品。同时也要采集未受到污染的对照样品。

（2）检测频次与追踪检测：污染物进入环境中，随着稀释、扩散和沉降作用，其浓度会逐渐降低。进行连续的追踪检测，直至环境质量恢复正常，也是应急检测的重要内容。

（3）样品的采集与保存原则：

①水质采样原则：

采集到有代表性的样品与选择检测方法同等重要，根据突发污染事故的性质和现场具体情况确定检测项目、采样器和采样量；

采样器必须符合同等技术标准的规定。使用前经检验，保证采样器的清洁，防止交叉污染；

现场要采平行双样，一份供现场快速测定，一份在现场立刻加入保护剂，尽快送到实验室进行分析。

②气体的采样原则：

利用检气管快速检测污染物的种类和浓度范围。现场确定采样流量和采样时间；

采样器的流量计、现场使用的温度计、气压表必须经过计量检定并在使用期内；

现场无法测定的项目应立即将样品送回实验室进行分析。

③土壤与底泥的采样原则：在相对开阔的污染区域采取垂直深 10cm 的表层土。一般在 10m×10m 范围内，采用梅花形布点或根据地形采用蛇型布点（采点不少于 5 个）进行采样。将多点采集的土壤去石块、草根等杂物，现场混合后取 1~2kg 样品装在塑料袋内

密封。

④生物样品的采样原则：

患者的血、尿、胃内容物为必采样品，此外根据情况还可以采集头发和指甲。

死者的胃及胃内容物、血液、尿、肝、肾为必采样品，还可以考虑采集肠及肠内容物、肺、脑、脂肪、胆汁、骨骼、头发、指甲。

有环境和生物本底的毒物，应采集正常人的血、尿、头发作为对照样品。

⑤样品的保存原则：采集的样品要分类保存，防止交叉污染；采集的生物样品必须低温保存；样品必须保存到应急检测全部结束以后，才能废弃。

（4）检测项目的确定原则：

①根据事故的性质（爆炸、泄漏、非正常排放等）、现场调查情况（挥发性气味、颜色、人员与动物中毒反应等）初步确定特征污染物和检测项目；

②利用试纸、快速检测管、便携式检测仪器等分析手段，确定特征污染物和检测项目；

③快速采集样品，经实验室定性后，确定特征污染物和检测项目。

（5）检测方法：

检测方法的选择原则：

检测方法应首选试纸、气体检测管、水质速测管及便携式测定仪；

现场不能检测的项目，进行实验室的分析。当我国颁布的标准分析方法不能满足应急检测要求时，可选用正式发表过的分析方法或经多个实验室验证，较为成熟的方法。也可直接使用国外的分析方法。应急检测结束后需用精密度、准确度等指标检验其方法的适用性；

由于污染事故的多样性和复杂性，应用生物检测手段也可满足应急检测的要求。

（6）应急监测报告：

①应急监测报告的内容根据现场情况和监测结果确定，编写现场监测报告并迅速上报有关部门。

②应急监测报告可采用电话、电子信件等形式快速报送。同时应附一份应急监测报告的纸质文件，以备存档。

5. 评估

突发环境污染公共卫生事件现场流行病学调查的最终目的是要对事件及时进行评估，为突发事件的处理提供技术支持。

突发事件的评估应包括在突发事件初期的快速评估、在应急处理过程中的进程评估及在突发事件解除之后的总结评估。在突发事件初期环境卫生工作人员应当通过一切可能的途径快速收集关于突发事件的基本信息，通过上述信息的汇总和核实对突发事件的性质和级别加以初步判定。为相应管理部门提供关于人员疏散、停止供水或捕杀动物建议；为现场污染物处理、洗消措施、人员救治原则及个体防护设备的选配及环境样品采集提供建议；向政府部门提供对公众卫生宣传教育的内容提案等。

6. 流调报告

流行病学调查报告应包括下列内容：①标题：简明醒目，包含事件发生地点、性质的内容。②摘要：主要污染及危害情况，包括简单基本情况、事件概况、现场调查与实验室检测结果、处理措施等。③基本情况：事发地自然、社会等基本情况，包括地理位置、行政区域、面积、人口（数量、常居、流动，如在集体性单位发生的，还要有该集体的人员情况）、交通状况、当地医疗卫生组织的情况。④事件概况：事件发生经过、事故原因、污染物性质、毒性、波及范围等环境污染情况及人群暴露与发病情况和其他生物学影响等。⑤环境污染情况：环境污染物浓度、持续时间等。⑥健康影响情况：人群暴露、发病情况，人群特点（年龄、性别、职业、民族等），主要临床表现（症状、体征等），医学实验室检查结果诊断，病程（发病高峰时间、潜伏期等），转归（痊愈、死亡、后遗症等）。⑦事件处理经过、采取的防治措施及效果，简述对事件的调查、控制经过，已经实施了哪些防制措施（包括对病人的救治、预防和环境污染控制的措施），以及实施后的效果如何等内容。⑧主要原因分析及结论，依据调查结果，对本次事件进行综合分析，并对本起事件进行评价。⑨存在问题与困难及今后的工作建议，主要是针对本次疾病爆发流行原因、防制工作中存在的问题与困难等，提出改进的建议。

二、大沙河煤焦油污染事件

1. 事件经过

2006 年 6 月 12 日下午 5 时左右，在山西省繁峙县神堂堡乡大寨口路段，一辆装有 80 吨煤焦油的罐车由于车辆严重超载，导致侧翻于公路外侧路面，造成约 60 吨煤焦油泄漏。由于未能及时处置，泄漏的煤焦油一部分顺路而下，涂布于路面或渗入路两侧土壤截留；一部分顺着路旁边沟流入大沙河河道，进入水体。直至 6 月 13 日上午 10 时 21 分，阜平县环保局接到繁峙县环保局的通知时，受煤焦油污染的河水正以每小时 1 公里的速度向下游推进。事发后第二天，保定市境内的大沙河河水中挥发酚的浓度一度高达 3.02mg/L，超过《地表水环境质量标准》（GB3838—2002）中Ⅲ类标准限值 600 倍，河水受到严重污染。

2. 造成大沙河水体污染的原因分析

交通事故发生后，山西省没有及时通知环保部门并采取有效的措施，直到事故发生约 18 小时后的 6 月 13 日上午 11 时，山西忻州环保局到达现场，才对泄漏的煤焦油采取封堵、覆盖吸收等应急处置措施，至此，车内煤焦油大部分泄漏。因污染源未得到及时控制，污染物进入水体，错过了对事故进行控制处置的最佳时机。大沙河是海河流域大清河水系南支潴龙河的主要支流，发源于山西省，在山西境内的流域面积 1231km²。该河由山西省繁峙县流入保定市阜平县境内，流过阜平县城，汇入王快水库。大沙河在阜平县境内流域面积 2209km²，流长 80.6km。受污染的大沙河水顺流而下进入河北，严重威胁着阜平县大沙河两岸 6 个乡镇 54 个行政村 6.8 万人口的饮用水安全，威胁着已被确定为 2008 年北京奥运会备用水源地之一的王快水库的水质安全。

3. 采取的应急措施：

（1）山西省采取的应急措施：

①对泄漏于公路边的煤焦油进行封堵，随后采用黄土对泄漏在路面及路旁边沟的煤焦油进行覆盖吸收。

②在河道下游修筑拦水坝，并将部分较高浓度的污水拦截在河道右侧某铁选厂的储水

坑中。

③对污水采取稻草、活性炭吸附等措施。

④清除事故现场吸附了煤焦油的黄土，清理储存过较高浓度污水储坑的底泥。

（2）河北省采取的应急措施：

①迅速对境内大沙河 6 个断面水质进行严密监控，为指挥部科学指挥调度抢险控污提供技术支持。

②筑坝拦截、分流受污染河水。分别在境内 35 公里的河段上修筑拦河大坝 14 道、围堰小坝 53 处，有效降低受污染水流的下泄速度。并在阜平县城下游修建导流坝，以确保下泄污染河水不进入王快水库。

③在筑坝截流的基础上，根据地形开挖导流明渠及吸附池，投放活性炭、棉被褥等吸附水中污染物。

④调动 73 辆水罐车及消防车到山西境内，将受污染较重的河水抽出，运至阜平县境内一个岩坑储存。

⑤支援山西水泥，并协助其对曾储存较高浓度污水的水坑内剩余污泥进行水泥固化处置。

⑥对境内暂存的较高浓度的污水采取吸附、自然生物降解，达标后浇灌山坡进行土地处理等措施。

⑦及时组织专家做出了《大沙河煤焦油污染环境影响评估报告》，为大沙河污染后续治理提供了科学依据。

实践证明，在科学决策的指导下，后期采取的应急处置措施果断、及时、正确、有效，将污染带控制在阜平县境内的 20km 河道内，保证了县城饮用水及王快水库的安全。

三、环境流行病学调查资料分析

1. 确定调查现场

应根据大气调查监测结果及有关资料选定调查现场。

2. 确定调查对象

调查对象必须选自在当地居住年限不少于 5 年的居民。要选择暴露机会多的人群作为调查对象，甚至可选择老人、儿童等体弱人群。同时应避免职业暴露、服用药物、吸烟、饮酒等嗜好、室内空气污染等混杂因子的干扰。对照人群也必须同样按上述要求严格选定，而且在性别、年龄、居住年限、职业种类、生活居住条件、饮食习惯、经济水平等均应大致相同。

3. 确定观察指标

（1）暴露监测：①大气监测；②个体采样；③生物材料监测。

（2）健康效应测定。①病资料；②儿童生长发育资料；③生化指标；④生理功能指标；⑤免疫指标；⑥人体的遗传毒性试验。

4. 资料统计

可根据卫生统计学和流行病学的方法进行统计分析。

5. 调查点选择

（1）点源监测的选点方式，一般选用以下三种布点方式：

①四周布点。以污染源为中心，划分 8 个方位，在不同距离的同心圆周上设置采样点。

②扇形布点。根据不同目的，在污染源常年主导风向的下风侧或季节主导风向的下风侧，划定 3 至 5 个方位的不同距离处设置采样点。同时，应在上风侧适当距离上设置对照点。

③烟波下方采样。不设固定采样点而是随烟波变动的方向，在烟波下方不同距离采样，同时，应在上风侧适当距离设置对照点。

（2）采样点现场的要求：

①采样点应设在空旷地点，不受树木或建筑物遮挡和避免局部因素干扰。

②测定有害气体的采样器放置高度应为 1.5m 左右，也就是呼吸带高度。颗粒物采样高度为 3~5m，避免地面尘土干扰。

本章小结

突发环境性污染事件是指在社会生产和人民生活中所使用的化学品、易燃易爆危险品和放射性物品，在生产、运输、储存、使用和处置等环节中，由于操作不当、交通肇事或人为破坏而造成的爆炸、泄漏，从而造成环境污染和人民群众健康危害的恶性事故。

本章重点阐述突发性环境污染事件的危害、特征及其应急处理措施。但是，在工农业生产、医疗卫生机构中所使用的放射物品及其废弃物，如果发生泄漏、爆炸、辐射源丢失，也可对生态环境及人民群众健康造成危害。故在讨论突发性环境污染事件的危害及应急处理等问题中，也包括（或涉及）了放射性污染所造成的突发性环境事件。

◎ 思考题

1. 环境中砷暴露状况的调查

（1）环境中砷污染现状的调查结果：采集污染区和对照区大气、室内空气、水源水、地下水及土壤，分别测定其中砷的含量，其测定结果见表 6-1。

表 6-1　某市污染区和对照区大气、室内空气、水源水、地下水及土壤中砷的含量

调查区	大气（$\mu g/m^3$）			室内空气（$\mu g/m^3$）		
	日均浓度范围	日均超标率（%）	年均浓度	厨房	卧室	
				秋	秋	冬
污染区 A	0.1~6.8	30.0	2.3	3.0	2.7	1.2
污染区 B	0.0~8.0	20.0	1.2	2.0	1.0	0.9
对照区	0.0~1.0	0.0	0.2	0.0	0.0	0.0

续表

调查区	水源水（mg/L）		地下水（mg/L）		土壤（μg/g）	
	最大值	平均值	最大值	平均值	最大值	平均值
污染区 A	50.53	21.33	0.003	0.002	221.4	80.70
污染区 B	52.37	25.40	0.003	0.002	238.0	95.19
对照区	0.07	0.03	0.005	0.002	26.4	85.43

（2）居民砷摄入量的调查结果：在距污染源不同距离的 5 个居民点和对照区，随机抽取 10 户作为砷摄入量调查对象，以户为单位逐日连续调查 5 天，调查其空气、水及各种食物的平均摄入量，同时采集各种食物、水及空气等样品，分别测定其砷的含量，计算不同途径每个标准人每天平均砷摄入量。结果见表 6-2。

表 6-2　　　　　　　　　居民砷不同途径摄入量（μg/d · 标准人）

调查点	总摄入量	食物		饮水		空气	
		摄入量	贡献率（%）	摄入量	贡献量（%）	摄入量	贡献量（%）
污染区 A							
a	526.9**	492.8**		10.0		24.1**	
B	672.3**	612.3**		45.7		14.3**	
c	359.5*	346.0		6.3		7.2**	
污染区 B							
a	285.3	259.8		13.9**		11.6**	
b	392.6	371.9		11.5*		9.2**	
对照区	262.7	258.4		4.3		0.0	

＊ 与对照比较 $p<0.05$　　＊＊与对照比较 $p<0.01$

砷、尿砷平均水平，测定结果见表 6-3。

表 6-3　　　　　　　　　调查区居民发砷、尿砷测定值

	发砷（μg/g）			尿砷（μg/g）		
	调查人数	范围	中位数	调查人数	范围	中位数
污染区 A	850	0.00~160.35	13.40**	804	0.07~1.65	0.12**
污染区 B	346	1.18~113.59	7.76**	586	0.01~0.60	0.13**
对照区	351	0.00~18.00	0.98	348	0.00~0.27	0.05

＊＊与对照比较 $p<0.01$

表6-4   **污染区居民吸烟对发砷含量影响**

暴露指标	调查人数	发砷超常数	发砷超常率	p
吸烟	174	120	68.97	$u=1.78$
不吸烟	563	346	61.46	$p>0.05$
合计	737	466	63.23	

注：该市发砷正常值为 $0.69\pm0.12\mu g/g$

2. 居民健康效应的调查

（1）1982—1986 年居民死亡原因的回顾性调查结果（表6-5）。

表6-5   **调查区居民死亡率、年龄调整死亡率、肿瘤死亡专率、**
肿瘤年龄调整死亡专率（1982—1986）

调查区	人口数	死亡率（‰）				肿瘤死亡专率（1/10万）			
		死亡数	粗死亡率	期望死亡数	年龄调整死亡率	死亡数	粗死亡率	期望死亡数	年龄调整死亡率
污染区 A	9120	37	4.06	40		11	120.61	7	
污染区 B	97379	558	5.73	559		52	53.40	110	
对照区	15841	91	5.74	85		5	31.56	5	

（2）1983—1987 年新生儿畸形调查结果（表6-6 和表6-7）。

表6-6   **调查区居民新生儿畸形率（1983—1987）**

调查区	新生儿数	畸形数	畸形率	p
污染区 A	1461	21	14.37	$p>0.05$
污染区 B	151	2	13.25	$p>0.05$
对照区	208	1	4.81	

表6-7   **产母砷接触史与畸形儿发生率的关系**

砷接触史	调查人数	畸形数	无畸形数	畸形率（‰）
有	92	2	90	21.74
无	1520	21	1499	13.83

（3）产妇及新生儿外周血淋巴细胞姊妹染色单体交换（SE）微核测定结果（表6-8）。

表6-8　　　　　　　　　　　调查区产妇及新生儿 SCE 及微核率

调查区	产妇		新生儿	
	SCE（姐妹染色单体互换试验）	微核（‰）	SCE	微核（‰）
污染区 A	9.47*	1.57	9.01**	1.46
污染区 B	8.93	1.77**	9.45**	1.49
对照区	7.23	1.45	5.27	1.32

* 与对照比较 $p<0.05$　　**与对照比较 $p<0.01$

接触史居民 4848 人，发现慢性砷中毒患者 440 例。临床特点多为起病缓、症状轻。患者主要症状头晕（52.27%）、关节痛（17.68%）、腹胀（17.05%）和腹痛（15.91%）等。主要体征为皮肤病变。有皮肤角化过度（85.99%）、色素沉着斑（37.50%）、脱色斑（32.95%）和鼻黏膜充血（16.36%）等。污染区 A 和污染区 B 慢性砷中毒年龄调整患病率分别为 8.73% 和 10.74%。患者最小年龄 12 岁，污染区别居住年限最短 10 年。

3. 暴露-效应关系（表6-9）

表6-9　　　　　　　　　　　暴露-效应关系分析资料

污染区调查点	距污染源距离（km）	土壤中砷（µg/g）	砷摄入量（µg/d·标准人）	发砷平均水平（µg/g）	慢性砷中毒年龄调整患病率
a	1.75	503.8	526.9	7.76	17.35
b	1.25	960.2	672.3	9.09	13.81
c	1.75	822.7		12.80	13.67
d	1.25	72.1		5.00	3.68
e	2.50	591.6	359.5	5.74	4.62
f	4.40	104.4		4.08	5.01
g	2.50	146.4		3.56	9.56
h	3.50	115.7	285.3	3.00	2.55
i	3.25	79.7		2.17	4.02
j	5.50	32.9		2.75	10.20
k	4.75	123.0		4.00	6.17
l	8.00	178.6	392.6	4.50	4.40
m	0.75	221.4		13.40	12.00

（张青碧　熊　伟）

第七章　职业中毒性事件

第一节　职业中毒性事件概述

在一定条件下，以较小剂量即可引起机体暂时或永久性的功能或器质性损害，甚至危及生命的化学物质称为毒物（toxicant）。机体受毒物作用后引起一定程度损害而出现的疾病状态称为中毒（poisoning）。生产过程中产生的，存在于工作环境空气中的毒物称为生产性毒物（industrial toxicant）。劳动者在生产劳动过程中由于接触生产性毒物而引起的中毒称为职业中毒（occupational poisoning）。

一、生产性毒物的来源和存在形态

生产性毒物主要来源于原料、辅助原料、中间产品（中间体）、成品、副产品、夹杂物或废弃物；有时也可来自热分解产物及反应产物，例如聚氯乙烯塑料加热到160~179℃时可以分解产生氯化氢、磷化铝遇湿分解产生磷化氢等。

生产性毒物可以固态、液态、气态或气溶胶的形式存在。

了解生产性毒物的来源及其存在形态，对于了解毒物进入人体的途径、评价毒物的毒作用、选择空气样品的采集和分析方法以及制订相应的防护策略均有重要意义。

二、生产性毒物的接触机会

在生产劳动过程中主要有以下操作或生产环节有机会接触到毒物，例如原料的开采与提炼，加料和出料；成品的处理、包装；材料的加工、搬运、储藏；化学反应控制不当或加料失误而引起冒锅和冲料，物料运输管道或出料口发生堵塞，作业人员进入反应釜出料和清釜，储存气态化学物钢瓶的泄漏，废料的处理和回收，化学物的采样和分析，设备的保养、检修等。

此外，有些作业虽未应用有毒物质，但在一定条件下也可能接触到毒物，甚至引起中毒。例如，在有机物堆积且通风不良的密闭场所或"局限空间"（confined spaces）（地窖、矿井下的废巷、化粪池、腌菜池等）作业可接触硫化氢，含砷矿渣的酸化或加水处理时可接触砷化氢，并有可能引起相应的急性中毒。

三、生产性毒物进入人体的途径

生产性毒物主要经呼吸道吸收进入人体，亦可经皮肤和消化道进入。

（1）呼吸道因肺泡呼吸膜极薄，扩散面积大（50~100m²），供血丰富，呈气体、蒸气和气溶胶状态的毒物均可经呼吸道迅速进入人体，大部分生产性毒物均由此途径进入人体而导致中毒。经呼吸道吸收的毒物，未经肝脏的生物转化解毒过程即直接进入大循环并分布于全身，故其毒作用发生较快。

气态毒物经过呼吸道吸收受许多因素的影响，主要与毒物在空气中的浓度或分压有关。浓度高，毒物在呼吸膜内外的分压差大，进入机体的速度就较快。其次，与毒物的分子量及其血/气分配系数(blood/air partition coefficient)有关。分配系数大的毒物，易吸收。气态毒物进入呼吸道的深度取决于其水溶性，水溶性较大的毒物如氨气，易在上呼吸道吸收，除非浓度较高，一般不易到达肺泡；水溶性较小的毒物如光气、氮氧化物等，因其对上呼吸道的刺激较小，故易进入呼吸道深部。此外，劳动强度、肺通气量与肺血流量及生产环境的气象条件等因素也可能影响毒物在呼吸道中的吸收。

气溶胶状态的毒物在呼吸道的吸收情况颇为复杂，受气道的结构特点、粒子的形状、分散度、溶解度以及呼吸系统的清除功能等多种因素的影响。

(2)皮肤对外来化合物具有屏障作用，但却有不少外来化合物可经皮肤吸收，如芳香烃氨基和硝基化合物、有机磷酸酯化合物、氨基甲酸酯类化合物、金属有机化合物(四乙基铅)等，可通过完整皮肤吸收入血而引起中毒。毒物主要通过表皮细胞，也可通过皮肤的附属器，如毛囊、皮脂腺或汗腺进入真皮而被吸收入血；但皮肤附属器仅占表面积的0.1%~0.2%，只能吸收少量毒物，故实际意义并不大。经皮肤吸收的毒物也不经肝脏的生物转化解毒过程即直接进入大循环。

(3)在生产过程中，毒物经消化道摄入所致的职业中毒甚为少见，常见于意外事故。由于个人卫生习惯不良或食物受毒物污染，毒物也可经消化道进入体内。有的毒物如氰化物可被口腔黏膜吸收。

四、毒物的体内过程

(1)分布毒物被吸收后，随血液循环分布到全身。毒物在体内分布的情况主要取决于其进入细胞的能力及与组织的结合力。大多数毒物在体内呈不均匀分布，相对集中于某些组织器官，如铅、氟集中于骨骼，一氧化碳集中于红细胞。在组织器官内相对集中的毒物随时间推移而呈动态变化。最初，常分布于血流量较大的组织器官，随后则逐渐转移至血液循环较差的部位。

(2)进入机体的毒物，有的直接作用于靶部位产生毒效应，并可以原型排出。但多数毒物吸收后需经生物转化(biotransformation)，即在体内代谢酶的作用下，其化学结构发生一系列改变，形成其衍生物以及分解产物的过程，亦称代谢转化。

生物转化主要包括氧化、还原、水解和结合(或合成)四类反应。毒物经生物转化后，亲脂物质最终变为更具极性和水溶性的物质，有利于经尿液或胆汁排出体外；同时也使其透过生物膜进入细胞的能力以及组织成分的亲和力减弱，从而降低或消除其毒性。但是也有不少毒物经过生物转化后其毒性反而增强，或由无毒转变为有毒。许多致癌物如芳香烃、苯并(a)芘，均是经代谢转化而被活化。

(3)毒物可以原形或其代谢物的形式从体内排出。排出的速率对其毒效应有较大影响，排出缓慢的，其潜在的毒效应相对较大。

①肾脏：是排泄毒物及其代谢物极为有效的器官，也是最重要的排泄途径。许多毒物均经肾脏排出，其排出速度，除受肾小球滤过率、肾小管分泌及重吸收作用的影响外，还取决于被排出物本身的分子量、脂溶性、极性和离子化程度。尿中毒物或代谢物的浓度常与血液中的浓度密切相关，所以测定尿中毒物或其代谢物水平，可间接衡量毒物的体内负荷情况；结合临床征象和其他检查，有助于诊断。

②呼吸道：气态毒物可以原形经呼吸道排出，例如乙醚、苯蒸气等。排出的方式为被动扩散，排出的速率主要取决于肺泡呼吸膜内外有毒气体的分压差；通气量也影响其排出速度。

③消化道：肝脏也是毒物排泄的重要器官，尤其对经胃肠道吸收的毒物更为重要。肝脏是许多毒物的生物转化部位，其代谢产物可直接排入胆汁随粪便排出。有些毒物如铅、锰等，可由肝细胞分泌，经胆汁随粪便排出。有些毒物排入肠道后可被肠腔壁再吸收，形成肠肝循环。

④其他途径：如汞可经唾液腺排出；铅、锰、苯等可经乳腺排入乳汁；有的还可通过胎盘屏障进入胎儿体内，如铅等。头发和指甲虽不是排出器官，但有的毒物可富集于此，如铅、砷等。

毒物在排出时可损害排出器官和组织，如镉可引起肾近曲小管损害，汞可产生口腔炎。

(4)蓄积 进入机体的毒物或其代谢产物在接触间隔期内，如不能完全排出而逐渐在体内积累的现象称为毒物的蓄积(accumulation)。蓄积作用是引起慢性中毒的物质基础。当毒物的蓄积部位与其靶器官一致时，则容易发生慢性中毒，例如有机汞化合物蓄积于脑组织，可引起中枢神经系统损害。当毒物的蓄积部位并非其靶器官时，又称该毒物的"储存库"，如铅蓄积于骨骼内。储存库内的毒物处于相对无活性状态，在一定程度上属于保护机制，对毒性危害起缓冲作用。但在某些条件下，如感染、服用酸性药物等，体内平衡状态被打破时，库内的毒物可释放进入血液，有可能诱发或加重毒性反应。

有些毒物因其代谢迅速，停止接触后，体内含量很快降低，难以检出；但反复接触，因损害效应的累积，仍可引起慢性中毒。例如反复接触低浓度有机磷农药，由于每次接触所致的胆碱酯酶活力轻微抑制的叠加作用，最终引起酶活性明显抑制，而呈现所谓功能蓄积。

五、影响毒物对机体毒作用的因素

1. 毒物的化学结构

物质的化学结构不仅直接决定其理化性质，也决定其参与各种化学反应的能力；而物质的理化性质和化学性质又与其生物学活性和生物学作用有着密切的联系，并在某种程度上决定其毒性。目前已了解一些毒物的化学结构与其毒性有关。例如，脂肪族直链饱和烃类化合物的麻醉作用，在3~8个碳原子范围内，随碳原子数增加而增强；氯代饱和烷烃的肝脏毒性随氯原子取代的数量而增大等。据此，可推测某些新化学物的大致毒性和毒作用特点。

毒物的理化性质对其进入途径和体内过程有重要影响。分散度高的毒物，易经呼吸道进入，化学活性也大，例如锰的烟尘毒性大于锰的粉尘。挥发性高的毒物，在空气中蒸气浓度高，吸入中毒的危险性大；一些毒物绝对毒性虽大，但其挥发性很小，其吸入中毒的危险并不高。毒物的溶解度也和其毒作用特点有关，氧化铅较硫化铅易溶解于血清，故其毒性大于后者；苯易溶于有机溶剂，进入体内主要分布于含类脂质较多的骨髓及脑组织，因此，对造血系统、神经系统毒性较大。刺激性气体因其水溶性差异，对呼吸道的作用部位和速度也不尽相同。

2. 剂量、浓度和接触时间

不论毒物的毒性大小如何，都必须在体内达到一定量才会引起中毒。空气中毒物浓度高，接触时间长，若防护措施不力，则进入体内的量大，容易发生中毒。因此，降低空气中毒物的浓度，缩短接触时间，减少毒物进入体内的量是预防职业中毒的重要环节。

3. 联合作用

毒物与存在于生产环境中的各种有害因素，可同时或先后共同作用于人体，其毒效应可表现为独立、相加、协同和拮抗作用。进行卫生学评价时应注意毒物和其他有害因素的相加和协同作用，以及生产性毒物与生活性毒物的联合作用。已知环境温、湿度可影响毒物的毒作用。在高温环境下毒物的毒作用一般较常温大。有人研究了 58 种化学物在低温、室温和高温环境下对大鼠的毒性，发现在 36℃ 高温，毒性最强。高温环境下毒物的挥发性增加，机体呼吸、循环加快，出汗增多等，均可促进毒物的吸收；体力劳动强度大时，毒物吸收多，机体耗氧量也增多，对毒物更为敏感。

4. 个体易感性

人体对毒物毒作用的敏感性存在着较大的个体差异，即使在同一接触条件下，不同个体所出现的反应也可相差很大。造成这种差异的个体因素很多，如年龄、性别、健康状况、生理状况、营养、内分泌功能、免疫状态及个体遗传特征等。研究表明产生个体易感性差异的决定因素是遗传特征，例如葡萄糖-6-磷酸脱氢酶(G-6-PD)缺陷者，对溶血性毒物较为敏感，易发生溶血性贫血。

六、职业中毒的临床

1. 临床类型

由于生产性毒物的毒性、接触浓度和时间、个体差异等因素的影响，职业中毒可表现为三种类型。

(1)急性中毒(acute poisoning)：指毒物一次或短时间(几分钟至数小时)内大量进入人体而引起的中毒。如急性苯中毒、氯气中毒等。

(2)慢性中毒(chronic poisoning)：指毒物少量长期进入人体而引起的中毒，如慢性铅中毒、锰中毒等。

(3)亚急性中毒(subacute poisoning)：发病情况介于急性和慢性之间，称亚急性中毒，如亚急性铅中毒等。

此外，脱离接触毒物一段时间后，才呈现中毒临床病变，称迟发性中毒(delayed poisoning)，如锰中毒等。毒物或其他代谢产物在体内超过正常范围，但尚未出现该毒物所致临床表现，处亚临床状态，称中毒的观察对象(observation subject)，如铅吸收。

2. 主要临床表现

由于毒物本身的毒性和毒作用特点、接触剂量等各不相同，职业中毒的临床表现多种多样，尤其是多种毒物同时作用于机体时更为复杂，可累及全身各个系统，出现多脏器损害；同一毒物可累及不同的靶器官，不同毒物也可损害同一靶器官而出现相同或类似的临床表现。充分掌握职业中毒的这些临床特点，有助于职业中毒的正确诊断和治疗。

七、职业中毒的预防

职业中毒的预防应采取综合治理的措施。由于其病因的根源来自职业环境中的生产性毒物，故必须从根本上消除、控制或尽可能减少毒物对职工的侵害。在预防上，遵循"三级预防"原则，推行"清洁生产"，重点做好"前期预防"。具体防毒措施方法有很多，但就其作用可分为以下几个方面。

1. 根除毒物

从生产工艺流程中消除有毒物质，可用无毒或低毒物质代替有毒或高毒物质，例如，用苯作为溶剂或稀释剂的油漆，稀料剂改用二甲苯，用硅整流器代替汞整流器，用无汞仪表代替汞仪表等。但此种替代物不能影响产品质量，并需经毒理学评价，其实际危害性较小方可应用。

2. 降低毒物浓度

减少人体接触毒物水平，以保证不对接触者产生明显健康危害是预防职业中毒的关键。其中心环节是加强技术革新和同分排毒措施，使环境空气中毒物浓度降到低于最高容许浓度。因此，要严格控制毒物逸散到作业场所空气中的机会，避免操作人员直接接触逸出的毒物。

(1)技术革新：对生产有毒物质的作业，原则上应尽可能密闭生产，消除毒物逸散的条件。应用先进的技术和工艺，尽可能采取遥控或程序控制，最大限度地减少操作者接触毒物的机会。例如，手工电焊改为自动电焊；蓄电池的生产中干式铅粉灌注改为灌注铅膏等。

(2)通风排毒：在有毒物质生产过程中，如密闭不严或条件不允许，仍有毒物逸散入作业环境空气中时，应采用局部通风排毒系统，将毒物排出。其中最常用的为局部抽出式通风，包括排毒柜、排毒罩及槽边吸风等。应根据生产工艺和毒物的理化性质、发生源及生产设备的不同特点，选择合适的排毒装置，其基本原则是尽量靠近毒物逸散处，既可防止毒物扩散又不影响生产操作，且便于维护检修。含有毒物的空气，必须经净化处理后方可排出，并注意回收综合利用，使工作场所有毒物质的浓度达到《工作场所有害因素职业接触限值》(GBZ 2-2002)的要求。

3. 个体防护

个体防护在预防职业中毒中虽不是根本性的措施，但在有些情况下，例如在狭小船舱中、锅炉内电焊、维修和清洗化学反应釜等，个体防护是重要辅助措施。个体防护用品包括防护帽、防护眼镜、防护面罩、防护服、呼吸防护器、皮肤防护用品等。选择个人防护用品应注意其防护特性和效能。在使用时，应对使用者加以培训；平时经常保持良好的维护，才能很好发挥效用。

在有毒物质作业场所，还应设置必要的卫生设施如盥洗设备、淋浴室及更衣室和个人专用衣箱。对能经皮吸收或局部作用危害大的毒物还应配备皮肤洗消和冲洗眼的设施。

4. 工艺、建筑布局

生产工序的布局不仅要满足生产上的需要，而且应符合卫生上的要求。有毒物逸散的作业，区域之间应区分隔离，以免产生叠加影响；在符合工艺设计的前提下，从毒性、浓度和接触人群等几方面考虑，应呈梯度分布。有害物质发生源，应布置在下风侧。对容易积存或被吸附的毒物如汞，或能发生有毒粉尘飞扬的厂房，建筑物结构表面应符合卫生要求，防止沾积尘毒及二次飞扬。

5. 安全卫生管理

管理制度不全、规章制度执行不严、设备维修不及时及违章操作等常是造成职业中毒的主要原因。因此，采取相应的管理措施来消除可能引发职业中毒的危险因素具有重要作用。所以应做好管理部门和作业者职业卫生知识宣传教育，提高双方对防毒工作的认识和重视，共同自觉执行有关的职业安全卫生法规，使有毒作业人员充分享职业中毒危害的"知情权"，企业及安全卫生管理者应尽"危害告知"义务，双方共同参与职业中毒危害的控制和预防。

6. 职业卫生服务

健全的职业卫生服务在预防职业中毒中极为重要，职业卫生人员除积极参与以上工作外，应对作业场所空气中毒物浓度进行定期或不定期的监测；对接触有毒物质的人群实施健康监护，认真做好上岗前和定期健康检查，排除职业禁忌证，发现早期的健康损害，并及时采取有效的预防措施。

第二节 急性职业中毒性事件的调查与处理步骤

急性职业中毒事件是指在生产过程中，从事职业活动的工作人员一次或短时间大量接触外源性化学物，造成机体功能性或器质性损伤，甚至危及生命而引起职业人群中毒的事件。

一、报告登记

1. 报告

根据《卫生监督统计报告管理规定》、《中华人民共和国职业病防治法》、《职业病诊断管理办法》等有关规定开展急性职业中毒报告工作。急性职业中毒报告内容有：报告时间、报告人、报告单位、联系电话、发生中毒单位及地址、职业中毒物质、中毒时间、中毒人数。其中应包括死亡人数、企业经济类型、中毒经过简述、就诊医院、就诊人数、目前情况、现场监测与超标情况、处理措施及处理结果情况等。

市疾控中心根据市卫生局统一安排应立即对报告事项进行核实，确认中毒事件的规模，为中毒人员的救治措施提供适当的建议。对中毒事件核实确认后，应立即向卫生行政部门报告，并按规定进行网络直报，同时随时报告中毒事件的事态进展。

2. 报告时限及程序

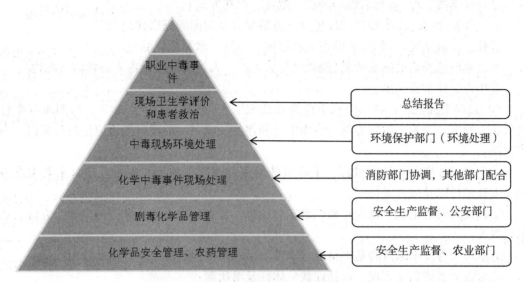

图 7-1　职业中毒事件现场处理各部门职责

突发公共卫生事件监测报告机构、医疗卫生机构和有关单位发现急性职业中毒事件，应在 2 小时内向所在地卫生行政部门报告。

3. 紧急报告范围和方式

出现死亡患者或同时出现 3 例及以上中毒患者的急性职业中毒事件，或其他需要实施紧急报告的急性职业中毒事件，均应进行应急报告。

（1）电话报告：接报单位在对急性职业中毒事件核实无误后，应立即以电话或传真形式报告同级卫生行政部门。

（2）网络直报：

①初次报告：在对中毒事件核实无误后 2 小时内，按卫生部网络直报项目，制作并填写《突发公共卫生事件初次报告记录单》，经主管领导核准后，进行网络直报。

②进程报告：从初次报告后当天起，每 24 小时将事件的发展和调查处理工作进程进行一次报告，按卫生部网络直报项目，制作并填写《突发公共卫生事件进程报告记录单》，经主管领导核准后，进行网络直报。

③结案报告：在对事件调查处理结束(结案)后 2 小时内，应对本起事件的发生、发展、处置、后果等进行全面汇总和评估，按卫生部网络直报项目，制作并填写《突发公共卫生事件结案报告记录单》，经主管领导批准后，进行网络直报。

（3）初步书面报告：在完成现场初步调查和处理后 24 小时内，将事件的基本调查和处理情况以书面形式向同级卫生行政部门和上级职业卫生监督部门进行初步报告。主要内容应包括：

①事件简要情况(接报时间、发生单位及地址、事件发生经过)；

②中毒患者情况(发病时间、接触人数、中毒人数及死亡人数、中毒主要表现及严重程度、患者就诊地点及救治情况)；

③可疑毒物情况(毒物名称、种类、数量、存在方式);

④事件发生时,发生地地理环境及气象情况以及周围居民居住地情况;

⑤样品采集情况(包括患者的血液和尿液、空气、水源等样品);

⑥已采取的控制措施及效果(隔离区、防护区、人员疏散、中毒人员救治、毒物);

⑦中毒事件初步结论。

(4)最终书面报告:在对中毒事件调查处理结束(结案)后24小时内,应对本起事件的发生、发展、处置、后果等进行全面汇总和评价,以书面形式向同级卫生行政部门。内容包括:

①中毒事件概况、接报过程、中毒事件发生的时间、地点、中毒人数、主要中毒表现、大致经过以及报告等情况;

②调查人员的组成、调查对象的确定与选择、调查的样本数、调查的内容、方法及数据处理等;

③中毒事件发生单位的基本情况、事件发生时中毒现场各个生产活动状况;

④中毒患者的临床表现、包括症状、体征及潜伏期;

⑤现场和实验室的检测方法和检测结果;

⑥中毒事件的结论,包括发生单位、中毒人数、毒物种类、名称等。

(5)其他报告:接到影响范围跨越辖区的急性职业中毒事件报告后,应立即通知有关辖区的卫生行政部门,并及时向共同的上级卫生行政部门报告。

二、现场调查与处理

1. 现场调查的有关准备

(1)信息资料收集。结合接到的报告内容收集有关职业中毒的文献;

(2)检查应急调查包是否配备完好(快速检测仪器、采样装备、现场调查表、现场记录表、照相机、录音机等);

(3)个体防护装备和通讯工具。

2. 现场调查的内容

急性职业中毒的现场调查工作主要开展以下几项内容的调查工作,并填写《急性职业中毒患者现场劳动卫生学调查表》。

(1)到达中毒现场后,应与事件处理现场负责人联系,获得配合。若现场尚未得到控制,应根据获悉的资料和调查到的资料,立即就事件现场控制措施、中毒患者人数统计、检伤以及急救处理、救援人员的个体防护、现场隔离带设置、人员疏散等提出建议,并在确保安全的情况下开展调查。调查人员要在正确的个体防护下开展工作。若中毒事件已经得到控制,应先了解中毒事件概况(时间、地点、中毒人数、救治情况),再进行现场勘查。

(2)现场勘查包括了解现场环境状况、生产工艺流程及相关资料,在现场对可疑毒物进行浓度检测并采集样品留实验室分析,现场空气或其他样品的毒物浓度即使已被稀释也应测定,有时也可事后模拟现场进行检测作为参考。

(3)调查现场中毒者及其他相关人员,了解中毒事件发生经过,中毒人员接触毒物时间、地点、方式，中毒人员姓名、性别、工种，中毒的主要症状、体征、实验室检查及抢救经过。同时向临床救治单位进一步了解相关资料(事件发生过程、抢救经过、实验室检查结果等)，并采取患者的生物样品留待检测。

(4)现场调查时应注意：现场安全和自我保护；仔细观察、倾听各方面意见，做好记录；进行现场拍照和录音。

3. **样品采集**

必须首先了解事件发生过程和发生地情况后再进行样品采集，采集样品时应注意要采集具有代表性的样品，选择合适的采样容器和采样工具，防止污染，采集的样品量应足够满足多次重复检测。

(1)环境样品：气态和蒸气态有毒物质包括气体、挥发性液体以及可能扬起雾滴或粉尘的有毒液体和固体。当毒物以气态和蒸气形式存在时，使用吸收管、固体吸附剂管、注射器或采气袋等进行采集。采集方法以集气法为主，亦可使用导向采样法。当它们以气溶胶形式存在时，使用滤料(微孔滤膜、过氯乙烯滤膜)、采样夹和冲击式吸收管；当它们以蒸气和气态形式共同存在时，使用浸渍滤料或滤料加固体吸附剂采集。当存在形式不明时，使用注射器或采气袋采集。对于固态或液态有毒物质，一般直接用适宜的工具采入有螺丝扣盖子的玻璃或无色的聚乙烯、聚四氟乙烯容器中，4℃冷藏保存。

(2)生物制品：中毒死亡患者或典型中毒患者的血液、尿液为主要采集的生物样品。血液样品采集量为 10ml，尿液样品为 50~100ml。

4. **现场快速检测**

为及时了解发生急性职业中毒的原因，为急性职业中毒的诊断提供依据，要进行现场监测工作，对中毒现场的空气及可能造成中毒的水或物质进行必要的现场快速监测，不能进行现场快速测定的项目，现场采样后，应及时送有关监测检验中心进行化验分析。对中毒现场已被破坏或已遭改变的，必要时须进行模拟测试。现场监测检验方法见《车间空气检验方法(三)》和《作业场所空气和生物材料检测推荐方法》。

急性职业中毒事件中常用的现场快速检测方法主要有：

(1)检气管：检气管法具有简便、快捷、直读等特点，在现场几分钟内便可根据检气管变色柱的长度测定出被测气体的浓度。目前可检测的有毒气体包括一氧化碳、氨气、氯气、二氧化氮、二氧化硫、甲醛、氟化氢、硫化氢、氯化氢、汞蒸气、苯、甲苯、二甲苯、甲醇、乙醇、乙烯、氰化氢、丙烯腈、磷化氢等。

(2)比色试纸：试纸比色法适用于各种状态的有害物质的测定，简便、快速、便于携带。目前常用的有检测氨气、有机磷农药、一氧化碳、光气、氢氰酸、硫化氢、甲醛、乙醛、二氧化氮、次氯酸、过氧化氢等的试纸。

(3)气体检测仪：具有操作简单、快速、直读、精确度较高、可连续检测等特点。可检测的气体包括二氧化碳、氧气、氢气、臭氧、一氧化氮、氯乙烯、肼、二氧化氯、甲烷、乙烷、一氧化碳、氮气、氯气、二氧化氮、二氧化硫、氟化氢、硫化氢、砷化氢、光气、磷化氢、氰化氢、甲苯等。

(4)气相色谱/质谱分析仪：可为车载式或其他能够现场使用的气相色谱/质谱分析仪，可用于各种挥发性有机化合物的检测，精确度高，检测范围广，特别适用于未知毒物和多种混合毒物存在的现场。

5. 现场救援

发生急性职业中毒后，应立即开展现场抢救工作，尽快使患者停止接触毒物，移至空气流通处，保持呼吸畅通，患者的衣服、皮肤已被污染时，须将衣服脱下，用温水或肥皂水冲洗，严重病人应立即送医院进行抢救，如出现休克、呼吸表浅或停止、心搏停止等要立即进行紧急抢救。

6. 事件评估

负责中毒事件现场调查的单位在接到报告后应立即派遣调查组赴现场进行调查处理，并将调查报告及时上报。急性职业中毒事件发生地卫生行政部门应在当地人民政府领导下，立即组织各方面专家，根据现场调查报告、相关资料及应急处理工作情况，对中毒事件进行评估。

(1)初期评估：

①评估内容：毒物的种类、数量、暴露方式、途径以及范围；毒物可能威胁暴露范围内的人员数量及分布；人员伤亡情况；卫生救援资源状况；已经采取的应急措施等。

②评估结果：中毒事件的严重程度和影响波及面、中毒事件可能的发展趋势、目前已采取的应急措施和控制效果、继续需要采取的应急措施等。评估结果除了向当地政府及其卫生行政部门汇报外，还应及时向上级相关部门报告。

(2)处理过程中的评估：在中毒事件处理过程中，还应根据各类情况的不断变化，随时组织专家对中毒事件进行评估，并将评估结果向有关部门报告。

(3)事后评估：在中毒事件处理完毕后，应对事件进行科学、客观的评估。评估内容包括中毒事件涉及的毒物种类和中毒事件的性质，采取的应急处理措施各个环节的经验和教训，中毒事件对社会、经济及公众心理的影响等。

7. 应急响应的终止

终止条件：①事件源已经消除，中毒现场环境中有害物质浓度低于最高容许浓度或短时间接触容许浓度；②未出现新的中毒患者且原有患者病情稳定24小时以上。

8. 综合分析评价与处理

(1)调查总结：急性职业中毒现场调查工作结束后，及时做好急性职业中毒的现场调查总结，内容包括中毒发生的时间、单位名称、单位性质、中毒地点、中毒人数、有无死亡等基本情况和发生中毒的物质、中毒经过。中毒原因分析、现场监测情况、急性职业中毒诊断、预防和处理措施等情况要进行概括总结，并提出预防和改进建议，采取必要的控制措施，资料要做好整理归档工作。重大的急性职业中毒事件的调查报告，在完成调查工作后5天内上报市卫生监督所。

(2)制作有关卫生监督文书：中心相关科室在进行急性职业中毒现场调查、处理的同时，根据卫生监督工作规范要求，做好有关的卫生监督、处罚法律文书，如"现场检查笔录"、"卫生监督意见书"等，对存在有违犯法律法规严重事实的，要依据有关法律、法规等依法进行查处。

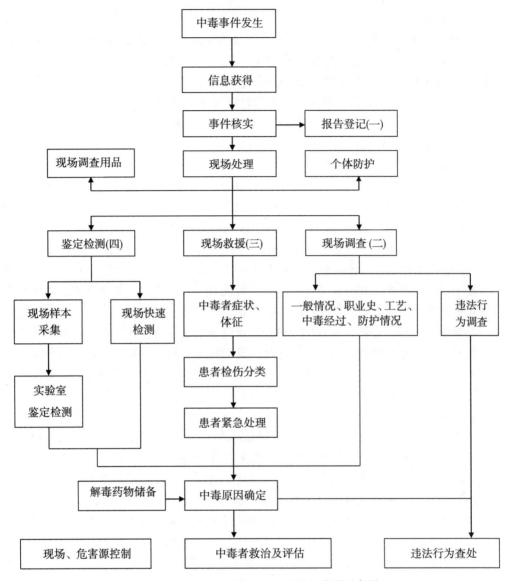

图 7-2　职业中毒事件的调查与处理步骤示意图

第三节　实例分析

【实例1】

　　从 2011 年 9 月份开始，连续几个月来，广州市 30 多名在皮鞋厂、皮包厂的打工人员被陆续送进了医院，他们的症状相似，目光呆滞，大小便失禁，双手发抖，记忆模糊，被诊断为二氯乙烷中毒。16 日，广州第十二人民医院将对这批病人陆续启动职业病鉴定程序。在广州市第十二人民医院 8 楼，目前住的 27 位病人都是因为和胶水打交道，染了病。最严重的昏迷不醒，醒了也答不上"1+2 等于几"，大小便失禁，生活不能自理。

2011 年 12 月 30 日起，广州市安监局陆续接到报告，截至 2012 年 1 月 19 日，广州市共有 37 例患者发生疑似职业性急性二氯乙烷中毒，全部散发在白云、荔湾二区 37 家用人单位(其中 35 家为无牌无证私人小作坊)。目前，37 例患者中，4 例分别于 2011 年和 2012 年因医治无效死亡，3 例达到出院标准出院，3 例自行出院或转到当地医院治疗，其余 27 名患者仍在市职业病防治院住院接受治疗。

【实例 2】

江阴某船舶工程公司工人吴某在一家拆船厂拆解一艘 1.2 万吨散装废货轮时，在毫无防护措施的情况下沿着直径约 70 厘米的竖井到 16 米深的船舱内清理废油，当即昏倒在舱底。甲板上的李、许、王某 3 人见吴久而不返，即在舱口探察，见其倒在舱底，便只身下舱实施救援，不足 3 分钟 3 人先后倒下。在场的袁某见状后便立即呼救，1 个多小时后 4 人被消防人员陆续救出，送至江阴市人民医院抢救。其中吴某和李某在刚送到医院时就停止了心跳、呼吸而死亡，许、王二人病情危重，经医生全力抢救无效也先后死亡。

事故发生后，江阴市疾控中心调查人员迅速到达事故现场，戴上防毒面具沿竖井下到舱底作业面，仔细查看了周围环境，发现作业环境空间狭小，通风条件差，且能闻到刺鼻的气味。调查人员下井采集作业面空气标本，无苯系物检出，一时无法确认中毒原因，随即求助于无锡市疾控中心。无锡市疾控中心的专家抵达江阴后，听取了江阴方面的情况介绍，并结合临床特点，提出了初步意见。随后来到中毒现场，经采用快速检气管显示为硫化氢，浓度约 15mg/m³，并排除苯类、氮氧化物中毒的可能。在消防队员的协助下，疾控中心的专家穿戴防护设备再次进入舱底作业面进行定量采样。经实验室检测，两个采集点硫化氢浓度分别为 1288mg/m³ 和 2013mg/m³，均远远超出国家职业卫生标准提出的作业场所接触硫化氢浓度限值(≤10mg/m³)一二百倍。根据现场调查和检测结果确认："8.30"重大事故的中毒原因为急性硫化氢中毒。

硫化氢为无色具有腐蛋臭味的窒息性气体，常存在于生产中产生的废气、含硫石油、下水道、隧道中。分子量为 34，比重 1.19，易积于低洼处，易溶于水、乙醇和石油中。含硫有机物腐败可产生硫化氢气体，故从事阴沟疏通、河道挖掘、污物清理时常常会产生高浓度的硫化氢气体。

如果人体吸入硫化氢浓度超过 1000mg/m³ 时，在数秒钟内就可引起急性中毒，出现明显的全身症状，开始呼吸加快，而后呼吸麻痹死亡。高浓度的硫化氢可使呼吸和心脏骤停，称为"电击型"死亡。因此，工人在进入含有硫化氢气体的作业场所时，应先进行通风测试，不应单靠嗅觉来辨别浓度。同时戴好防毒面具和安全带，佩戴防护眼镜，现场必须要有人监护。

【实例 3】

2007 年 5 月 24 日，芜湖市第二人民医院医务科电话报告神经内科于 5 月 22 日下午五时许收治一名病人，在询问病史、临床检查过程中怀疑该病人发病与职业接触有机溶剂有关，请求给予技术支持。

现场职业卫生学调查了解到患者江××，女，37岁，于2007年4月2日起在安徽芜湖宣德鞋业有限公司成型车间，底成型线上从事刷胶工作。5月17日起感觉头晕、乏力、恶心、四肢麻木，就医于南陵县中医院，5月22日转入市二院治疗。经临床检查：上肢肌力Ⅲ~Ⅳ级，深反射功能减弱，为周围神经病的表现。安徽芜湖宣德鞋业有限公司是一家外商独资的劳动力密集型企业，2006年7月份落户于南陵县经济开发区，2007年4月份开始生产，生产工作人员基本来自境内农村，女性为主，年龄在18~40岁。企业提供的生产过程中使用的粘胶剂、处理剂、清洁剂的物质安全资料中可见正己烷、甲苯、丙酮等多种化学物质，现场检测成型车间空气中苯和甲苯浓度超过国家标准的7~9倍。

事件发生后疾控中心领导十分重视，要求职业卫生技术人员迅速赶到现场调查核实，及时将情况报告给卫生行政部门和上级疾病预防控制机构，并亲自带领专业技术人员多次深入现场调查。在省级职业卫生技术专家的参与下，大家以国家已颁发的职业卫生方面的法律、法规、规范、标准为依据，经过反复讨论，给予该事件定性为职业中毒，病人因有明确的职业接触史，结合临床表现在排除其他疾病的前提下，被诊断为职业性急性化学物中毒性周围神经炎(轻度中毒)。

针对企业的现状，建议企业在生产过程中要完善职业卫生管理的各项制度，加强对生产工人的岗前卫生知识培训，要告知工人在生产过程中所接触的化学物质种类、毒性、健康的危害，防范措施，需针对工作岗位的不同进行上岗前、在岗期间和离岗时的健康体检，建立健全职业卫生档案，企业在新建、扩建、改建时要进行职业病危害预评价和控制效果评价，明确企业在正常生产过程中因用工而应尽的义务，应承担的责任和所拥有的权利。

本章小结

本章首先介绍了生产性毒物及职业中毒概念，对生产性毒物的来源和存在形态、生产性毒物的接触机会、生产性毒物进入人体的途径、毒物的体内过程、影响毒物对机体毒作用的因素、职业中毒的临床及职业中毒的预防进行了较详细的讲解。

以较常见的急性职业中毒事件的调查与处理步骤进行详尽的介绍，当面对突发的急性职业中毒事件时可以以本章调查与处理步骤入手，从报告登记、现场调查与处理、综合分析评价与处理按部就班进行突发事件应急处理，达到迅速有效控制职业中毒事件的发展。

章节末尾引出3个案例，可将本章的内容结合案例实际情况进行分析，掌握处理职业中毒事件的方法与能力。

◎ 思考题

一、填空题

1. 在工业生产中，生产性毒物主要经_____吸收进入人体；亦可经_____

和_____进入，经消化道吸收多半是由于_____习惯不良造成。

2. 突发公共卫生事件监测报告机构、医疗卫生机构和有关单位发现急性职业中毒事件，应在_____小时内向所在地卫生行政部门报告。

3. 出现死亡患者或同时出现_____例及以上中毒患者的急性职业中毒事件，或_____急性职业中毒事件，均应进行应急报告。

二、简答题

1. 简述职业中毒事件中急性中毒、慢性中毒及亚急性中毒的临床类型。

2. 简述铅中毒的临床表现、处理原则与预防。

三、讨论题

假若A市一个化工厂二氧化硫生产车间发生泄漏，现从车间生产者、工厂管理者、A市各级卫生行政部门(如卫生监督所、疾控中心、职业病防治所等)角度阐述如何应对此次突发的急性职业中毒事件。

1. 现场调查前的准备及调查内容？

2. 现场检测中注意事项？

3. 常见职业中毒临床类型及现场处置原则？

4. 接触人群及患者的评估？

第八章 自然灾害性事件

第一节 自然灾害性事件概述

一、自然灾害性事件的定义

自然灾害(natural disaster)事件是在人类依赖的自然界中所发生的异常现象，自然灾害对人类社会所造成的危害往往是触目惊心的。它们之中既有地震、火山爆发、泥石流、海啸、台风、洪水等突发性灾害，也有地面沉降、土地沙漠化、干旱、海岸线变化等在较长时间中才能逐渐显现的渐变性灾害；还有臭氧层变化、水体污染、水土流失、酸雨等人类活动导致的环境灾害。这些自然灾害和环境破坏之间又有着复杂的相互联系。人类要从科学的意义上认识这些灾害的发生、发展以及尽可能减小它们所造成的危害，已是国际社会的一个共同主题。

二、自然灾害性事件的特点

(1)分布范围很广。不管是海洋还是陆地、地上还是地下、城市还是农村、平原、丘陵还是山地、高原，只要有人类活动，自然灾害就有可能发生。另一方面，自然地理环境的区域性又决定了自然灾害的区域性。

(2)频繁性和不确定性，全世界每年发生的大大小小的自然灾害非常多。近几十年来，自然灾害的发生次数还呈现出增加的趋势，而自然灾害的发生时间、地点和规模等的不确定性，又在很大程度上增加了人们抵御自然灾害的难度。

(3)周期性和非重复性，在自然灾害中，无论是地震还是干旱、洪水，它们的发生都呈现出一定的周期性。人们常说的某种自然灾害"十年一遇、百年一遇"实际上就是对自然灾害周期性的一种通俗描述，自然灾害的不重复性主要是指灾害过程、损害结果的不可重复性。

(4)危害具有严重性。例如，全球每年发生可记录的地震约500万次，其中有感地震约5万次，造成破坏的近千次，而里氏7级以上足以造成惨重损失的强烈地震，每年约发生15次，干旱、洪涝两种灾害造成的经济损失也十分严重，全球每年可达数百亿美元。

(5)不可避免性和可减轻性。由于人与自然之间始终充满着矛盾，只要地球在运动、物质在变化，只要有人类存在，自然灾害就不可能消失，从这一点看，自然灾害是不可避免的。然而，充满智慧的人类，可以在越来越广阔的范围内进行防灾减灾，通过采取避害趋利、除害兴利、化害为利、害中求利等措施，最大限度地减轻灾害损失，从这一点看，自然灾害又是可以减轻的。

第二节　自然灾害事件分类

一、自然灾害事件内涵的界定

灾害事件是对所有造成人类生命财产损失或资源破坏的、导致社会经济出现不稳定或危机的自然和人为现象的总称。灾害事件应包括两方面的要素：一是灾害本身的特征。如地震的里氏级数、烈度，造成洪灾的降雨量、洪水流量、流速等；二是灾害造成的人类生命和财产的损失情况，即灾情。没有造成灾情的不能称为灾害，如在荒无人烟的沙漠地带发生了较大强度的地震，未形成人类生命财产的损失，只能说是发生了地震，而不能称为地震灾害。

事故灾难往往都是由于人类的某些失误或错误行为引起的、不可预警的、在某一瞬间突然发生的、造成人类生命财产损失和资源破坏的各类事件的总称。事故灾难主要包括：工矿商贸等企业的各类安全事故、交通运输事故、公共设施和设备事故等，比如：工厂安全生产事故、核泄漏事故、化学物泄漏事故、车祸等。灾害事件与事故灾难在某些方面会有一些相似性，比如：它们都会引起受伤和死亡，都会造成巨大的财产损失以及相当程度的混乱。但是，二者最显著的不同点就是：灾害事件是可以提前预警的，而事故灾难是不可以提前预警的。人们可以利用监测技术、预警机制来预报灾害事件的发生，而在事故灾难面前，可以说人们很难利用某些技术提前预测到灾难的发生，只能通过严格规范自身行为来减少事故灾难的发生。需要说明的是，虽然现在还无法准确地预测到所有地震，但是，这只是技术上的不成熟，理论上是可预测的。

二、分类

根据自然灾害的特点和灾害管理及减灾系统(the systems of disaster reduction)的不同，可将其分为以下七大类：

(1)气象灾害。包括热带风暴、龙卷风、雷暴大风、干热风、暴雨、寒潮、冷害、霜冻、雹灾及干旱等；

(2)海洋灾害。包括风暴潮、海啸、潮灾、赤潮、海水入侵、海平面上升和海水回灌等；

(3)洪水灾害。包括洪涝、江河泛滥等；

(4)地质灾害。包括崩塌、滑坡、泥石流、地裂缝、火山、地面沉降、土地沙漠化、土地盐碱化、水土流失等；

(5)地震灾害。包括地震引起的各种灾害以及由地震诱发的各种次生灾害，如沙土液化、喷沙冒水、城市大火、河流与水库决堤等；

(6)农作物灾害。包括农作物病虫害、鼠害、农业气象灾害、农业环境灾害等；

(7)森林灾害。包括森林病虫害、鼠害、森林火灾等。

第三节　自然灾害事件处理原则

一、统一指挥，快速反应

成立自然灾害事件应急处置工作领导小组（以下简称领导小组），全面负责应对自然灾害事件处置工作，形成处置自然灾害事件快速反应机制，做到快速反应，正确应对，处置果断，力争把问题解决在萌芽状态。党政"一把手"是维护稳定"第一责任人"。

二、分级负责，属地管理

发生自然灾害事件后应遵循属地管理的原则，各单位、各部门要在应急领导小组统一领导下，迅速启动应急预案，并及时报告。在处置工作中，既要密切配合、齐抓共管，又要明确分工、各负其责，严格落实领导责任制和责任追究制。各单位、各部门党政"一把手"为本单位自然灾害事件"第一责任人"。

三、预防为本，及时控制

立足于防范，抓早、抓小，认真开展矛盾纠纷排查调处工作，强化信息的收集和深层次研判，争取早发现，早报告，早控制，早解决。要把自然灾害事件控制在一定范围内，避免造成社会秩序失控和混乱。

四、系统联动，加强保障

发生自然灾害事件后，相关部门负责人要立即深入第一线，掌握情况，开展工作，控制局面，加强各项保障措施和力量部署，提高工作效率。

五、区分性质，依法处置

在处置突发公共事件过程中，要坚持从保护人民生命财产安全的角度出发，按照"动之以情、晓之以理，可散不可聚，可顺不可激，可分不可结"的工作原则，及时化解矛盾，防止事态扩大。要严格区分和正确处理两类不同性质的矛盾，做到合情合理、依法办事，维护人民的合法权益。

第四节　自然灾害事件的应急处置

一、自然灾害前的准备与保障

1. 风险评估(risk assessment)和预案制定

各地卫生部门要结合当地气候、水土、地质等实际情况，及时组织对本行政区域内可能出现的自然灾害所引发的伤病风险和传染病疫情等公共卫生危害进行评估，按照《全国自然灾害卫生应急预案（试行）》的要求，制订本地区自然灾害卫生应急预案和应急工作方案。

2. 建立部门间通报、协调机制

各级卫生部门要充分利用现有的疫情监测和症状监测系统进行监测，同时要建立健全与农林、气象、水利、地震等多部门信息通报交流、工作会商等协调机制；共同构建信息交流平台，收集各类监测信息和数据，组织专家对收集到的相关信息进行监测预警分析。对监测信息的收集、报告实行归口管理，由卫生行政部门核实确认后统一口径进行通报。

3. 应急队伍管理

各级卫生行政部门要建立自然灾害卫生应急专家库和现场卫生应急专业队伍的资料库，对其资料实行计算机管理，及时更新各成员的信息资料；并且根据突发公共卫生事件的应急处理情况，对队伍及时进行调整。以现场应急处置为主要任务，人员组成应确保专业结构合理、来源广泛。选择年富力强、具有实践经验的流行病学、疾控、消杀、检验、健康教育、信息网络、心理卫生和后勤保障等公共卫生人员，各级卫生行政部门可依托所属的医疗卫生机构建立卫生应急队伍，由上一级部门调配。

要定期组织对自然灾害卫生应急处置承担职责的队伍和工作人员定期举办培训和演练，不断提高卫生应急处置能力。有条件的可选择综合力量较强、专业特点符合应急救援需要的医疗机构或疾病预防控制机构，作为卫生应急队伍的培训基地来承担相应的培训、演练任务。

4. 卫生应急物资储备和管理

卫生行政部门要整合本地的卫生资源，一旦发生自然灾害，能迅速扩大灾害救治能力。各卫生部门落实各项防范措施，做好人员、技术、物资和设备的应急储备工作。

各级医疗卫生机构根据本地区易发和常发的自然灾害情况，评估本单位应对自然灾害的能力，储备适量的卫生应急物资，定期检测、维护卫生应急救援设备和设施，并对可能出现的因自然灾害导致水、电、气等能源供应中断而严重影响医疗卫生服务的情况提前采取防范措施。

5. 健康教育

公众是防灾的主体。各级卫生部门要根据本地区自然灾害特点和工作实际，加强健康教育，利用广播、电视、网络、手机报和手机短信、宣传材料、面对面交流等方式，向公众宣传防病救灾的卫生常识，增加公众对突发自然灾害的认知，提高公众的自我防病和自我保护的能力。

二、自然灾害期间的应急处置

1. 洪涝灾害

按照《全国自然灾害卫生应急预案（试行）》和《国家救灾防病信息报告管理规范（试行）》要求做好灾害卫生应急信息报告、部门间通报和信息发布工作。所有救灾防病信息均应通过"国家救灾防病报告管理信息系统"进行网络报告，不具备条件的地方要使用传真、电话等方式及时报告。现场救灾卫生队伍要及时向卫生行政部门、救灾指挥部及时报告信息。

信息报告的内容主要包括灾情、伤情、病情、疫情、灾害相关突发公共卫生事件、卫生应急工作开展情况和卫生系统因灾损失情况等信息。报告病种根据灾害发生地区的疾病风险评估结果确定。洪涝灾害要重点关注霍乱、痢疾、伤寒与副伤寒、其他感染性腹泻等传染病，还要关注鼠疫、病毒性肝炎（甲肝、戊肝）、登革热、出血热、钩端螺旋体病、乙型脑炎、疟疾、血吸虫病、结核病、流感、麻疹、炭疽、流行性出血性结膜炎（俗称红眼病）、皮炎等疾病和食物中毒等突发公共卫生事件。

灾害发生后，卫生部门在当地政府（救灾指挥部）的组织下，在最短的时间内在灾区开展快速卫生评估，尽快了解灾情、人员伤亡及医疗卫生部门损失情况，搜集灾区与公共卫生相关的居住、食品、饮用水、环境卫生、媒介生物、医疗和公共卫生服务、灾民健康需求等方面的信息，识别最主要的公共卫生威胁和隐患，使采取的卫生应急措施与灾区的实际需求尽量相一致。

（1）灾区各医疗卫生机构要加强法定传染病疫情监测，安排专人负责疫情信息的收集、整理和分析，并及时将分析结果报告上级卫生行政部门和指挥部。如灾区原有的疫情网络直报系统遭受破坏，可利用手机、固定电话、PDA、传真等方式尽快恢复疫情报告。

（2）灾区疾病预防控制机构可结合本地的实际情况，开展发热、腹泻、皮疹、皮炎、黄疸等症状监测。开展症状监测的医疗机构每日汇总信息后以电话、传真或电子邮件方式向当地疾病预防控制机构报告。发现聚集性病例等异常发病的信息后，当地疾病预防控制机构要立即组织人员进行调查核实，并及时进行处置。

（3）加强灾区的食品监测，确保食品卫生，避免霉变食品引发的食物中毒；强化水源水和饮用水的水质监测，增加监测频次，确保生活饮用水安全。

（4）针对灾民集中的地区，开展室内、外鼠密度监测，开展室内外蚊、蝇、白蛉等虫媒密度监测。

（5）大力开展爱国卫生运动，做好垃圾、粪便及污水的无害化处理。对住所、公共场所和临时安置点采取消毒、杀虫和灭鼠，做好病媒生物控制工作。

（6）保障生活饮用水卫生安全，选择可用的水源，做好水源防护，加强水质的处理和消毒，加强水质监测。

（7）保障食品卫生安全，重点突出吃熟食和保证餐具卫生，避免吃腐败变质和霉变食品。

（8）灾区卫生行政部门要根据洪涝灾害可能发生的相关传染病和疾病的特点，充分利用各种宣传手段和传播媒介，与宣传部门密切配合，有针对性地开展自救、互救及卫生防病科普知识宣传。主要内容包括食品卫生、环境卫生、饮水卫生、个人卫生、急性传染病预防等。

（9）灾区卫生部门要根据当地传染病的发病情况、流行特征和发展趋势，在必要时对高危人群有针对性地开展群体性免疫接种、应急接种和预防性服药等工作。

（10）根据实际需要，组织专业人员开展心理疏导和心理危机干预工作，消除民众心理焦虑、恐慌等负面情绪。

2. 地震

按照《全国自然灾害卫生应急预案（试行）》和《国家救灾防病信息报告管理规范（试行）》做好灾害卫生应急信息报告、部门间通报和信息发布工作。现场应急队伍及时将有关信息向卫生行政部门或应急指挥部报告。灾区卫生行政部门要加强与有关部门和有关方面的信息沟通，及时通报相关信息。

信息报告的内容主要包括灾情、伤情、病情、疫情、灾害相关突发公共卫生事件、卫生应急工作开展情况和卫生系统因灾损失情况等信息。

报告病种根据灾害发生地区的疾病风险评估结果确定。地震灾害期间重点关注的病种包括霍乱、痢疾、疟疾、其他感染性腹泻病等传染病，还要关注鼠疫、病毒性肝炎（甲肝、戊肝）、伤寒与副伤寒、登革热、出血热、钩端螺旋体病、乙型脑炎、血吸虫病、炭疽、流行性出血性结膜炎、麻疹、流行性脑脊髓膜炎、风疹、流行性感冒等疾病和食物中毒等突发公共卫生事件。

灾害发生后，卫生部门在当地政府（救灾指挥部）的组织下，在最短的时间内在灾区开展快速卫生评估，尽快了解灾情、人员伤亡及医疗卫生部门损失情况，收集灾区与公共卫生相关的居住、食品、饮用水、环境卫生、媒介生物、医疗和公共卫生服务、灾民健康需求等方面的信息，识别最主要的公共卫生威胁和隐患，使采取的卫生应急措施与灾区的实际需求尽量相一致。

地震发生后的最初阶段以人员抢救和伤员救治为主，此后，灾区公共卫生和传染病防控工作即应全面展开。为了及时发现灾区和灾民中发生的传染病爆发和其他突发公共卫生事件苗头，迅速采取控制措施，应及时启动灾后应急疾病监测机制。

（1）疫情监测：灾区各医疗卫生机构要加强疫情监测，安排专人负责疫情的收集、整理、分析，并及时将分析结果报告上级卫生行政部门和指挥部。灾区疫情报告系统遭受破坏后，迅速建立手机疫情报告系统等疫情报告替代方式。

（2）症状监测：灾区疾病预防控制机构可结合本地的实际情况，开展发热、腹泻、皮疹、皮炎、黄疸等症状监测。开展症状监测的医疗机构每日汇总信息后以电话、传真或邮件方式向当地疾病预防控制机构报告。发现聚集性发病等异常信息后，当地疾病预防控制机构要立即组织人员进行调查核实，并及时进行处置。

（3）食品和水质监测：加强灾区的食品监测，确保食品卫生，防止食物中毒的发生；强化水源水和饮用水的水质监测，增加监测频次，确保生活饮用水安全。

（4）病媒生物监测：灾区疾控机构应在灾民集中的地区开展室内外鼠密度和鼠传疾病监测，开展室内外蚊、蝇、白蛉等虫媒密度监测。

环境卫生工作的重点区域是临时集中安置点、医疗点、救灾人员临时居住地等人群集中区域。要做好水源保护；设置临时厕所、垃圾堆集点；做好粪便、垃圾的消毒、清运等卫生管理，提供及时的医疗卫生服务；按灾害发生地的实际情况妥善处理人和动物尸体等措施。

加强饮用水源的防护，防止和减少污染的发生。主要措施包括：查找、清理和评估各种水源，确定可用水源的数量及可供水量；加强水源水和使用点饮水的消毒和检测；提供足够和适宜的供水管道、盛水容器，确保储水安全，必要时运送安全饮水；提供临时性供水；加强清理自来水厂与修复供水管网；进行水质消毒并加强水质检验等。

对救援食品进行卫生监督和管理；做好灾区原有食品的清挖整理与卫生质量鉴定和处理；对灾区在简易条件下生产经营的集体食堂和饮食业单位进行严格卫生监督和临时控制

措施；加强食品卫生知识宣传，以家庭预防食物中毒为主；特别要保证婴幼儿、老人、孕妇的食品供给，同时注意饮食卫生。

与宣传部门密切配合，有针对性地开展自救、互救及卫生防病知识宣传。地震灾害健康教育的主要内容是针对饮水卫生、食品卫生、传染病预防和个人卫生习惯等内容。

灾区卫生部门要根据当地传染病的发病情况、流行特征和发展趋势，在必要时对高危人群有针对性地开展群体性免疫接种、应急接种和预防性服药等工作。

在经过培训的精神卫生专业人员指导下实施心理干预。以促进社会稳定为前提，根据整体救灾工作部署综合应用基本干预技术，并与宣传教育相结合，提供心理救援服务。了解受灾人群的社会心理状况，发现可能出现的紧急群体心理事件苗头，及时向上级报告并提供解决方法。通过实施干预，促进形成灾后社区心理社会互助网络。

3. 旱灾

灾区卫生行政部门根据《国家救灾防病信息报告管理规范(试行)》，将本行政区域内的灾情、伤情、病情、疫情、灾害相关突发公共卫生事件、卫生应急工作开展情况等信息，在规定的时间内，报告上级卫生行政部门和当地人民政府。所有救灾防病信息均应通过"国家救灾防病报告管理信息系统"进行网络报告，不具备条件的地方要使用传真、电话等方式及时报告。报告的病种：霍乱、病毒性肝炎(甲肝、戊肝)、痢疾、伤寒与副伤寒、其他感染性腹泻病等肠道传染病和食物中毒。如果旱灾发生在夏秋季，还需报告高温中暑病例。

各级卫生行政部门在同级人民政府或防汛抗旱指挥部的授权下，及时主动向社会发布抗旱救灾卫生应急工作有关信息，正确引导舆论，注重社会效果。

灾害发生后，卫生部门在当地政府(救灾指挥部)的组织下，于最短的时间内在灾区开展快速卫生评估，尽快了解灾情、人员伤亡及医疗卫生部门损失情况，搜集灾区与公共卫生相关的居住、食品、饮用水、环境卫生、媒介生物、医疗和公共卫生服务、灾民健康需求等方面的信息，识别最主要的公共卫生威胁和隐患，使采取的卫生应急措施与灾区的实际需求尽量相一致。

各级疾控机构要加强水质监测，增加监测频次，开展灾区经水传播传染病、肠道传染病等疫情和食物中毒等突发公共卫生事件的监测预警，做好疫情分析并预测发展趋势，提出防控建议，并报送同级卫生行政部门和有关部门参考。

旱灾期间，灾区卫生部门要开展灾区环境卫生消毒工作，加强灾区粪便、垃圾的管理，做到垃圾日产日清和无害化处理。各级疾控机构负责组织专业技术人员指导灾区群众实施环境清理，清除卫生死角，清理污水沟、塘，避免蚊蝇孳生，加强对病媒生物的监测控制，消除可能导致疫病发生、流行的环境卫生隐患。

旱灾期间，灾区卫生行政部门负责组织卫生监督、疾病预防控制等相关机构重点开展饮水卫生工作，负责对所需的水质处理、消杀药械等旱灾卫生应急物资进行调配。各级卫生监督机构负责开展对集中供水单位、二次供水单位的监督检查。各级疾控机构要负责对水源选择、新水源开辟和水源保护等工作进行卫生学技术指导，重点加强对分散式供水、临时供水设施的水质处理和消毒技术指导。

旱灾期间，由于缺乏清洁的生活用水，细菌性食物中毒发生几率增大，是灾区需要重点预防的食物安全事件。灾区卫生行政部门协调质量监督、工商行政管理、食品药品监督管理部门按照法定权限和程序切实履行职责，共同做好灾区食品安全监督管理工作，对辖区食品安全风险进行评估，及时发布评估信息和食品安全风险警示信息，防止食用腐败变质食品和误食有毒野生植物，预防食物中毒发生；特别是要协调做好各类应急队伍集中就餐的食品卫生保障工作，并组织疾病预防控制机构会同有关部门对食品安全事件进行调查处置。

通过广播、电视、新闻媒体、健康教育宣传橱窗和手机短信等多种手段，开展旱灾期间的卫生防病知识科普宣传。健康教育的重点内容是宣传饮水、食品安全、环境、高温中暑等卫生知识，增强灾区群众自我防病能力。

鉴于干旱灾害对于水源影响的延迟性，灾区卫生监督机构应在旱灾应急响应解除后继续保持对当地各水源状况的跟踪监测，重点关注采用水库作为水源地的集中式供水单位。一旦发现有可能影响居民生活饮用水供应时，应及时通过卫生行政部门向当地人民政府报告，同时通报水利等有关部门，并为解决供水问题提出卫生学建议。

4. 台风

按照《全国自然灾害卫生应急预案(试行)》和《国家救灾防病信息报告管理规范(试行)》做好灾害卫生应急信息报告、部门间通报和信息发布工作。灾区卫生行政部门要加强与有关部门和有关方面的信息沟通，及时通报相关信息。信息报告的内容主要包括灾情、伤情、病情、疫情、灾害相关突发公共卫生事件、卫生应急工作开展情况和卫生系统因灾损失情况等信息。

报告病种根据灾害发生地区的疾病风险评估结果确定。灾害期间重点关注的病种：霍乱、病毒性肝炎(甲肝、戊肝)、痢疾、伤寒与副伤寒、登革热、其他感染性腹泻病等肠道传染病；钩端螺旋体病、乙型脑炎、疟疾、血吸虫病、创伤、食物中毒。

灾害发生后，卫生部门在当地政府(救灾指挥部)的组织下，在最短的时间内在灾区开展快速卫生评估，尽快了解灾情、人员伤亡及医疗卫生部门损失情况，搜集灾区与公共卫生相关的居住、食品、饮用水、环境卫生、媒介生物、医疗和公共卫生服务、灾民健康需求等方面的信息，识别最主要的公共卫生威胁和隐患，使采取的卫生应急措施与灾区的实际需求尽量相一致。

开展疫情、水源、生活饮用水、食品污染情况、病媒生物、症状等监测。各级卫生行政部门要加强对监测工作的监督和管理，保证监测质量。完善传染病疫情手机报告系统，保证灾区疫情报告系统受到破坏时能够迅速启用。

灾害过后，卫生部门指导灾区开展群众性的爱国卫生运动，对室内外环境进行彻底的清理，及时清除和处理垃圾、粪便，做好人畜尸体的处理，改善环境卫生。当地疾病预防控制机构对受淹水源、厕所、牲畜养殖场所等全面进行消毒与指导工作，加强灾区消毒、杀虫、灭鼠工作，对死畜、死禽等进行无害化处理。

灾区卫生部门要指导灾区水源的选择和保护，加强水质处理和消毒的技术指导，做好灾区受淹地区和受污染水源的水质监测工作，防止灾区垃圾、粪便污染水源；加强对受污染的集中式供水单位水质监督，要求水淹没过的供水设施重新启用前必须清理消毒并经过水质检测后方能启用，确保群众饮用合格卫生的水。

台风灾害发生期间，食物霉变和细菌性、化学性污染是主要食品卫生问题。加强对灾区食品摊点和餐饮单位的食品卫生监督是预防食源性疾病的关键。灾区卫生行政部门综合协调有关部门加强灾区食品安全监督检查，销毁因台风造成的水浸泡食品，防止流向市场；加强宣教工作，重点宣传不食用水泡食品、霉变食品和变质食品，防止食物中毒的发生。

食品生产经营单位如被水淹过，应在做好食品设备、容器、环境的清洁、消毒后，经当地卫生行政部门认可后开业，并加强对其食品和原料的监督，防止食品污染和使用发霉变质原料。

台风是一过性自然灾害，时间短，毁坏性强。灾后健康教育的主要内容包括外伤自救常识、传染病预防、饮食、饮水卫生等。要利用广播、电视和报纸等多种形式开展全民健康教育，配合社区、村进行宣教资料分发入户，普及防治知识，提高群众自我防范意识和自我保护能力。

各级卫生行政部门应根据灾情组织心理干预专家小组开展心理疏导和心理危机干预，安抚受灾群众，消除其心理焦虑、恐慌等负面情绪，尽快恢复自救能力。

5. 雨雪冰冻灾害

按照《全国自然灾害卫生应急预案（试行）》和《国家救灾防病信息报告管理规范（试行）》及时做好灾害卫生应急信息报告、部门间通报和信息发布工作。信息报告的内容主要包括灾情、伤情、病情、疫情、灾害相关突发公共卫生事件、卫生应急工作开展情况和卫生系统因灾损失情况等信息。报告病种根据灾害发生地区的疾病风险评估结果确定。灾害期间重点关注的病种包括冻伤、骨折、心脑血管疾病、流感、非职业性一氧化碳中毒、感染性腹泻和食物中毒等。

灾害发生后，卫生部门在当地政府（救灾指挥部）的组织下，在最短的时间内在灾区开展快速卫生评估，尽快了解灾情、人员伤亡及医疗卫生部门损失情况，搜集灾区与公共卫生相关的居住、食品、饮用水、环境卫生、医疗和公共卫生服务、灾民健康需求等方面的信息，识别最主要的公共卫生威胁和隐患，使采取的卫生应急措施与灾区的实际需求尽量相一致。

灾区医疗卫生机构针对低温雨雪冰冻灾害的特点，加强灾区冻伤、骨折、呼吸道疾病、心脑血管疾病、非职业性一氧化碳中毒等多发病以及人群聚集区域中流感等冬春季常见传染病疫情、突发公共卫生事件的监测工作。加强安置场所的通风、环境消毒等技术指导；做好因车辆倾覆导致的化学品泄漏等突发事件处置工作。

受灾地区疾病预防控制机构可结合本地的实际情况，开展发热、腹泻、冻伤等症状监测。各级卫生部门要加强对监测工作的监督和管理，保证在灾区疫情报告系统受到破坏时能够迅速启用手机报告等替代性报告方式。

灾区疾病预防控制机构要加强灾区环境卫生的消毒指导工作，清除和处理垃圾、粪便，对公共场所、安置点和滞留区及时采取消毒等卫生措施。

灾区疾病预防控制机构要加强对因水管爆裂等冰冻灾害引发饮水卫生问题的技术指导，强化应急水源水和饮用水的水质监测评估，增加监测频次；卫生监督机构要加强对集中式供水单位的监督检查，确保生活饮用水安全。

灾区卫生行政部门协调食品药品监管部门、工商、质检等相关部门加强灾区的食品卫生监管，重点加强对火车站、汽车站、港口、机场周边地区及人群滞留场所的食品和饮用水卫生监督检查，并设立卫生监督点，每天派出监督员、监督执法车，确保食品安全。加强对滞留地的流动食品摊贩和餐饮单位的食品卫生监督是预防食源性疾病的关键。

健康教育机构应及时通过电视、报纸、广播等各种媒体，并深入灾区临时安置点、灾民滞留区、车站、码头、机场等场所，开展卫生防病知识宣传教育，提高群众自我防护能力。低温雨雪冰冻健康教育的重点是冻伤、骨折、非职业性一氧化碳中毒以及冬春季常见传染病预防和心血管疾病防治等知识。

灾区卫生行政部门应利用大众媒体开展风险沟通，消除民众心理焦虑、恐慌等负面情绪，积极预防、及时控制和减缓灾难的心理社会影响。向人群滞留场所派出心理干预人员，对滞留人员进行心理疏导。

6. 泥石流灾害

按照《全国自然灾害卫生应急预案（试行）》和《国家救灾防病信息报告管理规范（试行）》及时做好灾害卫生应急信息报告、部门间通报和信息发布工作。信息报告的内容主要包括灾情、伤情、病情、疫情、灾害相关突发公共卫生事件、卫生应急工作开展情况和卫生系统因灾损失情况等信息。报告病种根据灾害发生地区的疾病风险评估结果确定。

灾害发生后，卫生部门在当地政府（救灾指挥部）的组织下，在最短的时间内在灾区开展快速卫生评估，尽快了解灾情、人员伤亡及医疗卫生部门损失情况，搜集灾区与公共卫生相关的居住、食品、饮用水、环境卫生、媒介生物、医疗和公共卫生服务、灾民健康需求等方面的信息，识别最主要的公共卫生威胁和隐患，使采取的卫生应急措施与灾区的实际需求尽量相一致。

灾区医疗卫生机构针对泥石流灾害的特点，加强灾区常见呼吸道和肠道传染病疫情、突发公共卫生事件的监测工作。加强安置场所的通风、环境消毒等技术指导；做好因车辆倾覆被埋导致的化学品泄漏等突发事件处置工作。

受灾地区疾病预防控制机构可结合本地的实际情况，开展发热、腹泻、皮疹、皮炎等症状监测，并由专人负责收集、整理、分析和报告。疾病预防控制机构要完善传染病疫情手机报告等替代性报告方式，保证灾区疫情报告系统受到破坏时能够迅速启用。

灾区疾病预防控制机构要加强灾区环境卫生的清理和消毒的指导工作。及时清除淤泥、垃圾、粪便，并进行无害化处理，对公共场所、安置点及时进行消毒，做到环境清理到哪里，消毒工作就进行到哪里。

灾区疾病预防控制机构要加强对饮水卫生的技术指导，强化应急水源水和饮用水的水质监测评估，增加监测频次；卫生监督机构要加强对集中式供水单位的监督检查，确保生活饮用水安全。

灾区卫生行政部门协调食品药品监管部门、工商、质检等相关部门加强灾区的食品卫生监管，确保食品安全。加强对安置点的流动食品摊贩和餐饮单位的食品卫生监督是预防食源性疾病的关键。

健康教育机构应及时通过电视、报纸、广播等各种媒体，开展卫生防病知识宣传教育，提高群众自我防护能力。

灾区卫生行政部门应利用大众媒体或向安置点派出心理干预人员，进行心理疏导，消除民众心理焦虑、恐慌等负面情绪，积极预防、及时控制和减缓灾难的心理社会影响。

三、自然灾害之后的恢复重建

1. 总结与评估

灾区卫生行政部门要及时组织专家对卫生应急准备和处置阶段各项卫生应急工作进行总结和评估，不断改进和完善各项灾害应对措施，认真总结和分析工作中好的做法、遇到的问题和经验教训，并向当地政府和上一级卫生行政部门报告总结评估情况。灾区各级医疗卫生机构要根据卫生应急处理过程中出现的问题及薄弱环节，结合当地的实际情况及时修改、完善相关的技术方案，不断提高灾害期间卫生应急处置能力。

2. 恢复重建

灾区卫生行政部门按照政府的统一安排和部署，负责辖区卫生系统医疗卫生机构的善后处置和恢复重建工作。科学制订医疗卫生机构灾后恢复重建工作方案，将灾区医疗卫生机构的恢复重建项目纳入当地政府灾后恢复重建整体规划，积极争取政策支持，力争优先安排，确保灾区医疗卫生机构尽快恢复医疗卫生服务能力，保障灾区尽快恢复正常的医疗卫生服务秩序。

本章小结

人类还不可能抗拒自然灾害，但现在科学技术的发展，已使人们能够使用各种高科技来窥探自然灾害的成因，预测某些自然灾害发生的可能性，从而在自然灾害来到之前进行各方面的抗灾准备，提高抗灾应变能力。就疾病控制与预防而言，为了在灾害时期制订科学的防病对策，灾害发生前，就要注意一些基础资料的积累。另外在自然灾害来临的时候，我们应该从信息管理、灾后快速评估、监测、环境卫生与消杀灭、饮用水卫生、饮用水卫生、健康教育、应急接种和预防服药、心理干预这几个方面采取应急措施。在以往应对发生在国内典型自然灾害事件的处理措施中，灾后恢复重建也占有比较重要的作用。总之，我们应该运用公共卫生与预防医学的理论和技术来应对自然灾害事件，以期有效预防灾害并将灾害的损失降到最低。

◎ **思考题**

1. 什么是自然灾害事件？请举一例并予以分析，并运用处理原则制订相应的应急预案。

2. 读图，分析回答：

(1)右图中死亡人数最多的自然灾害是什么？

(2)综合所学知识，简要分析我国自然灾害多发的原因：

3. 自然灾害事件造成的公共问题是什么？

（邓宇）

① 54%
② 40%
③ 4%
④ 2%

新中国成立以来气象、地质（滑坡、泥石流）、地震和海洋等各种自然灾害人口死亡的比例

第九章　社会恐慌性事件调查与干预

第一节　社会恐慌性事件概述及其特点

一、概述

国外早有一些学者对恐慌行为作过界定，认为恐慌来源于意识，恐慌与社会组织、文化、环境、情境因素以及社会控制有关；恐慌也可以说是自私的集合行为，当恐慌发生时，人们更关注自身的命运而不是集体的安危。恐慌是一种集体的行为，是群众面对危机时的一种非理性行为。在恐慌情绪下，人们很容易产生被动行为与模仿，呈现出趋同性。2003 年春节前后，广东省部分地区相继发现非典型肺炎病例。一个原本并不那么可怕的疫情，在传言和谣言最盛行时，却闹得草木皆兵，人人自危；类似白醋、板蓝根、食盐、大米等普通物资，成为许多人抢购的对象。究竟是什么因素导致了这种群体性的失控行为？这些群体性行为风潮的蔓延与平息又留给社会多少反思和经验？传播学、经济学、社会学、心理学等多个学科为我们展开这一思考提供了一个多维的视角。从传播学角度来说：信息时代传播技术的发展为谣言传播插上了翅膀；从社会学的角度来说，这是社会谣言自我强化的结果；从心理学角度来说，这是大众的从众心理造成的。

二、现象

近年来，全球各类重大突发公共卫生事件所引起的群体性恐慌事件屡屡发生，对人类生命安全和社会经济发展构成了极大威胁，成为全世界关注的焦点。群体性恐慌(group panic)属于集体行为，是指由某些社会矛盾引发，特定群体或不特定多数人聚合临时形成的偶合群体，以人民内部矛盾的形式，通过没有合法依据的规模性聚集，对社会造成负面影响的群体活动，发生多数人语言行为或肢体行为上的冲突等群体行为的方式，或表达诉求和主张，或直接争取和维护自身利益，或发泄不满、制造影响，因此其公众的表现形式具有类同性。具体的现象有下述两种。

1. 回避

面对来势凶猛的突发公共卫生事件，因惧怕其危害到自己的健康性命，公众大多采取回避的方式，主动规避危险。如在 2003 年非典期间，大多数居民都不敢外出去公共餐饮场合就餐，因其害怕感染病毒。

2. 短期行为

突发公共卫生事件的发生往往与大众传播、流言、群体压力等因素密切相关。危机情景下，人的本能战胜社会性，情感战胜理性，因此极易有可能因谣言情绪而有各种短期行为。例如去商店抢购必需品，加以囤积。

三、特点

一般来说，确定群体性事件有四个方面的标准，第一，必须达到或超过五个人，有关部门统计群体性事件首先以人数确定，新条例明文规定，五个人以上视为事件。第二，必须要有一个共同的行为与目的思想，但不一定要有共同的目的。第三，程序上缺乏依据。第四，影响秩序，包括财产秩序，管制秩序等。因此，群体性事件的特点可以从多个角度来阐述。

（1）从发生机制上看，群体性事件具有明显的组织性特征；群体性事件常带有明确的目的性，而且，事件中总是有一个或者几个核心人物，他们组织群众上访、静坐，其他人都受中心人物情绪、思想的影响，行动也听从其指挥，带有很明显的组织性。

（2）从群体性事件参加者的身份上来看，呈现出多元化的特点；群体性事件的参加者，包括了多个社会阶层如农民、工商企业职工、农村中小学老师、少数民族等。由此看来，群体性事件的发生，并不会限定在某些弱势的社会阶层，而是在各种阶层内部都可能发生，事件主体多元化特点明显，说明群体性事件并不是低素质人群的"专利"，它已经成为人们表达自身利益诉求的一种方式。

（3）从根源上看，维护并实现当事人的利益是群体性事件发生的深层次的原因；虽然每次群体性事件的参与人所提出的具体要求和反映的问题各不相同，但概括起来说，一般都是由于事件当事人自身利益受损引起的，这种利益，不单纯地指具体的经济物质利益，也包括政治权利等。

（4）从本质上看，群体性事件基本属于非对抗性、非政治性的人民内部矛盾的范畴；群体的集体上访、为难甚至是围攻政府工作人员、警务人员，并非是以敌对立场与政府作对，更没有反对政府、挑战政府权威的想法，群体性事件的参与者更希望政府能为自己做主，解决自己的问题；其原因具有合理性。

（5）从过程上看，群体性事件具有不确定性、复杂性、反复性、破坏性的特点；由于群体性事件带有群众情绪，而人的情绪往往不能准确预测，所以群体性事件的发生也显得不可预测，经常发生得很突然，带有显著的不确定性。很多群体性事件的起因是多种矛盾交错作用的结果，原因的复杂性会使调查和彻底解决变得很困难；或者其自身所涉及的内容虽然并不复杂，但却是跨部门跨行业的，涉及面广。

（6）从参加者的心理来看，群体性事件的当事人具有从众性、非理性的特点；人们加入到群体事件中去，多是出于从众心理，有些参加者甚至具有一种盲目性或者是出于群体的压力。正因如此，群体没有能力予以理性判断正误，因而常常做一些非理性事情。

四、成因

恐慌心理可认为是人类自我保护的本能反应。但是过度的恐慌反应，往往将导致比此事件更为严重的负面影响。认清群体性恐慌的成因，将有助于公众在危机情景下保持冷静与理智，维持正常社会秩序，保证社会和谐。

1. 危机事件本身

危机事件本身，尤其是突发公共卫生事件会对人们的生命财产安全构成威胁。只要有危害公众的危机事件发生，就会引起群体性事件，造成群体性恐慌心理，并且极易形成"恐慌氛围"。危机就是恐慌心理的元祖，再加上信息社会，群众交流信息方式多样，这种恐慌心理容易传染给他人。

2. 信息传播不当

大众传播是一个互动的过程，信息在传播者与其受众之间双向流动。传播的目的就是为了满足大众的需求，使大众获取重要的信息。在众多的信息中，大众对危害自己及国家安全的信息"嗅觉"尤为敏感，一旦大众传播渠道不畅或者功能弱化，公众将无法通过正规、权威的渠道获得可靠的信息，控制感的丧失使得恐慌心理油然而生。

3. 知识与能力

公民科学素养的缺乏会造成民众在谣言前缺乏理性科学的思考，容易盲目地相信谣言。例如在"抢盐"风波事件中，稍有科学素养的人都知道通过食用碘盐无法预防放射性碘的摄入，这一事件无疑折射出公民知识能力与恐慌心理的密切关系。

第二节　社会恐慌性事件影响因素及干预

一、影响因素

1. 信息传播

信息传播理论认为，舆论、谣传等这类集体行为不是由现场刺激形成的，而是通过大众传播媒介的信息传播而产生的。没有信息传播，就没有舆论、谣传等造成群体性恐慌的因素形成。例如，伴随地震海啸核辐射事件，有关"食盐防辐射"、"海盐被海水污染"等谣言，从南向北、从东向西席卷整个中国，这样的传播会导致人们对于中国是否会遭遇到核辐射等危险性或威胁性的错误评估，而且许多民众将此种对生命的威胁和危险性放大。在SARS事件中，关于非典型肺炎、米荒、盐荒的各种版本的说法满天飞，这些信息流传和以往大规模传言中主要依靠口耳相传或传统媒体等途径已经大不一样，现代传播技术的发展已经成为谣言传播的帮凶。这提醒我们，新的传播方式不但突破了"耳语相传"的局限，而且不受任何人为的限制。它加快了大众传播的速度，却没有大众传媒的可控性。而且传言通过手机短信、互联网途径的流传在时间上比报纸、电视、电台等传统媒体正式发布要早得多。因此，传统媒体的功能实际上被这些"异军突起"的现代传播途径所取代，而让人陷于"信或不信"的困惑。

2. 文化宗教

文化宗教因素隶属于社会因素这个大范畴。不同的文化宗教因素下，人们面对突发事件的态度也是不同的。由于合法宗教团体在某种程度上是带有慈善及救济的色彩的，因此，在面对突发公共卫生事件时，往往在相关部门的正确引导下，发挥其特定的功能，可以给面对灾难的人心灵的慰藉。但在突发公共卫生事件中，要想正确发挥宗教文化的作用，避免被他人利用蛊惑大众，还在于政府部门的正确引导及公众的辨别能力。

3. 模仿心理行为

模仿是一种具有内在规律性的社会心理现象，是人们在特定的社会情境中参照他人行为的表现。我们通常把模仿分成两种类型，即有意识的模仿和无意识的模仿。无意识的模仿是在无意识状态下人们不自觉地发生的模仿行为。在无意识的模仿行为中，模仿者并没有意识到自己接受被模仿对象发出的暗示，这是作为社会心理现象的模仿类型。

二、干预

突发事件后心理危机干预机构的形成始于西方民间，西方发达国家在灾难后，无论是群体的突发公共危机事件，还是只有个别人遭受到的灾难，都有一支又一支心理社会干预队伍活跃在最前线。他们能给受灾者带来常规社会救援不能解决的紧急心理救护和进一步的心理援助，使不幸的人们在绝望中鼓起勇气，获得希望，并与他们一起共同度过人生中这段最艰难的时刻。我国是一个灾难多发的大国，在急性突发事件中，在物资、人员、医疗和卫生防灾防病方面均有了应急救援预案，但至今尚缺乏专业的心理干预组织，国家突发公共卫生事件应急救援预案尚无正式的心理社会救援体系。我国在这一领域的研究才刚刚起步，对突发事件的心理干预模式尚未建立起来，目前大多干预措施及对策还处于研究和探讨阶段。突发事件有着群体性、危害严重性等特点，因此要把着眼于"人群"的综合性公共卫生干预措施与专业性心理干预结合起来。

心理危机干预（psychological crisis intervention）的时间一般在危机发生后的数个小时、数天或是数星期。心理危机干预的对象既有受害者、幸存者、目击者、死难者的家属、同事、朋友；也有救援人员、消防人员、警察、应急服务人员、志愿人员、易感人群、老人、儿童。心理危机干预的主要目标是降低急性、剧烈的心理危机和创伤的风险，稳定和减少危机或创伤情境的直接严重的后果，促进个体从危机和创伤事件中恢复或康复。目前，国外常用的危机干预模式主要有以下几种类型：①平衡模式，主要适用于早期干预。②认知模式，适合于危机稳定后的干预。③心理转变模式。将这3种模式整合在一起，形成一种统一的、综合的模式对于进行有效的危机干预是很有意义的。结合我国目前状况，考虑实际状况，我们应当主要利用以下几点方式进行心理危机创伤干预。

1. 加强监测及信息管理

首先，要加强以人群为基础的监测，把对人群的心理卫生监测纳入监测系统。以人群为基础的监测系统，可以及时鉴别出突发事件中有应激障碍风险的人群，并评价、预测人群应激障碍的流行，从而能尽早采取干预措施；监测系统还可以用来监控心理干预措施的实施及其效果，并直接指导卫生资源的有效分配。因此，无论是在突发事件的防御阶段，还是反应阶段，监测都能起到十分重要的作用。然后，利用监测系统收集的信息，构建起一套完整有效的信息系统，特别是公共卫生信息系统。该系统必须自上而下统一管理，通畅无阻，而且要确保政府公布的信息完整、统一和权威。众所周知，在重大的突发性事件面前，公众大多数都缺少理性分析、分辨的能力，要消除恐慌和传言，最有效的方法就是信息公开。及时、可信、准确的信息发布系统有利于引导公众消除恐慌心理，冷静对待疫情，真正发挥预警作用。

2. 建立健全社会心理预警系统

在加强人群监测以及信息管理的基础上，逐步构建起突发事件社会心理预警系统，使重大突发事件的社会心理预警研究不断深入，为领导决策提供依据和改善公众在灾难时期的应对能力，提高心理健康水平。美国、英国、新加坡等一些国家都组建了由政府统筹管理的重大灾难及危机的心理服务系统，由于各国国情不同，又各具特点，目前我国尚未建立专门的系统，但有个别学者正在进行 SARS 社会心理行为指标预警系统的研究，已取得初步成效，为初步建立国家级灾难事件社会心理预警系统打下了基础。

3. 加强对公众的健康教育

美国反恐斗争和我国防治 SARS 的工作经验表明，突发事件发生时开展广泛深入的健康教育和健康促进活动，可以使公众正确了解有关知识，增强公众的心理承受能力和应变能力。这一方面可以避免大范围的社会恐慌，维持正常的社会秩序；另一方面还可以动员全社会的力量，极大地促进突发公共卫生事件的防治工作。健康教育的方式可灵活多样，除传统的印发科普资料、报告、讲座、咨询等，利用电视、电台、报纸、网络等现代传媒手段能收到更好效果。

4. 心理咨询热线

心理咨询热线兼有专业性心理干预与健康教育的作用。心理咨询热线有着安全性、隐秘性、持续性、服务广泛性、方便性等特点，使得这种形式的心理服务成为危机时期的一个有力帮助力量，也是收集公众心理信息的一个有力工具。2003 年 5 月 1 日，中国科学院心理所面向全国开通了 4 条 SARS 心理咨询热线，有效地帮助了求助者缓解心理压力、舒解负性情绪、采取更适应性的行为应对方式，有利于公众心态的安定。心理咨询热线是突发事件期间容易获得，并被广泛接受的心理干预方式。

5. 专业性心理干预

心理干预工作者一般是经过专门训练的心理学家、社会工作者、精神科医生等专业人员。需要心理干预的人群范围很广，包括病人、幸存者、隔离人群、医护人员及救援人员、社会公众等。心理干预对象不同，其干预重点和内容也各有侧重。美国国家灾难心理卫生服务体系日趋完善，有着较成熟和系统的干预标准和方案，值得借鉴。而我国对突发事件心理干预的研究尚处于起步阶段，研究很少且不系统。SARS 流行期间，中国疾病预防控制中心公布了心理干预方案，以及 SARS 患者相关精神障碍的预防与推荐治疗原则（草案），这些仍需进一步完善。国内对其他类型突发事件心理干预的研究更少，尚无成熟的干预方案和经验，相关研究急待加强。有关专业心理干预的详细内容请见第七章第四节。

第三节　群体性事件的应急处理与调查

一、群体性事件的应急处置

社会恐慌性事件常与群体性事件伴随发生，造成社会公众对某一事物的恐慌肯定是由于某一群体性事件而引发的。群体性突发事件，内含群体、突发和事件三个主要词语。由群体性突发事件造成的社会公众恐慌主要体现在公众的情绪波动上。在社会恐慌性事件中，人与人之间通过心理暗示、行为模仿、互相感染，具有明显的情绪"同频共振"特征。特别是在一些条件刺激下，参与人员的非心理因素很容易迅速增长，甚至能够达到十分狂热的程度，导致行为失控。某一小团体人的谣言传播及行为感染很容易在突发事件这种紧急的情况下传播给其他人。

由于当前和今后一段时间内，随着我国的城市化改造和社会转型的持续推进，各种社会领域内的矛盾纠纷还会呈现出尖锐的一面，这就决定了今后一段时间内，群体性事件及社会恐慌性事件仍将处于高发时期。因此明确群体性事件的处置对策对于公共卫生大的环境来说意义重大。

1. 建立全面系统的群体性事件防范机制

群体性事件是完全可以预防的，关键是要构建灵敏、完善的预警机制。很多事件未能预防的重要原因是没有落实"早发现、早报告、早控制、早化解"的预警机制。构建灵敏、完善的预警机制，就可以有效防止和避免群体性事件的发生；即使发生了，也可以在初始阶段和萌芽状态，把影响和损失减少到最低程度。建立多层次覆盖整个社会的信息网络系统，将工作触角延伸到各个领域、各个行业，技术、准确掌握社会矛盾和不安定因素的动态。

2. 形成科学有效的群体性事件处理机制

解决问题是化解群体性事件的落脚点，群体性事件一旦发生，就要妥善予以处置。在处置群体性事件时要进一步明确各有关部门在处置事件中的工作职责，各有关职能部门要在党委、政府的领导下，建立协调一致、运行高效、灵活畅通的处置工作机制，确保各类群体性事件能及早发现、及早介入并控制住事态的发展，稳定好参与群众的情绪，及时向社会披露真相，正确引导公众的注意力，防止事态的进一步扩大。

3. 抓住关键人物，进行有效的同伴推动

在社会恐慌性事件与群体性事件发生时，总有一人或某一团体在引导公众情绪时起关键作用，通常将这一起关键作用的自然人称作"关键人物"。在面对突发公共卫生事件引起的群体性恐慌及群体性事件时，关键人物具有强大的号召力，其很容易将自己的情绪传染给他人。这种情绪或者说流言的传播，随着人群分布散开，极其容易导致群体性恐慌事件的发生。例如在2007年3月份，受"吃香蕉会致癌"谣言影响，在盛产香蕉的海南岛，正处于销售旺季的香蕉却出现大量滞销，价格一落千丈。一时间人们纷纷议论，"蕉癌"谣言四起，很多人误以为吃香蕉会得癌症而拒买，对海南的蕉农造成了巨大的经济损失。而在此社会恐慌性事件中，关键人物就是广州《信息时报》发表的一篇《广州香蕉染"蕉癌"濒临灭绝》的文章。在此事件中，要想及时解决此问题，就要抓住关键人物，调查出事情的真相，及时辟谣，还公众一个事实的真相。

二、群体性事件的现场处置及后期处置

1. 群体性事件的现场处置

现场应急指挥人员进入事发现场后，按照职责分工迅速开展处置工作。事发地人民政府主要任务是：统一组织、领导事件现场的处置工作，统一调用有关资源，决定重大处置措施；指令有关单位到现场开展相关工作，调查清楚相关事件的导火索，为群众进行科普知识讲座，及时辟谣，防止危害公众心理的谣言散布；主要负责人迅速赶赴现场，直接指挥现场处置工作，并与有关单位的负责人面对面地做群众工作，及时与群众进行有效沟通，安抚群众波动情绪。

2. 群体性事件的后期处置

首先当地政府应指挥协调各有关单位，及时开展对大规模群体性事件中伤亡人群的救治及其他善后处理工作，积极恢复社会秩序。其次，在事件平息后，事发地人民政府要继续做好人民群众工作，并加强跟踪和督查，防止事件反复。再次，事发地应急指挥机构应该组织开展事件的损失评估工作，认真剖析引发事件的原因和责任，总结经验教训，并形成专门报告上报。最后，根据事件处置过程中暴露出的有关问题，事发地人民政府、参与事件处置的主管单位应提出整改措施，修改完善各自预案。

三、社会恐慌性事件中信息传播管理

近年来，各地各部门对突发事件中群体性事件的新闻处置工作越来越重视，处理得也越来越专业，总结了很多很好的经验。社会恐慌性事件发生了，媒体肯定会追踪，公众也一定会很关心，掌握着权威信息的主管部门有责任、有义务回应公众，如果不及时传达信息，那么公众就容易得到道听途说的不真实信息，甚至是谣言。当媒体得不到真实权威的信息而传播那些似是而非的舆论时，公共管理机构再发布真实信息，其可信度就大打折扣了。所以，加强突发事件信息传播管理就显得非常的重要和迫切。

1. 发挥大众传媒的舆论导向作用

现代社会已经进入信息社会，人们获取信息的渠道早已不限于传统意义上的报纸，杂志等平面媒体，也不限于电视、广播电台、网络新闻等官方主办的影音媒体，而是扩展到网络论坛、博客、电话、手机短信等各种现代信息通信手段来获取相关的信息，因而群体性事件呈现多渠道、多层次、多角度传播的特征，由此也造成被传递的信息真假混杂，良莠不齐，甚至给少数不良用心者提供了混淆视听的机会，以至于谣言、小道消息漫天飞。新闻报道作为信息传播的重要渠道之一，相对于其他信息渠道而言，具有不可比拟的权威性、可靠性、公正性与及时性，故其舆论导向作用更强大、更有效、更积极。

第一，媒体可以通过新闻报道化解谣言，稳定人心。发生群体性事件后，及时准确地向公众报道事件信息，是媒体负责人的重要表现；对于公众了解事件真相，避免误信谣言，从而稳定人心，调动公众积极投身解决群体性事件，具有重要意义。谣言总是在信息渠道无法畅通或者是不够畅通的情况下发生的，而新闻报道的及时、新鲜是新闻的本质属性要求之一，因此新闻报道具有先天不可比拟的优势，能够做到积极主动、快速准确地向社会传递公共事件的相关信息，有效避免猜测性、歪曲性的报道。

第二，媒体可以通过新闻报道对各级政府部门处置突发事件进行舆论监督。群体性事件通常涉及面广，对社会产生较大影响，往往需要相关部门高效正确地处置，及时控制事态，避免给群众财产及生命造成更大的伤害。此时群众出于对自身利益的关心，对政府的执政能力会寄予很大的期望，但是，他们又往往不能够全面准确地了解事件全貌和进展情况，当其利益未能及时得到有效保护时，容易以偏概全对各级政府处置能力及处置态度产生质疑，甚至形成整个社会对政府不信任的心态。此时，媒体的舆论监督职能就起到了非

常关键的作用，媒体通过及时、公正、公开地报道各级政府处理社会恐慌性事件的决策、行动、结果及对事态发展的预料，从而树立起一个高效、为民的政府形象，避免群众的误解，既有利于进一步妥善处理突发公共事件，又促进了党群感情。

第三，媒体可以通过新闻报道引领健康心态、促进社会稳定。群体性事件具有突发性、灾害性或破坏性，往往对群众的情绪和心态、思想认识、政治立场以及生活、工作行为等方面产生较大的冲击，从而形成社会负效应，影响社会稳定，甚至形成社会恐慌，带来社会政治、经济或文化方面的危机。媒体是强大的舆论引导阵地，能够营造积极向上、健康有效的救助声音，与政府形成合力，共同积极应对群体性事件。可见，新闻报道具有与政府共同管理社会危机的作用，能够在一定程度上化解群体性事件带来的社会心理危机，稳定民众心态，稳定社会秩序。

第四，媒体可以通过新闻报道凝聚民心，团结力量、战胜困难。群体性事件往往给人民群众带来巨大的财产和人身伤害，例如日本核电站事故发生后，国内居民疯狂抢盐，过分规避；类似的事件有很多，这需要多部门乃至社会的力量共同努力渡难关。媒体可以通过举办各种宣传活动，发出倡议，发动全社会奉献力量，互助互爱，扶贫救济，从这个角度来说，也可以说是媒体的社会支持作用。此外，媒体通过第一时间前往灾难第一现场及时报道基层干部、群众不畏困难，坚强地抗灾救灾，不屈不挠地展开自救，报道各级政府、各级领导不怕艰险，以人为本以及报道在群体性事件中涌现出来的先进典型和感人事迹，可以激发人们的斗志、凝聚民心，增强共同战胜突发事件的信心和勇气。

本章小结

本章主要从循证公共卫生的角度阐述了社会恐慌性事件的相关理论与方法。社会恐慌性事件与群体性事件有着密不可分的关系。本章主要从社会恐慌性事件的特点、现象、成因及干预等方面深入论述社会性恐慌事件的循证方法学。

在公共卫生事件危机不断发生的今天，群体性事件以及由群体性事件引起的社会恐慌性事件给公众带来的精神损失、财产损失巨大。掌握处理群体性事件的工作方法对于今后如何胸有成竹地应对突发性群体事件意义重大。

◎ **思考题**

1. 群体性事件常见的现象及特点有什么？
2. 社会恐慌性事件的成因是什么？
3. 请结合循证公共卫生相关证据理论思考群体性突发事件中收集证据时需要考虑的问题。

（王莹）

参 考 文 献

1. 叶临湘 . 现场流行病学 . 北京：人民卫生出版社，2009.

2. 王陇德 . 现场流行病学案例与分析 . 北京：人民卫生出版社，2006.

3. 张顺祥译 . 现场流行病学 . 北京：人民卫生出版社，2011.

4. 胡海 . 突发公共卫生事件的现场流行病疾病爆发调查方法 . 中外健康文摘，2010，7 （22）：120-121.

5. . 杨绍基，任红 . 传染病学 . 北京：人民卫生出版社，2008.

6. 孔令栋，马奔 . 突发公共事件应急管理 . 济南：山东大学出版社，2011.

7. 李立明 . 流行病学 . 北京：人民卫生出版社，2008.

8. 尚栋仁等 . 庆阳市 3 起乡村中学结核病疫情处理情况分析 . 现代预防医学，2009（1）： 134-135.

9. 林小田等 . 从历史上传染病爆发流行案例谈我军在渡海登陆作战中应对传染病爆发流 行的防治策略 . 华南国防医学杂志，2005.19（5）：32-34.

10. 管恩锋，王德亮 . 全球新出现的主要致传染病病原体及其传播特点 . 医学动物防制， 2004（3）：170-171.

11. 冯云，张海林 . 重要虫媒病毒传播媒介的研究进展 . 医学动物防制，2008.24（3）： 165-169.

12. 王陇德 . 卫生应急工作手册 . 北京：人民卫生出版社，2005.

13. 中华人民共和国卫生部 . 医院感染管理办法 . 2006.

14. 中华人民共和国卫生部 . 群体性不明原因疾病应急处置方案（试行）. 2007.

15. 陈坤 . 公共卫生案例教程 . 杭州：浙江大学出版社，2006.

16. 谭红专主译 . 疾病爆发紧急行动实用指南 . 长沙：湖南科学技术出版社，1993.

17. 王天根，李立明，李东琛等 . 医学现场调查研究工作手册 . 北京：人民卫生出版 社，1989.

18. 谭红专 . 现代流行病学 . 北京：人民卫生出版社，2001.

19. 金培刚，丁钢强，顾振华 . 食源性疾病防制与应急处置 . 上海：复旦大学出版 社，2006.

20. 吴永宁，张永慧，冯子健 . 食源性疾病爆发应对指南 . 北京：人民卫生出版社 . 2011.

21. 姜培珍 . 食源性疾病与健康 . 北京：化学工业出版社 . 2006.

22. 杨杏芬 . 食源性疾病爆发响应指南 . 北京：人民卫生出版社，2011.

23. 冉陆，张静 . 全球食源性疾病监测及监测网络 . 中国食品卫生杂志 . 2005.

24. 梁友信，金泰廙，孙贵范 . 职业卫生与职业医学 . 第 6 版 . 北京：人民卫生出版社，2010.

25. 何凤生. 中华职业医学. 北京：人民卫生出版社，1999.

26. 王立丽，林文. 我国灾害事件三层分类体系的研究分析. 自然灾害学报，2011，20（6）：1-5.

27. 2012 年上半年重大自然灾害事件及处置情况.

28. 万明国，王成昌. 突发公共卫生事件应急管理. 北京：中国经济出版社，2009.

29. 邹建华. 突发事件舆论引导策略——政府媒体危机公关案例回放与点评. 北京：中共中央党校出版社，2009.

30. 吴群红，郝艳华，赵忠厚. 与危机共舞——突发公共卫生事件管理方略. 北京：科学出版社，2010.

31. 贾群林，刘鹏飞. 突发公共事件的应急指挥与协调. 北京：当代世界出版社，2010.

32. 樊富珉. "非典"危机反应与危机心理干预. 清华大学学报（哲学社会科学版）.2003，4（18）：33-34.